全国中医药行业高等职业教育"十二五"规划教材

中药炮制技术

（供中药学、药品生产技术、药品质量与安全专业用）

主　审　张降林（陕西榆林广济堂医药集团）
主　编　蔡翠芳（山西药科职业学院）
副主编　（按姓氏笔画排序）
　　　　宋丽艳（黑龙江中医药大学）
　　　　陈秀瑗（辽宁医药技术学院）
　　　　姜建辉（四川中医药高等专科学校）
　　　　袁国卿（南阳医学高等专科学校）
　　　　谢仲德（重庆三峡医药高等专科学校）

中国中医药出版社
·北 京·

图书在版编目（CIP）数据

中药炮制技术/蔡翠芳主编．—北京：中国中医药出版社，2016.2（2018.9重印）
全国中医药行业高等职业教育"十二五"规划教材
ISBN 978-7-5132-3068-1

Ⅰ．①中… Ⅱ．①蔡… Ⅲ．①中药炮制学-高等职业教育-教材
Ⅳ．①R283

中国版本图书馆 CIP 数据核字（2015）第 317274 号

中国中医药出版社出版
北京市朝阳区北三环东路 28 号易亨大厦 16 层
邮政编码　100013
传真　010 64405750
肥城新华印刷有限公司印刷
各地新华书店经销

*

开本 787×1092　1/16　印张 18.5　字数 409 千字
2016 年 2 月第 1 版　2018 年 9 月第 3 次印刷
书　号　ISBN 978-7-5132-3068-1

*

定价　53.00 元
网址　www.cptcm.com

如有印装质量问题请与本社出版部调换（010 64405510）
版权专有　侵权必究
社长热线　010 64405720
购书热线　010 64065415　010 64065413
微信服务号　zgzyycbs
书店网址　csln.net/qksd/
官方微博　http://e.weibo.com/cptcm
淘宝天猫网址　http://zgzyycbs.tmall.com

全国中医药职业教育教学指导委员会

主 任 委 员 卢国慧（国家中医药管理局人事教育司司长）
副主任委员 赵国胜（安徽中医药高等专科学校校长）
　　　　　　 张立祥（山东中医药高等专科学校校长）
　　　　　　 姜德民（甘肃省中医学校校长）
　　　　　　 王国辰（中国中医药出版社社长）
委　　　员（以姓氏笔画为序）
　　　　　　 王义祁（安徽中医药高等专科学校党委副书记）
　　　　　　 王秀兰（上海中医药大学医学技术学院院长）
　　　　　　 卞　瑶（云南中医学院职业技术学院院长）
　　　　　　 方家选（南阳医学高等专科学校校长）
　　　　　　 孔令俭（曲阜中医药学校校长）
　　　　　　 叶正良（天士力控股集团有限公司生产制造事业群首席执行官）
　　　　　　 包武晓（呼伦贝尔职业技术学院蒙医蒙药系副主任）
　　　　　　 冯居秦（西安海棠职业学院院长）
　　　　　　 尼玛次仁（西藏藏医学院院长）
　　　　　　 吕文亮（湖北中医药高等专科学校校长）
　　　　　　 刘　勇（成都中医药大学峨眉学院院长、四川省食品药品学校校长）
　　　　　　 李　刚（亳州中药科技学校校长）
　　　　　　 李　铭（保山中医药高等专科学校校长）
　　　　　　 李伏君（株洲千金药业股份有限公司副总经理）
　　　　　　 李灿东（福建中医药大学副校长）
　　　　　　 李建民（黑龙江中医药大学佳木斯学院院长）
　　　　　　 李景儒（黑龙江省中医药学校校长）
　　　　　　 杨佳琦（杭州市拱墅区米市巷街道社区卫生服务中心主任）
　　　　　　 吾布力·吐尔地（新疆维吾尔医学专科学校药学系主任）
　　　　　　 吴　彬（广西中医学校校长）
　　　　　　 宋利华（连云港中医药高等职业技术学校党委书记）
　　　　　　 迟江波（烟台渤海制药集团有限公司总裁）

张美林（成都中医药大学附属医院针灸学校党委书记、副校长）
张登山（邢台医学高等专科学校教授）
张震云（山西药科职业学院副院长）
陈　燕（湖南中医药大学护理学院院长）
陈玉奇（沈阳市中医药学校校长）
陈令轩（国家中医药管理局人事教育司综合协调处副主任科员）
周忠民（渭南职业技术学院党委副书记）
胡志方（江西中医药高等专科学校校长）
徐家正（海口市中医药学校校长）
凌　娅（江苏康缘药业股份有限公司副董事长）
郭争鸣（湖南中医药高等专科学校校长）
郭桂明（北京中医医院药学部主任）
唐家奇（湛江中医学校校长、党委书记）
曹世奎（长春中医药大学职业技术学院院长）
龚晋文（山西职工医学院/山西省中医学校党委副书记）
董维春（北京卫生职业学院党委书记、副院长）
谭　工（重庆三峡医药高等专科学校副校长）
潘年松（遵义医药高等专科学校副校长）

秘 书 长　周景玉（国家中医药管理局人事教育司综合协调处副处长）

全国中医药行业高等职业教育"十二五"规划教材
《中药炮制技术》编委会

主　审　张降林（陕西榆林广济堂医药集团）
主　编　蔡翠芳（山西药科职业学院）
副 主 编　（按姓氏笔画排序）
　　　　　宋丽艳（黑龙江中医药大学）
　　　　　陈秀瑗（辽宁医药技术学院）
　　　　　姜建辉（四川中医药高等专科学校）
　　　　　袁国卿（南阳医学高等专科学校）
　　　　　谢仲德（重庆三峡医药高等专科学校）
编　　委　（按姓氏笔画排序）
　　　　　安　晏（安阳职业技术学院）
　　　　　沈　伟（山东中医药高等专科学校）
　　　　　宋丽艳（黑龙江中医药大学）
　　　　　陈秀瑗（辽宁医药职业学院）
　　　　　武　莹（北京卫生职业学院）
　　　　　姜建辉（四川中医药高等专科学校）
　　　　　殷吉磊（连云港中医药高等职业技术学校）
　　　　　袁国卿（南阳医学高等专科学校）
　　　　　谢仲德（重庆三峡医药高等专科学校）
　　　　　景晓琦（山西药科职业学院）
　　　　　蔡翠芳（山西药科职业学院）

前　言

中医药职业教育是我国现代职业教育体系的重要组成部分，肩负着培养中医药多样化人才、传承中医药技术技能、促进中医药就业创业的重要职责。教育要发展，教材是根本，其在人才培养上具有举足轻重的作用。为贯彻落实习近平总书记关于加快发展现代职业教育的重要指示精神和《国家中长期教育改革和发展规划纲要（2010—2020年）》，国家中医药管理局教材办公室、全国中医药职业教育教学指导委员会紧密结合中医药职业教育特点，充分发挥中医药高等职业教育的引领作用，满足中医药事业发展对于高素质技术技能中医药人才的需求，突出中医药高等职业教育的特色，组织完成了"全国中医药行业高等职业教育'十二五'规划教材"建设工作。

作为全国唯一的中医药行业高等职业教育规划教材，本版教材按照"政府指导、学会主办、院校联办、出版社协办"的运作机制，于2013年启动了教材建设工作。通过广泛调研、全国范围遴选主编，又先后经过主编会议、编委会议、定稿会议等研究论证，在千余位编者的共同努力下，历时一年半时间，完成了84种规划教材的编写工作。

"全国中医药行业高等职业教育'十二五'规划教材"，由70余所开展中医药高等职业教育的院校及相关医院、医药企业等单位联合编写，中国中医药出版社出版，供高等职业教育院校中医学、针灸推拿、中医骨伤、临床医学、护理、药学、中药学、药品质量与安全、药品生产技术、中草药栽培与加工、中药生产与加工、药品经营与管理、药品服务与管理、中医康复技术、中医养生保健、康复治疗技术、医学美容技术等17个专业使用。

本套教材具有以下特点：

1. 坚持以学生为中心，强调以就业为导向、以能力为本位、以岗位需求为标准的原则，按照高素质技术技能人才的培养目标进行编写，体现"工学结合""知行合一"的人才培养模式。

2. 注重体现中医药高等职业教育的特点，以教育部新的教学指导意见为纲领，注重针对性、适用性及实用性，贴近学生、贴近岗位、贴近社会，符合中医药高等职业教育教学实际。

3. 注重强化质量意识、精品意识，从教材内容结构、知识点、规范化、标准化、编写技巧、语言文字等方面加以改革，具备"精品教材"特质。

4. 注重教材内容与教学大纲的统一，教材内容涵盖资格考试全部内容及所有考试要求的知识点，满足学生获得"双证书"及相关工作岗位需求，有利于促进学生就业。

5. 注重创新教材呈现形式，版式设计新颖、活泼，图文并茂，配有网络教学大纲指导教与学（相关内容可在中国中医药出版社网站 www.cptcm.com 下载），符合职业院校学生认知规律及特点，以利于增强学生的学习兴趣。

在"全国中医药行业高等职业教育'十二五'规划教材"的组织编写过程中，得到了国家中医药管理局的精心指导，全国高等中医药职业教育院校的大力支持，相关专家和各门教材主编、副主编及参编人员的辛勤努力，保证了教材质量，在此表示诚挚的谢意！

我们衷心希望本套规划教材能在相关课程的教学中发挥积极的作用，通过教学实践的检验不断改进和完善。敬请各教学单位、教学人员及广大学生多提宝贵意见，以便再版时予以修正，提升教材质量。

国家中医药管理局教材办公室
全国中医药职业教育教学指导委员会
中国中医药出版社
2015 年 5 月

编写说明

《中药炮制技术》是"全国中医药行业高等职业教育"十二五"规划教材"之一。本教材依据本学科教学大纲要求及该课程特点，按照高等职业教育教学的基本要求，依据《药品生产质量管理规范》（GMP），吸纳现代中药炮制研究的新知识、新理论、新技术编写，可供医药高等职业院校中药学、药品生产技术、药品质量与安全专业教学使用，也可作为中药饮片生产（经营）企业、中药制药企业相关岗位的岗前培训教材或自学参考书。

本教材依据《中国药典》（2015年版）炮制通则的三类分类法，介绍了30余种炮制方法的基本知识和技能，160余种有代表性中药的来源、炮制方法、成品规格、炮制作用和贮藏等内容，并通过"知识拓展"突出新理论、新知识、新技术，使学生所学知识得以延伸；12个实训项目的设置，将理论与实践、中药传统炮制与现代炮制相结合，训练学生中药炮制技能，规范炮制环节，强化饮片质量观念，在传承中药炮制文化、中药炮制技术的同时，以更好地突出该门课程教学特色，缩短课堂教学与饮片生产的距离，实现课程与岗位对接。

本教材明确了各部分内容的学习目标，以便在教师指导下，学生能按照操作程序和技能操作步骤，独立完成代表性中药饮片的传统炮制、现代炮制，并能举一反三地将该方法应用于其他饮片的炮制与学习，以实现"以学生为主体，教师为主导"的教学理念。

本书的编写分工为：总论由宋丽艳编写，净制、切制由殷吉磊编写；清炒法由袁国卿编写；加辅料炒法中的麸炒法、米炒法和土炒法由陈秀瑗编写；加辅料炒中的砂炒法、滑石粉炒法和蛤粉炒法由武莹编写；炙法由景晓琦编写；煅制法由姜建辉编写；蒸煮焯法由谢仲德编写；复制法由安晏编写；其他加工由沈伟编写；蔡翠芳负责编写附录和统稿。

由于编者理论水平和实践经验有限，书中若有不足之处，恳请各院校师生提出宝贵意见，以便再版时修订完善。

《中药炮制技术》编委会
2015年11月

目 录

总 论

第一章　中药炮制基本知识

第一节　中药炮制发展概况 ………… 2
一、中药炮制的起源 ………… 2
二、中药炮制的发展 ………… 2

第二节　中药炮制的分类 ………… 8
一、雷公炮炙十七法 ………… 8
二、三类分类法 ………… 9
三、五类分类法 ………… 10
四、药用部位来源分类法 …… 10
五、炮制工艺与辅料相结合的分类法 ………… 10

第三节　中药炮制常用辅料 ………… 11
一、固体辅料 ………… 11
二、液体辅料 ………… 12

第四节　中药炮制相关法律及质量标准 ………… 15
一、中药炮制的相关法律 …… 15
二、中药炮制的质量标准 …… 15

第五节　中药炮制的目的 ………… 16
一、降低或消除药物的毒性或副作用 ………… 16
二、改变或缓和药物的性能 … 17
三、增强药物疗效 ………… 17
四、改变或增强药物的作用趋向 ………… 17
五、改变药物的作用部位或增强对某部位的作用 ………… 17
六、便于调剂和制剂 ………… 18
七、洁净药物，便于贮存 …… 18
八、矫臭矫味，便于服用 …… 18
九、制造新药，扩大用药品种 ………… 18
十、利于贮藏及保存药效 …… 19

第六节　中药炮制对药物化学成分的影响 ………… 19
一、炮制对含生物碱类成分药物的影响 ………… 19
二、炮制对含苷类成分药物的影响 ………… 20
三、炮制对含挥发油类成分药物的影响 ………… 20
四、炮制对含鞣质类成分药物的影响 ………… 21
五、炮制对含有机酸类药物的影响 ………… 21
六、炮制对含油脂类成分药物的影响 ………… 22
七、炮制对含树脂类成分药物的影响 ………… 22
八、炮制对含蛋白质、氨基酸类成分药物的影响 ………… 22
九、炮制对含糖类成分药物的影响 ………… 23
十、炮制对含无机化合物类成分药物的影响 ………… 23

第二章　中药饮片的质量要求及贮藏保管

第一节　中药饮片的质量要求 ………… 25
一、净度 ………… 25
二、片型及粉碎粒度 ………… 26
三、色泽 ………… 26
四、气味 ………… 26
五、水分 ………… 27

六、灰分 …… 27
七、浸出物 …… 27
八、有效成分 …… 27
九、有毒成分 …… 28
十、有害物质 …… 28
十一、卫生学检查 …… 28
十二、包装检查 …… 28

第二节　中药饮片的贮藏保管 …… 29
一、中药饮片贮藏中的变异现象 …… 29
二、造成变异的因素 …… 30
三、贮藏保管方法 …… 32
四、贮藏保管中的注意事项 …… 34

各　论

第三章　净制

第一节　清除杂质 …… 38
一、挑选 …… 38
二、筛选 …… 38
三、风选 …… 38
四、水选 …… 38

第二节　除去非药用部位 …… 39
一、去芦 …… 39
二、去根或去茎 …… 39
三、去心 …… 39
四、去核 …… 39
五、去瓤 …… 40
六、去枝梗 …… 40
七、去皮壳 …… 40
八、去毛 …… 40
九、去头尾、足翅、皮骨、残肉 …… 41

第三节　临方炮制 …… 41
一、碾捣 …… 41
二、制绒 …… 41

第四节　中药饮片净度检查 …… 42
第五节　中药饮片包装 …… 42

实训一　净制 …… 43
实训二　中药饮片灰分测定 …… 48

第四章　切制

第一节　中药材的软化 …… 52
一、常用的药材软化方法 …… 52
二、其他处理 …… 53
三、药材软化程度的常用检查方法 …… 54

第二节　切制 …… 54
一、手工切制 …… 54
二、机器切制 …… 55

第三节　中药饮片干燥 …… 56
一、自然干燥 …… 56
二、人工干燥 …… 56

第四节　中药饮片切制质量要求 …… 57
实训三　切制 …… 58
实训四　中药饮片水分测定 …… 60

第五章　清炒法

第一节　炒黄法 …… 64
决明子 …… 66
王不留行 …… 67
牵牛子 …… 68
苍耳子 …… 69
牛蒡子 …… 70
莱菔子 …… 70
酸枣仁 …… 71
火麻仁 …… 72
葶苈子 …… 73
芥子 …… 74
紫苏子 …… 75
蔓荆子 …… 76
茺蔚子 …… 76
白果 …… 77
蒺藜 …… 78
冬瓜子 …… 78
槐花 …… 79

使君子 ………………………… 80	狗脊 ………………………… 118
九香虫 ………………………… 81	骨碎补 ………………………… 119

第二节 炒焦法 …………………… 82
穿山甲 ………………………… 120
山楂 …………………………… 83
龟甲 …………………………… 121
槟榔 …………………………… 84
鳖甲 …………………………… 122
栀子 …………………………… 85
鸡内金 ………………………… 123
川楝子 ………………………… 87

第五节 滑石粉炒法 ……………… 124
第三节 炒炭法 …………………… 87
水蛭 …………………………… 125
地榆 …………………………… 89
鱼鳔胶 ………………………… 126
干姜 …………………………… 90
狗鞭 …………………………… 127
大蓟 …………………………… 91
刺猬皮 ………………………… 127
蒲黄 …………………………… 91
玳瑁 …………………………… 128
荆芥 …………………………… 92

第六节 蛤粉炒法 ………………… 129
白茅根 ………………………… 93
阿胶 …………………………… 130
侧柏叶 ………………………… 94
鹿角胶 ………………………… 131
卷柏 …………………………… 94

实训六 加辅料炒 ………………… 132
茜草 …………………………… 95

第七章 炙法
藕节 …………………………… 96
乌梅 …………………………… 96

第一节 酒炙法 …………………… 135
牡丹皮 ………………………… 97
大黄 …………………………… 136

实训五 清炒 ……………………… 99
白芍 …………………………… 138

第六章 加辅料炒法
当归 …………………………… 140
牛膝 …………………………… 141

第一节 麸炒法 …………………… 102
续断 …………………………… 142
薏苡仁 ………………………… 104
乌梢蛇 ………………………… 143
苍术 …………………………… 105
蟾酥 …………………………… 144
枳壳 …………………………… 106

第二节 醋炙法 …………………… 145
枳实 …………………………… 107
延胡索 ………………………… 146
僵蚕 …………………………… 108
香附 …………………………… 147

第二节 米炒法 …………………… 108
芫花 …………………………… 148
斑蝥 …………………………… 110
甘遂 …………………………… 149
党参 …………………………… 111
商陆 …………………………… 150
红娘子 ………………………… 112
柴胡 …………………………… 150

第三节 土炒法 …………………… 112
莪术 …………………………… 152
白术 …………………………… 113
三棱 …………………………… 153
山药 …………………………… 114
乳香 …………………………… 154

第四节 砂炒法 …………………… 115
没药 …………………………… 155
马钱子 ………………………… 117
五灵脂 ………………………… 156

第三节　盐炙法 ············ 156
　　黄柏 ············ 157
　　巴戟天 ············ 159
　　杜仲 ············ 160
　　泽泻 ············ 161
　　补骨脂 ············ 162
　　砂仁 ············ 163
　　车前子 ············ 164
　　知母 ············ 164
第四节　蜜炙法 ············ 165
　　甘草 ············ 167
　　麻黄 ············ 168
　　黄芪 ············ 169
　　百部 ············ 170
　　款冬花 ············ 171
　　枇杷叶 ············ 172
　　百合 ············ 172
第五节　姜炙法 ············ 173
　　厚朴 ············ 174
　　竹茹 ············ 175
第六节　油炙法 ············ 176
　　淫羊藿 ············ 176
　　蛤蚧 ············ 177
　　三七 ············ 178
实训七　炙制 ············ 179

第八章　煅制法
第一节　明煅法 ············ 183
　　白矾 ············ 185
　　石膏 ············ 186
　　牡蛎 ············ 187
　　石决明 ············ 187
　　瓦楞子 ············ 188
　　阳起石 ············ 188
　　花蕊石 ············ 189
第二节　煅淬法 ············ 190
　　自然铜 ············ 191
　　炉甘石 ············ 192
　　磁石 ············ 193
　　赭石 ············ 194
第三节　煅炭法 ············ 195
　　血余炭 ············ 196
　　棕榈 ············ 197
　　灯心草 ············ 197
实训八　煅制 ············ 198

第九章　蒸煮燀法
第一节　蒸法 ············ 201
　　何首乌 ············ 202
　　地黄 ············ 204
　　黄精 ············ 205
　　肉苁蓉 ············ 207
　　山茱萸 ············ 208
　　女贞子 ············ 209
　　五味子 ············ 210
　　黄芩 ············ 211
　　天麻 ············ 212
　　桑螵蛸 ············ 213
　　木瓜 ············ 214
第二节　煮法 ············ 214
　　川乌 ············ 215
　　草乌 ············ 216
　　附子 ············ 217
　　远志 ············ 218
　　吴茱萸 ············ 220
　　珍珠 ············ 221
　　硫黄 ············ 221
　　藤黄 ············ 222
第三节　燀法 ············ 223
　　苦杏仁 ············ 224
　　桃仁 ············ 225
　　白扁豆 ············ 226
实训九　蒸制 ············ 228
实训十　煮制 ············ 229
实训十一　燀制 ············ 230

第十章 复制法

- 半夏 ………………………… 232
- 天南星 ……………………… 234
- 白附子 ……………………… 236
- 紫河车 ……………………… 237
- 松香 ………………………… 237

第十一章 其他加工

第一节 发酵法 ………………… 239
- 六神曲 ……………………… 240
- 建神曲 ……………………… 241
- 淡豆豉 ……………………… 242

第二节 发芽法 ………………… 242
- 麦芽 ………………………… 243
- 稻芽 ………………………… 245
- 大豆黄卷 …………………… 246

第三节 制霜法 ………………… 246
- 一、去油制霜法 …………… 247
  - 巴豆 ……………………… 247
  - 柏子仁 …………………… 249
  - 千金子 …………………… 250
  - 木鳖子 …………………… 250
  - 瓜蒌子 …………………… 251
- 二、渗析制霜法 …………… 252
  - 西瓜霜 …………………… 252
- 三、煎煮制霜法 …………… 253
  - 鹿角霜 …………………… 253
- 四、升华制霜法 …………… 253
  - 信石 ……………………… 253

第四节 烘焙法 ………………… 254
- 蜈蚣 ………………………… 255
- 虻虫 ………………………… 256

第五节 煨法 …………………… 256
- 肉豆蔻 ……………………… 256
- 诃子 ………………………… 258
- 木香 ………………………… 259
- 葛根 ………………………… 260

第六节 提净法 ………………… 261
- 芒硝 ………………………… 261
- 硇砂 ………………………… 262

第七节 水飞法 ………………… 263
- 朱砂 ………………………… 264
- 雄黄 ………………………… 264
- 滑石 ………………………… 265

第八节 干馏法 ………………… 266
- 竹沥 ………………………… 266
- 蛋黄油 ……………………… 267
- 黑豆馏油 …………………… 267

实训十二 其他加工 ………… 268

附录 相关生产记录 ………… 271

总 论

第一章 中药炮制基本知识

 学习目标

知识目标

1. 掌握中药炮制、炮炙、饮片的含义；中药炮制的有关法规、中药炮制目的、中药炮制对化学成分的影响。
2. 熟悉中药炮制专著及其相关重要的论述；中药炮制分类的三类分类法、五类分类法、《中国药典》分类法；中药炮制辅料的性质及作用。
3. 了解中药炮制的发展概况；中药炮制各种分类方法的特点；中药炮炙十七法。

中药炮制是按照中医药理论，根据药材自身性质，以及调剂、制剂和临床应用的需要，所采取的一项独特的制药技术。药材凡经净制、切制或炮炙等处理后，均称为"饮片"。中药材必须经过炮制成饮片，才能应用于临床或用于制备中成药，这是中医临床用药的特点之一，是保证临床用药安全、提高临床用药疗效的重要措施，也是中药有别于天然药物的显著标志。

炮制，从历代有关资料来看，曾有"炮炙""修治""修事""修制"等多种称谓，"炮炙"和"炮制"两词多用，虽然名称不同，但所叙述的内容都是一致的。"炮炙"古代是指用火加工处理药物的方法，不能概括中药炮制技术的全部内涵，为了保持炮制的原义，又能较广泛地代表中药的加工技术，现代多用"炮制"一词。而"炮炙"现代一般是指除净制、切制以外的其他炮制方法。

学习、应用及研究中药炮制技术，就要遵循中医药理论体系，在继承中药传统炮制技术和理论的基础上，应用现代科学技术进行整理、研究，探讨炮制原理，改进炮制工艺和设备，制订炮制品质量标准，提高中药饮片质量，不断创新和发展中药炮制技术，保证中医临床用药的安全、有效，满足中医临床用药要求。

第一节　中药炮制发展概况

一、中药炮制的起源

中药炮制是随着中药的发现和应用而产生的，其历史可追溯到原始社会。人类在猎取食物和加工食物的过程中，逐渐认识了药物及其处理方法，并将食物的加工方法用于药物的加工处理中。

1. 中药炮制的萌芽　古人采用清洗、破碎、打碎、擘劈、锉为粗末等净制和切制方法处理药物，形成了中药炮制的萌芽。

2. 中药炮制的雏形　火的出现和应用火加工处理食物，炮生为熟，并将"炮""炙"等食物加工方法用于药物加工，形成了中药炮制的雏形。

3. 辅料炮制药物的先河　以酒治病或制造药酒来治病，并在此基础上，用酒作为炮制辅料炮制药物，由此产生了用辅料炮制药物，丰富了中药炮制的内容。

4. 中药炮制器具的使用先例　陶器为浸泡药酒、煎煮药物，以及药物蒸煮煅制提供了必备的工具，拓展了中药炮制技术的应用范畴，促进了中药炮制的发展。

二、中药炮制的发展

在历代中医药文献中记载了中药炮制的发展概况。从春秋战国开始到现代，中药炮制的发展大体可分为四个时期。

（一）春秋战国至宋代——中药炮制技术的起始与形成期

1. 汉代以前　在中医药文献中记载有个别药物的炮制和简单的炮制方法。

《五十二病方》大约成书于春秋战国时期，是迄今为止我国发现的最早的医方书。书中记录了280多个医方，所记载的炮制方法包括净制、切制、水制、火制、水火共制等，以及用醋、酒等辅料炮制药物的内容。书中不仅有炮、炙、燔、煅、细切、熬、渍等炮制术语，并有操作过程及炮制目的等的简单记述，如"取商牢（陆）渍醯中""止出血者燔发"。

《黄帝内经》为战国至秦汉时期的著作，是我国最早的医学典籍。在《灵枢·邪客》中载有"秫米半夏汤"，其中的"治半夏"即为修治过的半夏，采用"汤洗"的方法进行炮制，以降低半夏的毒性。可见当时人们已积累了一些炮制有毒药物的经验。《素问·缪刺论》中记载的"角发""燔治"即是现在的血余炭。《灵枢·寿夭刚柔》记载做医药酒时，要求将药物"㕮咀"，即为切制饮片之意。说明随着中药的应用，人们已经意识到中药切制的重要性。

2. 汉代 中药炮制技术有了很大的进步和发展，初步确立了中药炮制的目的和原则，并出现了大量的炮制方法和炮制品，但炮制方法比较简单。

我国第一部药学专著《神农本草经》的序录中，阐述了炮制有毒药物的机理，并注意到生品与熟品间的差异。书中365种中药中有13种记载了炮制技术，一些方法至今仍在使用。

张仲景在《金匮玉函经》中提出，药物"有须烧炼炮炙，生熟有定……又或须皮去肉，或去皮须肉，或须根去茎，又须花去实，依方拣炼治削，极令净洁"，开创了药物生熟异用学说的先导和净制程度的要求，在医疗实践中丰富和发展了中药炮制。在《伤寒杂病论》中有关中药的炮制多散见于处方药物的"脚注"中，与药物配伍、剂型、煎法、服用相联系。并且有些药物在不同的方剂中，分别采用不同的炮制方法，充分体现了依法炮制与辨证施治的关系。对毒剧药的应用更谨慎，如附子要求"炮"，"炮去皮，破八片"。对制药火候上提出"烧、炼、熬"三种不同加热程度。

总之，汉代的炮制技术已趋成熟，有"去污、去芦、去节、去毛、去皮、去皮尖、去心、去核、去翅足、去咸"等净制法，又有"擘、破、㕮咀、斩折、锉、捣"等切制法；亦有"水浸、烫洗"等水处理法，尚有"煮沸、蒸、烧、熬、炮、炼、炒、炙"等加热处理法和"酒洗、酒煮、苦酒煮"等加辅料处理法。

3. 两晋、南北朝时期 由于医药的不断发展，对中药的性能、炮制又有了许多新的认识，从单一的以酒或醋作为辅料发展到采用多种辅料炮制，使得炮制品种增加，炮制工艺复杂。在该期编撰的第一部中药炮制专著《雷公炮炙论》具有较大的影响力。

晋代，葛洪所著的《肘后备急方》书中记载了80余种药物的炮制方法。首次提出了采用干馏法制备竹沥，用大豆汁、甘草、生姜等可解乌头、芫花、半夏之毒等。

梁代，陶弘景在《本草经集注》中首次提出了"炮制通则"，告别了方剂脚注炮制内容的局限，较为系统地归纳总结了炮制内容，如"凡汤中用完物皆擘破""诸虫先微炙""诸石皆先捣"等；在切制方面，改"㕮咀"为"切制"。

南北朝刘宋时期，雷敩总结了南北朝刘宋时期以前的中药炮制技术和经验，结合当时的中药炮制发展，撰写了第一部炮制专著《雷公炮炙论》。书中较详细地阐述了药物的炮制方法，增加了切制品种数量，改进了粉碎加工技术。净制有"拣、去甲土、去粗皮……洗"等；切制有"切、锉、擘、水飞"等；干燥方法有"阴干、晒干、焙干……"等；加热炮制有"煮、煎、熬、炼、炒、炙、焙、炮、煅"和"酒浸、苦酒浸……药汁制"等。选用辅料炮制中药是本书的特点，其中许多炮制方法具有一定的科学性，如莨菪、吴茱萸等含生物碱成分的药物用醋处理，可使游离生物碱形成生物碱盐，而增大其在水中的溶解度。书中较为详细阐述的药物炮制方法，对后世中药炮制的传承和发展有较大的影响。

4. 唐代 炮制方法日臻完善，并首次将炮制列为法定内容。

孙思邈的《备急千金要方》为我国最早的临床医学百科全书，在"合和篇"中提出"诸经方用药，所有熬炼节度，皆脚注之，今方则不然，于此篇具条之，更不烦方下别注也",具有以法统药的雏形。

《新修本草》也称《唐本草》,由唐政府组织,苏敬等人编撰而成,是中国历史上第一部官修本草书,也是世界上第一部由国家颁布的药典。该书把炮制列为法定内容,除收载煨、煅、炒、蒸、煮、作蘖、作曲等方法外,还增加了钟乳石水飞制细粉法、反复蒸曝制熟地黄法、麸炒法、米炒法、面煨法、湿纸煨法等,并明确提出"辅料用酒,唯米酒入药"。对保证炮制品质量具有重要的意义。

5. 宋代 宋代的炮制方法有很大改进,很多炮制方法一直沿用到现在。炮制目的从降低毒性、副作用向增强或改变疗效方面改变。

王怀隐所著的《太平圣惠方》首载"乳制法",载有巴豆的去皮膜、加热压去油制霜的炮制工艺,提出"……修治合度,分量无差,用得其宜,病无不愈……炮炙失其体性,筛箩粗恶,分剂差殊,虽有疗疾之名,永无必愈之效"。

唐慎微所著的《经史证类备急本草》辑录了宋以前有关药学方面的文献,几乎囊括了宋以前主要本草著作的精华和丰富的炮制内容,保存了部分现已失传的医药书籍的内容,并在每种药物之后附有炮制方法,为后世制药行业提供了初来宝贵的炮制资料。

陈师文等编撰的《太平惠民和剂局方》是宋代颁布的第一部国家成药规范,是一本具有炮制参考价值的医药典籍,充分体现了炮制与中药制剂的密切关系。该书强调"凡有修合,依法炮制……"并特设专章"论炮炙三品药石类例",论述药物的炮制技术和作用;收录了185种中药的炮制方法和要求,并逐渐认识到药物的炮制作用,如蒲黄"破血消肿即生使,补血止血即炒用……"该书的炮制工艺和要求成为当时国家法定制药技术标准的组成部分,保证了药品质量。现代应用的许多配制成药的炮制方法,与该书所列的方法相似。

从春秋战国至宋代,中药炮制的发展取得了两方面成就:一是从最早的个别药物的简单处理,发展形成了较系统的炮制通则;二是中药炮制技术初具规模,炮制理论在文献中出现了专门论述,为后世炮制理论的形成奠定了基础。这是中药炮制技术的形成时期。

(二)金元至明代——中药炮制理论的形成时期

1. 金元时期 许多医药学家结合临床应用,阐述药物的炮制理论。金元四大家在在行医的过程中非常重视中药炮制前后的不同应用,以及辅料在其中所起的作用;明代医家对金元时期的炮制技术及理论进行归纳,逐渐形成了炮制理论,对后世中药炮制的发展起到了重要的作用。

元代王好古在《汤液本草》中引用李东垣"用药心法":"黄芩、黄连、黄檗、知母,病在头面及手梢皮肤者,须用酒炒之。借酒力以上腾也。咽之下、脐之上,须酒洗之。在下生用。大凡生升、熟降。大黄须煨,恐寒则损胃气。至于川乌、附子须炮,以制毒也。"既对酒制药物的理论进行了概括,又论述了生熟在性能上的差异及炮制降低中药的毒副作用。葛可久在《十药神书》中首次提出了"大抵血热则行,血冷则凝……见黑则止"的炭药止血的理论。著名的"十灰散"即载于此书中。

2. 明代 无论是中药炮制的技术还是炮制理论均有很大的进步。

徐彦纯在《本草发挥》中对炮制作用有较多重要的论述。提出了童便制和盐制的炮制作用："用附子、乌头者当以童便浸之，以杀其毒，且可助下行之力，入盐尤捷也"；"心虚则盐炒之"，"以盐炒补心肺"等。

陈嘉谟在《本草蒙筌》中除介绍了180余种中药炮制方法和作用，总结了"水制""火制""水火共制"三类中药炮制法，还在"制造资水火"中指出："凡药制造，贵在适中，不及则功效难求，太过则气味反失……酒制升提，姜制发散。入盐走肾脏，仍使软坚；用醋注肝经，且资住痛。童便制，除劣性降下；米泔制，去燥性和中。乳制滋润回枯，助生阴血；蜜制甘缓难化，增益元阳。陈壁土制，窃真气骤补中焦；麦麸皮制，抑酷性勿伤上膈……有剜去瓤免胀，有抽去心除烦。"第一次系统概括了辅料在中药炮制中的作用。特别是"五倍子"条下所载的"百药煎"的制备方法，就是从五倍子中提取没食子酸，比瑞典药学家勒氏制备没食子酸的工艺早了200多年。

李梴在《医学入门》中对炮制理论也有论述"芫花本利水，无醋不能通"，"诸石火煅红，入醋能为末"，"凡药入肺蜜制，入脾姜制，入肾用盐，入肝用醋，入心用童便；凡药用火炮、汤泡，煨、炒者去其毒也"。

李时珍在《本草纲目》中将药物的炮制方法专列一项，称为"修治"。所收载的1892种药物中，有330味列有"修治"的方法。记载历代有关中药炮制的内容，保存了大量的文献资料，为后世研究传统炮制技术的起源、沿革及基本理论提供了宝贵的技术资料；介绍了当时的炮制经验，并提出了自己的看法；新增大量的当时新创的炮制技术；对前人不合理之处提出了自己的见解，并对炮制与药性关系及炮制作用做了重点说明，对炮制理论的发展具有重要的指导意义。其中载有李时珍本人炮制经验或见解的有144条。其中的多数制法，至今仍为炮制生产所沿用。

缪希雍编撰的《炮炙大法》是第二部炮制专著。缪希雍根据自己对炮制的理解进行编撰，并收录了前人未收载的炮制技术及炮制品。在书中收载439种药物的炮制方法，对药物的出处、采集时间、优劣鉴别、炮制辅料、炮制工艺及贮藏进行了简要叙述。并在卷首将前人的炮制方法归纳为十七种，即"雷公炮炙十七法"，对后世中药炮制发展产生了较大的影响。

金元明时期，炮制技术有了较大的进步。更为重要的是，系统归纳总结了以前的有关中药炮制通则、炮制作用等内容，逐步形成了较为系统的炮制理论，是中药炮制理论的形成时期。

（三）清代——中药炮制品种和技术的扩大应用时期

清代，在明代炮制理论和方法的基础上，增加了炮制品种及炮制方法，出现了繁杂的炮制工艺，炮制理论也有所增加。当时的中医药文献都非常重视中药的炮制，多有专项记载炮制的方法和作用。同时，对某些炮制也提出了不同的认识和看法。

刘若金的《本草述》收载有关炮制内容的药物300多种，记述了药物的各种炮制方法、炮制作用、炮制目的及理论依据；杨时泰对其进行修改精炼为《本草述钩元》，使得原著的意旨更为明确。如黄芪"治痈疽生用，治肺气虚蜜炙用，治下虚盐水或蒸或炒用"等。

张仲岩所著炮制专著《修事指南》，是在《证类本草》《本草纲目》等收载药物炮制品种、炮制技术及理论的基础上，经过整理归纳编撰而成。收录药物232种，较为系统地叙述了各种炮制方法，论述了炮制对临床疗效的重要性。他提出，"炮制不明，药性不确，则汤方无准而病证无验也"；并在《本草蒙筌》炮制理论的基础上进一步拓展，如"吴茱萸制抑苦寒而扶胃气，猪胆汁制泻胆火而达木郁，牛胆汁制去燥烈而清润……""煅者去坚性，煨者去燥性，炙者取中和之性，炒者取芳香之性……"等，丰富了中药炮制的理论。

李中梓的《本草通玄》既论述了辅料的作用，又提出了某些炮制方法的质量要求，概括出"煅则通红，炮则烟起，炒则黄而不焦，烘则燥而不黄"。

赵学敏的《本草纲目拾遗》和唐容川的《血证论》既记载了当时的很多炮制方法，又记载了相当数量的炭药，并在张仲景"烧灰存性"的基础上明确提出了"炒炭存性"的要求。炭药的炮制和应用，在清代有相当大的发展，具有显著特色。

徐大椿（灵胎）在《医学源流论·制药论》中将传统的炮制原则归纳为"或以相反为制，或以相资为制，或以相恶为制，或以相畏为制，或以相喜为制"。具体操作方法是"或制其形，或制其性，或制其味，或制其质"。对中药炮制具有指导意义。

总之，清代在明代中药炮制理论的基础上，对某些炮制作用有所发挥，炮制品种有所增多，是炮制品和技术的扩大应用时期。

（四）新中国成立至今——中药炮制振兴发展时期

新中国成立后，党和政府非常重视中药炮制的发展，现代科学技术应用于中药炮制的各个领域。

1. 总结整理历代文献与经验 《中华人民共和国药典》（简称《中国药典》）从1963年版起，正式把中药炮制作为法定内容予以收载，并在附录中收载了中药炮制通则，且在以后各版中进行了修订和充实；对散在于中医药历史文献中的炮制内容及各地沿用的炮制方法、炮制品种、炮制经验进行了总结、整理，汇编成《历代中药炮制辑要》；相继出版了《中药炮制经验集成》和《历代中药炮制法汇典》等炮制专著；各地区制定了具有地域特色的各省市中药炮制规范。

2. 明确中药饮片法定地位 《中华人民共和国药品管理法》（1984年版、2001年版、2015年版）规定了中药饮片属于药品，明确了中药饮片的法定地位。《中国药典》2010年版"凡例"中对中药饮片做出了新的定义："饮片系指药材经过炮制后可直接用于中医临床或制剂生产使用的处方药品。"其本质是突出中药饮片作为处方药品的法定特性，明确规定中药材不可直接入药，必须先经过适当的加工炮制，制成相应的中药饮片才能作为中医临床处方用药或中药制剂生产的原料药。这将有利于中药饮片质量的全面提升，确保中医临床治病的特色和药效，有利于促进药品监督管理部门对中药饮片的立法，将中药饮片纳入处方药监管范畴。

3. 制定中药饮片质量标准　　原卫生部于 1988 年制定了《全国中药炮制规范》；国家中医药管理局于 1994 年制定了《中药饮片质量标准通则（试行）》；各省、自治区、直辖市制定了适合本地区的中药炮制规范，为中药炮制提供了法律依据和国家质量标准。

《中国药典》2005 年版首次单列了 13 种中药饮片的国家药品标准；《中国药典》2005 年版共收载 576 种；《中国药典》2010 年版收载了 616 种中药材及饮片质量标准，基本覆盖了中医临床常用饮片目录，解决了长期以来中药饮片缺乏国家标准的问题。

《中国药典》2015 年版收载中药材及饮片 618 种。该版药典的最大特点是，更加突出中药特点，注重提高中药的质量整体控制水平，中药安全性质量控制体系的建设，进一步强调了药品的"安全、有效、均一、稳定、可控"，基本建立了适合中药特色与特性的整体控制质量的新体系和新模式，即"以性状、显微鉴别、薄层色谱鉴别、特征图谱鉴别等为真伪鉴别，以水分、灰分、酸不溶性灰分、重金属及有害元素、农药残留、二氧化硫残留、真菌毒素及中药内源性有毒成分等限量检查为安全性或品质检查指标，以指纹图谱检测加多成分含量测定为整体成分控制标准"的中药质量标准体系。在 2010 年版的基础上，重点加强和完善了安全性控制技术的应用，主要涵盖了二氧化硫残留、重金属及有害元素、农药残留、真菌毒素（黄曲霉毒素）等内容。《中国药典》2015 年版的颁布和实施，将有效地遏制中药材种植中滥用农药、产地加工和贮藏中滥用硫黄熏蒸，以及中药材和饮片贮藏过程中的霉变和变质等问题；有效地提高中药饮片临床使用的安全性，整体提升中药饮片质量，促进我国中药产业健康发展。

4. 培养中药炮制人才　　为满足中药饮片生产、使用、研究、教学对人才的需求，国家采用多种方式培养人才。一是沿袭"师徒相承"的带徒形式，使炮制技术和实践经验得以承传；二是举办了炮制培训班，提高在职中药炮制技术人员的业务素质和技术水平；三是在全国各中医药院校的中药专业开设中药炮制专业课程，出版中高等中医药院校统编和规划教材，培养了大量不同层次的中药饮片研究、生产、使用等方面专业人才，以传承弘扬中药炮制技术，探究中药炮制原理，制定中药饮片质量标准。

5. 重视中药炮制研究　　国家出资建立各级中医药研究机构，培养科技人员从事中药炮制相关研究。在国家"八五""九五""十五"攻关及"十一五"支撑项目中，中药炮制被列为专项获得国家资金资助，从饮片炮制工艺规范化、质量标准、共性技术、生产设备及炮制原理等方面设项研究。20 余年来，对 150 种中药炮制进行了深入的研究，如马钱子、斑蝥、半夏等有毒中药炮制降毒原理；用现代科学技术及知识阐明莱菔子、地榆等中药及饮片的炮制作用；何首乌、白芍、半夏等 40 种中药饮片炮制工艺和质量研究；川芎、巴戟天、千金子等 30 个品种及枳壳、百合、厚朴等 50 个品种列入国家重大科技专项"创新药物和中药现代化"研究课题；《中药现代化发展纲要（2006—2020 年）》把"开展中药饮片传统炮制经验继承研究""建立中药材、中药饮片、提取物及制剂的质量标准""开展炮制工艺与设备现代化研究"作为优先研究领域。多年来中药炮制研究的深入开展，为中药饮片炮制工艺规范化、生产设备现代化、饮片质量标准化奠定了良好基础。

6. 强化中药炮制规范化生产 随着中医药事业的快速发展，中药饮片需求量的增大，中药饮片工业化发展势在必行。1955年以来，全国各地陆续建立了不同规模的饮片加工厂，中药饮片的生产向大生产、机械化、自动化方面发展。在质量的控制上，《中国药典》《全国中药炮制规范》《中药饮片质量标准通则（试行）》及各省市的中药炮制规范，对中药饮片的规格质量作了明确规定，特别是国家食品药品监督管理局（现国家食品药品监督管理总局）规定，自2008年1月1日起，所有中药饮片生产企业必须在符合GMP条件下生产，实行中药饮片"批准文号"管理，对统一和规范炮制方法及炮制品质量起到了保障作用。

总之，新中国成立至今，中药炮制在继承传统经验的基础上，运用现代科学技术研究炮制原理，改革工艺设备，制订出合理和科学的质量标准，使中药炮制的理论和技术更趋完善。本时期为中药炮制振兴、发展时期。

第二节 中药炮制的分类

中药炮制的分类是指在编撰辑录中药炮制技术、品种、方法、工艺、作用等资料时，为便于查阅、检索、学习，按照一定的内在规律进行的整理归类方法。要求既要体现对传统炮制方法的继承，又要利于应用现代科学方法对其进行归纳及研究，必须具有系统性、完整性和科学性，有助于教学与指导生产。

中药炮制的分类多见于历代本草著作的凡例、绪论、专章中。我国药学史上第一位总结炮制方法的医药家陶弘景，在《本草经集注·序》的"合药分剂料理法则"中，把炮制方法与药用部位结合起来进行记述。如"凡汤酒膏中用诸石，皆细捣之如粟米……凡汤中用完物皆擘破……用细核物亦打破……凡桂心、厚朴、杜仲、秦皮、木兰之辈，皆削去上虚软甲错处，取里有味者秤之"。总结了凡是果实种子类中药要打碎后使用，矿石类中药用前需捣碎，皮类中药要刮去外皮，以保证中医临床用药效果，至今都有一定的指导意义。该分类方法尚显粗略，是中药炮制分类的开端。

一、雷公炮炙十七法

明代缪希雍在《炮炙大法》的卷首把当时的炮制方法归纳为17种方法，这就是后世所说的"雷公炮炙十七法"。现简要分述如下：

1. 炮 古代，炮是指将药物埋在灰火中，"炮"到焦黑的一种火制方法。现代，炮属炒法，即用武火将药物炒至微黑，如炮姜；或以高温砂炒至发炮鼓起，如炮甲珠等。

2. 爁 爁是指焚烧、烘烤药物。如《太平惠民和剂局方》云："骨碎补，爁去毛。"

3. 煿 煿是指以火烧物至干燥爆裂（有爆裂的响声）。

4. 炙 不同时代含义不同。一是指将药物置于近火处烤黄，如《五十二病方》中的"炙蚕卵"及"炙梓叶"；二是"炙"同于"炒"，如张仲景用的炙阿胶即为炒阿胶；三是"炙"与"炒"无区别，如《太平惠民和剂局方》中"炒香"与"炙香"区别不明显。现代已基本统一，"炙"是指药物与定量液体辅料用文火拌炒至干。

5. 煨 煨是将药物埋在尚有余烬的灰火中缓慢令熟的意思。现代发展为采用湿面或湿纸包裹药物，放入加热的滑石粉中缓慢加热令熟。

6. 炒 汉代以前"炒"法少见，多为"熬"法，只是所用的工具有所不同，但均是置药物于火上，使之达到适中的程度。雷敩时代采用各种辅料炒制药物，宋代记述的炒法更多。现代炒法一般包括清炒法、加辅料炒法，已成为炮制操作中主要方法之一。

7. 煅 煅是将药物在火上煅烧的方法。历史上的烧、炼均为煅，如云母、矾石的"烧"，张仲景的"炼"钟乳石。该法多用于矿物类及贝壳类药物的炮制，现在分为明煅法、煅淬法、焖煅法。

8. 炼 炼是将药物长时间用文火慢慢加热，有的还需要搅拌到一定程度，其含义比较广泛，如炼丹、炼蜜等。

9. 制 制即制约之意，是将药物加入辅料，以制其偏性，使之就范的泛称。通过加入不同辅料、采用不同炮制方法，改变药物某些固有的性能，如姜制厚朴、酒制大黄、黑豆汁制何首乌等。

10. 度 度是指度量药物的大小、长短、厚薄。《五十二病方》中某些药物是以长度来计量的，如黄芩（芩）长三寸。随着历史的发展，后来逐步改用重量来计量。度，也有程度、限度之意。如蜜炙药物，蜜炙至不黏手为度。

11. 飞 飞指"研飞"或"水飞"。前者是指干磨至细粉。后者为用水研磨，再利用药物粗细粉末在水中悬浮性不同的性质，制备极细粉的方法，如水飞朱砂等。而"飞丹炼石"的"飞"，则是指炼丹过程中的升华过程，如炼制升丹。

12. 伏 伏指药物埋伏久制之意。一般指的是"伏火"，即药物按一定程序于火中处理，经过一定的时间，在相应温度下达到一定的要求。如伏龙肝，系指灶下黄土经长时间炉火烧烤而成，其中氧化物较多，呈弱碱性，与一般黄土不同。另外，也指药材加工处理的时间要求，如自然铜先"甘草汤煮一伏时"，后"用火煅两伏时"。

13. 镑 镑是利用一种多刃的刀具（镑刀），将坚韧的药物刮削成极薄片，利于调剂和制剂，如镑檀香、羚羊角等。现代多用其他刀具代替。

14. 擞 擞是指打击药物使之破碎之意。

15. 晱 晱即晒，指药物在日光下晒干。

16. 曝 曝指药物在强烈的阳光下暴晒至干燥。

17. 露 露指药物不加遮盖地于日间晒夜间露，即所谓"日晒夜露"，如露乌贼骨、露胆南星。也有将药物悬挂在阴凉通风处，析出晶体的露制方法，如露西瓜霜。

上述 17 种炮制方法代表了明代以前中药炮制的发展概况，因历史的变迁，其内涵现已很难准确表达。由于中医药的发展，炮制方法不断增多并日趋完善，远远超出了十七法的范围，雷公炮炙十七法对了解明代以前的炮制技术及查阅古代文献有一定的帮助。

二、三类分类法

明代陈嘉谟在《本草蒙筌》中提出三类分类法，即"火制四：有煅、有炮、有炙、有炒之不同；水制三：或渍、或泡、或洗之弗等；水火共制者：若蒸、若煮而有二焉，余外制虽多端，总不离此二者"。该分类法是以火制、水制、水火共制三类炮制方法为纲，统领各种中药的炮制，已经开始将炮制技术进行归类，覆盖了中药炮制的主要内容，使学习者更容易掌握不同药物在炮制技术上的不同，是中药炮制分类的一大进步。但该分类法叙述过于简略，并且尚不能包括中药炮制的全部内容。

《中国药典》（2015年版）四部收载的"药材炮制通则"的三类分类法是依据中药炮制的工艺分为净制、切制、炮炙三大类。其中净制包括挑选、筛选、风选、水选、除去非药用部位等；切制包括软化处理、切片、粉碎等；炮炙包括炒、炙、煅、蒸、煮、燀、发酵、发芽、制霜、水飞等。这种分类方法对条文式的法规、通则等较适用，但由于炮炙部分包含的炮制技术太多，不便于系统学习。

三、五类分类法

由于陈嘉谟的火制、水制、水火共制三类炮制方法不能包括中药炮制的全部内容，后世学者在此基础上提出了五类分类法，即修治、水制、火制、水火共制、其他制法。五类分类法基本包括了所有的炮制方法，能比较系统、全面地反映中药炮制工艺，能较好地指导中药饮片生产。

四、药用部位来源分类法

《雷公炮炙论》按上、中、下三品分类，各种炮制方法散列于各药之后，无规律可循。宋代《证类本草》《太平惠民和剂局方》及明代《炮炙大法》，均按药物来源属性的金、石、草、木、果、禽、兽等分类，仍局限于本草学范畴。

现今，《全国中药炮制规范》及各省市的炮制规范，大多以药用部位来源进行分类。如根及根茎类、果实种子类、全草类、叶类、花类、皮类、藤木类、树脂类、动物类、矿物类、加工类、菌藻及其他类等，在各种药物项下再分述各种炮制方法。此种分类方法的优点是便于具体药物的查阅，适用于中药炮制的参考书、炮制规范、辞典等的编撰和检索，但体现不出炮制工艺的系统性，不便于了解中药炮制技术的分类和方法。

五、炮制工艺与辅料相结合的分类法

炮制工艺与辅料相结合的分类方法是指按照炮制工艺进行归类，在工艺类别下，根据辅料的种类再次分类的一种方法。本教材根据《中国药典》炮制通则，采用了这种分类方法。它根据现行的炮制程序，分为净制、切制、炮炙三部分。又将炮炙一项内容进一步分门别类，以工艺为纲，辅料为目来分类叙述。如工艺分为炒法、炙法、煅法、蒸煮燀法、其他制法等，在炙法中再按辅料不同分为酒炙、醋炙、盐炙、姜炙、蜜炙、油炙等。这种分类方法体现了炮制工艺程序的系统性、完整性、条理性，是中药炮制中共性与个性的融合。其叙述清晰，查阅方便，便于掌握，有利于学习和指导饮片生产。

第三节 中药炮制常用辅料

中药炮制辅料是指炮制过程中使用辅助药物来达到炮制目的的附加物料。炮制辅料具有协同、拮抗或调整主药某方面的作用，从而达到增强疗效、降低毒性、减轻副作用或影响主药的理化性质，或起到中间传热体的作用。目前常用的辅料种类较多，可分固体辅料和液体辅料两大类。

一、固体辅料

1. 麦麸 麦麸为禾本科植物小麦的种皮。主要含淀粉、蛋白质、维生素等成分。以片大、无细麸和面粉者为佳。

麦麸味甘、淡，性平。能和中益脾等。药物经麦麸制后，能缓和燥性，增强健脾和中作用，并能矫臭矫味、赋色、吸附油脂。麦麸也可以用蜂蜜或红糖制成蜜麸或糖麸。麦麸多作为麸炒、麸煨、麸蒸的辅料。常用麦麸制的药物有白术、苍术、枳壳、枳实、僵蚕、薏苡仁、肉豆蔻等。

2. 稻米 稻米为禾本科植物稻的种仁。主要含淀粉、蛋白质、脂肪、矿物质，尚含少量的 B 族维生素、多种有机酸类及糖类。中药炮制多选用大米或糯米。

稻米味甘，性平。能补中益气，健脾和胃，除烦止渴，止泻痢等。药物经米制后，能降低刺激性和毒性、增强补中益气作用。稻米多作为米炒的辅料。常用米制的药物有斑蝥、红娘子、党参等。

3. 土 中药炮制常用的是灶心土，又称伏龙肝。现常用黄土、赤石脂等替代。灶心土为灶下黄土经长时间炉火烧烤而成，呈焦土状，除去外面焦黑部分，选取红褐色者，粉碎，过筛，制成细粉用。主要含硅酸盐、钙盐及多种碱性氧化物。

灶心土味辛，性温。能温中和胃，止血，止呕，涩肠止泻等。药物经土制后，能缓和燥性，增强补脾安胃、收涩止泻等作用。常用土炒的药物有白术、山药、当归等。

4. 河砂 河砂为经净选后的中等粒度的河砂。炮制用河砂作中间传热体拌炒药物，主要利用其温度高、传热快、受热均匀的特点，使质地坚硬的药物经砂炒后变松脆，利于粉碎和煎出有效成分；还可破坏药物毒性成分，降低药物毒性；易于除去非药用部分。

河砂多作为砂烫炒的辅料。常用砂烫炒的药物有马钱子、骨碎补、狗脊、穿山甲、龟甲、鳖甲等。

5. 蛤粉 蛤粉为帘蛤科动物文蛤、青蛤的贝壳经煅制粉碎后的灰白色粉末。主要含氧化钙、碳酸钙等。

蛤粉味苦、咸，性寒。能清热化痰，软坚散结，制酸止痛。药物经蛤粉制后，能除去腥味，增强清肺化痰作用，并可作为中间传热体，使药物受热均匀，质地变酥脆，利于粉碎。蛤粉多作为蛤粉烫炒的辅料。常用蛤粉烫炒的药物有阿胶、鹿角胶、黄明胶等。

6. 滑石粉 滑石粉为硅酸盐类矿物滑石族滑石经精选净化、粉碎、干燥而制得的细粉。白色或类白色,微细,无砂性,手摸有滑腻感。无臭,无味。主要成分为含水硅酸镁。

滑石粉味甘、淡,性寒。能利尿通淋,清热解暑,祛湿敛疮。炮制用滑石粉是将其作为中间传热体以拌炒药物,使药物受热均匀,形体鼓起,质变酥松,还能降低毒性,矫臭矫味。常用滑石粉烫炒的药物有刺猬皮、鱼鳔胶、水蛭等。

7. 豆腐 豆腐为豆科植物大豆的种子经粉碎加工而成的乳白色固体。主要含蛋白质、维生素、淀粉等。

豆腐味甘,性凉。能益气和中,生津润燥,清热解毒。利用豆腐较强的沉淀与吸附作用降低毒性,去除污物。常用豆腐制的药物有藤黄、珍珠(花珠)、硫黄、玛瑙等。

8. 白矾 白矾又称明矾,为硫酸盐类矿物明矾石经加工提炼而成的结晶体。无色或淡黄白色,透明或半透明,有玻璃样光泽,质硬而脆,气微,味酸、微甘而极涩,易溶于水。主要成分为含水硫酸铝钾。

白矾味酸、涩,性寒。外用解毒杀虫,燥湿止痒;内服止血止泻,祛风痰。另有防腐作用。与药物共制后,可防腐,降低毒性,增强疗效。白矾多作为浸泡、煮、炙的辅料。常用白矾制的药物有半夏、天南星、白附子等。

9. 朱砂 朱砂为硫化物类矿物辰砂族辰砂,主要含硫化汞。炮制常用朱砂粉,是朱砂经水飞而成的朱红色极细粉末,其含硫化汞(HgS)不得小于98.0%。

朱砂味甘,性微寒;有毒。能清心镇惊,安神,解毒。药物经朱砂制后,能起协同作用,增强疗效。朱砂多作为拌衣的辅料。常用朱砂拌制的药物有麦冬、茯苓、茯神、远志、灯心草等。

10. 萝卜 为新鲜白萝卜。含大量水分,尚含粗纤维、蛋白质、维生素等成分。

萝卜味甘,性温。能消导降气,利尿。与药物共制后,能缓和药性,增强疗效。萝卜多作为提净芒硝的辅料。

二、液体辅料

1. 酒 酒传统名称有酿、盎、醇、醑、酎、醴、醅、醨、醍、清酒、米酒、无灰酒等。酒有黄酒、白酒两大类。

黄酒为米、麦、黍等用曲酿制而成。一般为橙黄色至深褐色透明液体,气味醇香特异。含乙醇15%~20%,相对密度0.98,尚含有糖类、酸类、脂类、氨基酸、矿物质等成分。总糖、非糖固形物、酒精度、总酸、氨基酸态氮、pH、氧化钙、β-苯乙醇等应符合中华人民共和国国家标准——黄酒 GB/T13662-2000 标示量。黄酒黄曲霉素B_1≤5μg/kg,细菌总数≤50个/毫升,大肠菌数≤3个/100毫升。

酒味甘、辛,性大热。能宣行药势,活血通络,祛风散寒,矫臭矫味。药物经酒制后,能缓和苦寒之性,引药上行,增强活血通络作用,并能矫臭矫味。同时酒中含有乙醇,是一种良好的溶媒,有助于有效成分的溶出,而提高疗效。黄酒多作为炙、蒸、煮的辅料。常用酒制的药物有黄连、大黄、白芍、当归、川芎、牛膝、续断、乌梢蛇、地黄、山茱萸、黄精等。

白酒为米、麦、黍、高粱等与曲经酿制、蒸馏而成。一般为无色澄明液体，气味醇香特异，有较强的刺激性。含乙醇50%～70%，相对密度0.82～0.92，尚含有酸类、酯类、醛类等成分。除另有规定外，炮制用酒一般为黄酒，浸提药物一般用白酒。

2. 醋 醋古称酢、醯、苦酒，习称米醋。是以米、麦、高粱、麦麸或酒糟等酿制而成。一般为淡黄棕色至棕色澄明液体，有特异的醋酸气味。主要成分为醋酸，占4%～6%，尚含有维生素、琥珀酸、草酸、山梨糖、灰分等。总酸应≥3.5%。化学合成的醋精不能作为醋制辅料。不挥发性酸、可溶性无盐固形物、砷、铅、黄曲霉毒素、菌落总数、大肠菌群等应符合SB/T10303-1999老陈醋质量标准。炮制用醋为食用醋，且存放时间越长越好，习称"陈醋"。

醋味酸、苦，性温。能散瘀止痛，理气，止血，行水消肿，解毒，矫味。药物经醋制后，能引药入肝经，入血分，增强散瘀止痛、疏肝行气解郁作用，并能解毒，矫味。同时醋具酸性，能与药物中所含有的游离生物碱等成分结合成盐，增加溶解度而易于煎出有效成分。醋多作为炙、蒸、煮的辅料。常用醋制的药物有延胡索、香附、柴胡、青皮、三棱、莪术、乳香、没药、芫花、甘遂、大戟、五味子等。

3. 食盐水 食盐水系食盐加适量水溶解、过滤而得到的澄明液体。主要含氯化钠，尚含少量的氯化镁、硫酸钙等物质。氯化钠含量≥96%，硫酸盐（以SO_4^{2-}）≤2%，镁、钡、氟、砷、铅等应符合GB5461-2000食用盐标准要求。

食盐味咸，性寒。能强筋骨，软坚散结，清热，凉血，解毒，防腐。药物经盐水制后，能引药入肾，引火下行，增强补肝肾、治疝、利尿、泻相火作用，并能缓和药物辛燥之性。食盐多作为炙、煮的辅料。常用食盐水制的药物有杜仲、巴戟天、砂仁、黄柏、知母、车前子、泽泻、小茴香、橘核、荔枝核等。

4. 姜汁 姜汁是由生姜经捣碎取汁，或由生姜或干姜加适量水煎煮去渣而得的黄白色液体。有香气，具辛辣味。主要含挥发油、姜辣素（姜烯酮、姜酮、姜萜酮混合物），另外尚含多种氨基酸、淀粉及树脂状物。

生姜味辛，性温。能发表，散寒，温中止呕，开痰，解毒。药物经姜汁制后，能增强温中化痰止呕作用，抑制寒性，减轻刺激性，降低毒性。姜汁多作为炙、煮的辅料。常用姜汁制的药物有厚朴、草果、竹茹、黄连、栀子、半夏、天南星、白附子等。

5. 蜂蜜 蜂蜜为蜜蜂科昆虫中华蜜蜂或意大利蜂采集花粉酿制而成。采自杜鹃花、乌头花、夹竹桃花、光柄山月桂花、山海棠花、雷公藤花等有毒植物花粉的蜜不可作为炮制辅料。

蜂蜜为半透明、有光泽、浓稠的液体，色淡黄，气芳香，味极甜。主要含果糖、葡萄糖，《中国药典》（2015年版）要求，果糖、葡萄糖两者含量70%，水分不得超过24%，不得检出淀粉和糊精；含5-羟甲基糠醛不得过0.004%，含蔗糖和麦芽糖均不得过5.0%，铅、锌、菌落总数、大肠菌群、致病菌、霉菌总数等应符合GB14963-1994蜂蜜卫生标准要求。

蜂蜜味甘，性平。能补中益气，润肺止咳，润肠通便，缓急止痛，解毒，矫味。药物经蜜制后，能增强补中益气、润肺止咳作用，并能解毒、缓和药性、矫臭矫味。蜜多作为炙法的辅料。

中药炮制常用的是炼蜜，即将生蜜加适量水煮沸，滤过，去沫及杂质，浓缩而成。常用蜜制的药物有黄芪、甘草、麻黄、枇杷叶、款冬花、紫菀、马兜铃、百部、白前等。

6. 羊脂油 羊脂油为牛科动物山羊或绵羊的脂肪经熬制而成。以尾油为佳。主要成分为油脂，含饱和脂肪酸和不饱和脂肪酸。

羊脂油味甘，性温。能补虚助阳，润燥，祛风，解毒。药物经羊脂油制后，能增强补虚助阳作用。常用羊脂油制的药物有淫羊藿。

7. 麻油 麻油为胡麻科植物脂麻的干燥成熟种子经压榨而得的油脂。主要含亚油酸甘油酯、芝麻素等。

麻油味甘，性微寒。能清热，润燥，生肌。因沸点较高，常用作炮制质地坚硬或有毒的药物，使之酥脆，降低毒性。麻油多作为油炸、涂酥烘烤的辅料。常用麻油制的药物有马钱子、地龙、蛤蚧、穿山甲等。

8. 黑豆汁 黑豆汁为黑大豆经水煎煮去渣而得的黑色混悬液体。主要含蛋白质、脂肪、淀粉、维生素、色素等。

黑豆味甘，性平。能滋补肝肾，活血，利水，祛风，解毒。药物经黑豆汁制后，能增强疗效，降低毒性或副作用。黑豆汁多作为蒸、煮的辅料。常用黑豆汁制的药物有何首乌、川乌、草乌等。

9. 甘草汁 甘草汁为甘草饮片经水煎煮去渣而得的黄棕色至深棕色的液体。主要含甘草甜素、甘草苷、还原糖、淀粉及胶类物质等。

甘草味甘，性平。补脾益气，清热解毒，祛痰止咳，缓急止痛。药物经甘草汁制后能缓和药性，降低毒性。实验证明，甘草对药物中毒、体内代谢中毒及细菌毒素均有一定的解毒作用。甘草汁多作为煮制、复制药物的辅料。常用甘草汁制的药物有远志、巴戟天、吴茱萸、半夏、乌头等。

10. 胆汁 胆汁为牛、猪、羊的新鲜胆汁，传统认为牛胆汁为佳。为绿褐色、微透明的液体，略有黏性，有特异腥臭气。主要含胆酸钠、胆色素、黏蛋白、脂类及无机盐类等。

胆汁味苦，性大寒。清肝明目，利胆通肠，解毒消肿，润燥。药物经胆汁制后，能降低毒性，缓和燥性，增强疗效。胆汁多作为炙、复制的辅料。常用胆汁制的药物有黄连、天南星等。

11. 米泔水 米泔水为淘米时第二次滤出的灰白色混浊液体。含少量淀粉及维生素。大生产也有用 2kg 米粉加 100kg 水，充分搅拌代替米泔水用。因易酸败发酵，应临用时收集。

米泔水味甘，性凉。益气，除烦，止渴，解毒，清热凉血，利小便。常用来浸泡含油脂较多的药物，以除去部分油脂，降低药物辛燥之性，增强补脾和中的作用。米泔水多作为浸泡、炙法的辅料。常用米泔水制的药物有苍术、白术等。

此外，液体辅料还有石灰水、酥油、吴茱萸汁、萝卜汁、鳖血等，可根据临床需要选用。历代还有童便、猪脂、山羊血、乳汁等辅料，但现在很少用。

第四节 中药炮制相关法律及质量标准

我国中医药家历来重视中药饮片质量。随着社会发展、科学技术的进步和大众健康理念的提升，中药工作者在不断研究探讨先进、实用、规范、统一和权威性的中药质量标准，以便在生产、流通、使用等各个环节保证饮片质量。

一、中药炮制的相关法律

2015年4月24日施行的修订后的《中华人民共和国药品管理法》，是目前药品研制、生产、经营、使用、检验的基本法律。其中第二章《药品生产企业》中第十条规定："中药饮片必须按照国家药品标准炮制；国家药品标准没有规定的，必须按照省、自治区、直辖市人民政府药品监督管理部门制定的炮制规范炮制。省、自治区、直辖市人民政府药品监督管理部门制定的炮制规范应当报国务院药品监督管理部门备案。"这是目前进行中药炮制必须遵守的法规。

二、中药炮制的质量标准

（一）国家级中药炮制标准

《中华人民共和国药典》（简称《中国药典》）自1963年版开始在一部收载中药及中药炮制品，正文中规定了饮片生产工艺流程、成品性状、用法、用量等，某些药物还规定了炮制品的含量指标；附录中设有"中药炮制通则"专篇，规定了各种炮制方法的含义、具有共性的操作方法及质量要求，是国家级的质量标准，是国家药品标准的核心。2005年版首次单列中药饮片。2010年版首次明确炮制后的饮片是中医临床处方配伍的基本药物，是中成药制剂的原料药物，说明中药炮制技术和方法及相关的炮制品需遵循国家的法定标准。2015年版完善了"药材和饮片检定通则""炮制通则"；制定了中药材及饮片中二氧化硫残留量限度标准，建立和完善重金属及有害元素、黄曲霉毒素、农药残留量等物质的检测限度标准等，基本建立了适合中药特色与特性的整体控制质量的新体系和新模式。

（二）部颁中药炮制标准

《全国中药炮制规范》是由原卫生部药政局组织编写的，于1988年出版，属于部级中药饮片质量标准。该书精选了全国各省（市）、自治区近代实用的炮制品及其最合适的炮制工艺，以及相适应的质量要求，力求做到理论上有根据、实践上行得通，统一每一炮制品的炮制工艺。附录中收录了"中药炮制通则"及"全国中药炮制法概况表"，共收载554种常用中药饮片。

《中药饮片质量标准通则（试行）》是国家中医药管理局于 1994 年颁布的。分两部分：一是《中药饮片生产过程质量标准通则（试行）》，对每道加工工序（包括挑选整理、水处理、切制、粉碎、干燥、炮炙）制定了质量标准；二是《中药饮片质量标准通则（试行）》，对中药饮片的性状、片型、水分、药屑杂质、包装等制定了质量标准，是属部级行业质量标准。

（三）地方中药炮制标准

由于中药炮制是一项传统的制药技术，具有较多的传统经验和地域特点，有些炮制工艺还不能做到全国统一，为了保留地方特色，各省、自治区、直辖市都制订了适合本地的质量标准，如中药饮片炮制规范、中药材质量标准等。但地方标准应与《中国药典》和《全国中药炮制规范》相一致，如有不同之处，应执行《中国药典》和《全国中药炮制规范》等国家级及部级的有关规定。只有在国家与部级标准中没有收载的品种或项目的情况下，制订出适合本地的标准才有意义，一般应力求全国统一。

第五节　中药炮制的目的

中药来源于自然界的植物、动物和矿物，品种繁多，性质各异，它们或者质地坚硬、粗大，影响药效的发挥，或者含有杂质、非药用部位，影响调配剂量的准确性，或者含有毒性成分，影响临床用药的安全性等。因此，中药材必须通过炮制后才能入药，其炮制目的归纳起来主要有以下 8 个方面。

一、降低或消除药物的毒性或副作用

有些中药虽然有较好的疗效，但由于毒副作用较大，影响临床应用的安全性。因此，历代医家非常重视有毒药物的炮制，也总结出有效地降低或消除药物毒性的炮制方法和炮制作用。

1. 降低或消除药物的毒性　炮制毒性中药要根据其所含的毒性成分及其性质，选用恰当的炮制方法，达到在降低药物毒性的同时确保临床疗效。目前，降低药物毒性主要通过三种途径。一是降低毒性成分含量。如斑蝥中的斑蝥素，既是有毒成分又是有效成分，一般采用米炒法降低斑蝥素含量来降低其毒性；朱砂采用水飞法使可溶性汞盐含量下降来降低其毒性。二是改变毒性成分结构。如乌头中含有毒性极强的双酯型乌头碱，采取先将乌头用水泡透，再蒸或煮使双酯型乌头碱水解成毒性较小的苯甲酰单酯型生物碱、亲水型氨基醇类乌头原碱，达到降低毒性目的，可供内服；苍耳子、蓖麻子、相思子等一些种子中含有毒蛋白，通过加热炮制，使毒蛋白变性达到减毒目的。三是利用辅料的解毒作用来降低毒性，如半夏、天南星、芫花、附子等药物。

2. 降低药物的副作用　柏子仁宁心安神、润肠通便，去油制霜后减少了滑肠致泻的副作用，用于心神不宁、失眠健忘而又大便溏泄者；槟榔驱虫消积、行水利气，炒黄后能减少恶心、腹泻、腹痛等副作用，用于食积气滞、痢疾里急后重而体质较好者；远

志生品"戟人咽喉"，甘草汁制后能消除刺激咽喉的副作用，便于内服。

二、改变或缓和药物的性能

一些药物性能过偏，会带来一定的副作用，如大寒伤阳，大热伤阴，过酸损齿伤筋，过苦伤胃耗液，过甘生湿助满，过辛损津耗气，过咸助痰湿等，通过炮制来改变或缓和药物偏盛的性味，以适应不同病情和患者体质的需要。如麻黄生品辛温发散，发汗力强，蜜炙后辛散作用缓和，发汗作用减弱，止咳平喘作用增强；生地黄味甘、苦，性寒，能清热凉血，酒蒸后的熟地黄味甘，性微温，具滋阴补血的功能；生甘草味甘性凉，清热解毒，清肺化痰，炙甘草味甘性温，补脾益气，缓急止痛；决明子炒黄后能缓和其寒泻之性；黄连经辛温的姜汁制后，能缓和其苦寒之性，即所谓的"以热制寒"，称为"反制"。后人常用炒制、蜜炙等炮制方法来缓和药性，并总结有"甘能缓""炒以缓其性"的规律。

三、增强药物疗效

中药除了通过配伍来提高疗效外，炮制是达到这一目的的又一有效途径和手段。明代罗周彦的《医宗粹言》写道："决明子、萝卜子……凡药用子者俱要炒过，入煎方得味出。"这便是现代"逢子必炒"的根据和用意。

大多数种子或果实被有硬壳，有效成分不易煎出，炒黄后表皮爆裂、质地疏脆，有效成分易于煎出而提高疗效。磁石、石决明等矿物类、贝壳类药物煅制后，质地由坚硬变为疏脆，提高了有效成分的煎出率或溶出率。款冬花、紫菀等化痰止咳药蜜炙后，因蜂蜜甘缓益脾，润肺止咳的协同作用而增强疗效；苦寒的知母、黄柏用咸寒润燥的盐水进行炮制，能增强二者的滋阴降火作用，即所谓的"寒者益寒"，仙茅用辛热的酒制后，能增强仙茅的温肾壮阳作用，即所谓的"热者益热"。这就是"从制"。

四、改变或增强药物的作用趋向

中药作用于机体的趋向是以升降浮沉来表示的，它与中药的性味有密切的关系。药物经炮制后，会由于药性的改变而引起其作用趋向的变化。李时珍在《本草纲目》中有"升者引之以咸寒，则沉而直达下焦；沉者引之以酒，则浮而上至巅顶"。如生黄柏作用于下焦，有清热燥湿的作用，酒炙后，能借助酒的升腾作用，引药上行，清上焦头面之火，而盐炙后则能增强滋肾阴、泻相火、退虚热的作用。生莱菔子涌吐风痰，升多于降，炒后降气化痰，消食除胀，降多于升。由此可见，炮制能使一些中药的升降浮沉性能发生一定变化。

五、改变药物的作用部位或增强对某部位的作用

归经是中药对于机体某部位（脏腑经络）的选择性作用，表示该药对某些脏腑和经络有明显的治疗作用，而对其他脏腑和经络没有作用或作用不明显。很多中药能治疗几个脏腑经络疾病，这也为中医临床用药带来了一定的困难，为使中药能更准确地作用

于患病的脏腑，常常加入一些辅料炮制，使药性发生变化的同时，改变或增强对机体的作用部位。

陈嘉谟在所著的《本草蒙筌》"制造资水火"中指出"……入盐走肾脏，仍仗软坚，用醋注肝经且资住痛……"李梴在《医学入门》中提出"凡药入肺蜜炙"，说明了盐、醋、蜜等辅料对中药归经的影响。如知母有清肺、凉胃、泻相火的作用，归肺、胃、肾经；盐炙后增强滋阴降火的作用，主入肾经。柴胡有解表退热、疏肝解郁、升举阳气的作用，归肝、胆、心包经；醋炙后可增强疏肝止痛的作用，主入肝经。百合养阴润肺，清心安神，归心、肺经；蜜炙后，增强润肺止咳作用，主入肺经，多用于肺虚久咳或肺痨咳血。前人从实践中总结出"盐制入肾""醋制入肝""蜜制入脾"等一些规律性的认识，具有一定的科学性。

六、便于调剂和制剂

药材或是由于个体较大或是由于质地坚硬等原因，为调剂、制剂等带来诸多不便，将个体较粗大的植物类药材如何首乌、厚朴、大黄等切制成一定规格的饮片，便于炮炙、粉碎、调配和制剂。一些果实、种子类中药如酸枣仁、牵牛子等，通过炒制使果皮（种皮）爆裂或产生裂隙，质地疏脆，便于粉碎和调配时的碾捣；矿物类、贝壳类及动物骨甲类药物，如牡蛎、自然铜、穿山甲等，采用明煅、煅淬、砂烫醋淬等方法炮制，质地变得酥脆，易于粉碎，便于煎出有效成分。

七、洁净药物，便于贮存

一些中药在采收、加工、运输、贮藏等过程中，常常因混有杂质、残留的非药用部位，或因出现虫蛀、发霉、泛油等现象，需要通过挑拣、筛选、清洗等加工处理，使其达到规定的净度，以保证用药剂量的准确性和方便贮存；一些中药常含有淀粉、糖类、蛋白质类、油脂类等成分及一定量的水分，在适宜的外界条件下容易出现变异现象，通过干燥或加热炮制，降低水分含量，易于贮存；一些动物类药加热炮制后，能杀死虫卵和微生物，避免虫卵孵化和霉变等现象的发生；一些果实、种子类药物经过炒、蒸或焯等加热处理，能终止种子发芽，便于仓储；含有苷类成分的药物经加热炮制，能破坏与苷共存的酶的活性，以避免苷类成分被酶解而降低疗效。

八、矫臭矫味，便于服用

乌梢蛇、五灵脂等动物药和乳香、柏子仁、瓜蒌子等植物药，因具有特异气味，使患者难以口服或服后出现恶心、呕吐、心烦等不良反应。将该类药物采用炒制、酒制、醋制、蜜制等方法炮制后，能矫臭矫味，使患者乐于服用，如用炒九香虫、麸炒僵蚕、醋炙乳香、酒炙乌梢蛇等炮制品。

九、制造新药，扩大用药品种

炮制可制造新药，扩大用药品种，如头发扣锅煅后制成血余炭，具有止血散瘀作用；棕榈煅制成棕榈炭具有收涩止血的功能；大麦发芽制成的麦芽，有消食、疏肝功效。一些药物又可通过不同的炮制方法产生多个功效，具有多种用途，如黑豆有滋补肝肾、养血祛风、解毒的功能；干馏后制成的黑豆馏油，具有止痒、收敛作用；发酵后制成的淡豆豉，具有解表、除烦功效；发芽法制成的大豆黄卷则有清热利湿、发汗解表的功能。

十、利于贮藏及保存药效

药物在炮制过程中，由于干燥或加热处理，使其水分含量降低，并能杀死霉菌虫卵，避免霉烂、虫蛀等变质现象发生，有利于贮存。如桑螵蛸，蒸后可杀死虫卵，防止孵化；黄芩、苦杏仁、槐花等苷类药物，加热处理能破坏酶保存苷，有利于有效成分的保存。

总之，中药炮制目的是多方面的，往往一种中药可以有多种炮制方法，一种炮制方法兼有几方面的目的，这些既有主次之分，又彼此密切联系。

第六节　中药炮制对药物化学成分的影响

中药经过炮制后，能使其所含成分发生不同程度的变化，有的可能是量变，有的可能是质变，中药炮制前后成分的改变必然会导致性能及疗效的变化。因此，了解炮制对中药化学成分的影响，对探讨中药炮制原理、规范炮制工艺、制订饮片质量标准具有重要意义。

一、炮制对含生物碱类成分药物的影响

生物碱是一类存在于生物体内含氮的有机化合物，大多数生物碱有较复杂的环状结构，有似碱性。在植物体内多与有机酸结合成盐，少数呈游离状态。游离生物碱一般不溶或难溶于水，而溶于乙醇、氯仿等有机溶剂。生物碱盐一般能溶于水和乙醇等极性有机溶剂，而难溶于非极性有机溶剂。生物碱大多有明显的生物活性，不同的炮制工艺对生物碱成分产生不同的影响。

1. 净制的影响　麻黄茎中所含生物碱具有升高血压作用，而麻黄根所含的生物碱则具有降低血压作用，在净选加工时应严格区分不同药用部位，以确保疗效。黄柏中的小檗碱存在于韧皮部，除去残存的外部粗皮和内部的木质部，能提高药用效果。

2. 软化处理　大多数游离生物碱不溶于水，一些季铵类生物碱（如小檗碱）和一些生物碱的同分异构体可溶于水。因此，黄连、黄柏、槟榔、苦参、广豆根、麻黄等药材在软化时，应尽量减少与水接触的时间，采取少泡多润的原则，以减少生物碱随水流失，保证临床疗效。

3. 辅料的影响

（1）酒　酒中含有乙醇，是一种良好的有机溶剂，游离生物碱及其盐类都易溶于酒中。所以，黄连等含生物碱成分的药物酒制后，能提高生物碱的溶出率，从而提高药

物疗效。

（2）醋　药物经醋制后，所含的游离生物碱能与醋酸结合成醋酸盐，能提高在水中的溶出率。如延胡索醋制，难溶于水的延胡索乙素、去氢延胡索甲素等游离生物碱与醋酸结合成醋酸盐，在水中的溶解度增加，止痛效果增强。

4. 加热处理　不同的生物碱耐热性有一定差异。石榴皮、龙胆草、山豆根等药物所含的生物碱遇热不稳定，生用能保存有效成分；乌头中的乌头碱、马钱子中的士的宁等生物碱，既是有效成分又是有毒成分，炒、蒸、煮等加热后能改变生物碱的结构，达到降低毒性的目的。

二、炮制对含苷类成分药物的影响

苷系指糖或糖的衍生物与非糖化合物通过糖的端基碳原子连接而成的一类化合物，多存在于植物的果实、树皮、根、花中。黄酮类、蒽醌类、苯丙素类、萜类、生物碱类均可与糖或糖的衍生物结合成苷。苷一般易溶于水或乙醇，有的能溶于氯仿和醋酸乙酯，难溶于乙醚和苯。苷在自然界中分布极广，大多有一定的生物活性。

1. 软化处理　多数苷类成分易溶于水，因此含苷类成分的药材如大黄、甘草、秦皮等在切制前的软化处理时应尽量采用少泡多润的方法，以免苷类成分溶于水而流失，或发生水解而降低含量。

2. 辅料的影响　酒可提高含苷类药物的溶解度而增强疗效，常作为炮制含苷类药物的辅料。黄芩经酒炙后，水煎液中黄芩苷的含量较生品水煎液的含量增高。由于苷类成分在酸性条件下容易水解，不但减低了苷的含量，也增加了成分的复杂性。因此，苷类为药物的有效成分时，除医疗上的专门要求外，一般少用或不用醋做辅料。在饮片加工过程中，中药材中的有机酸可能会被水或醇溶出，使水呈酸性，促进苷的水解，也应加以注意。

3. 加热处理　含苷类成分的药物往往在不同细胞中含有相应的水解酶，在一定温度和湿度条件下可被相应的酶水解。如槐花、苦杏仁、黄芩等含苷类药物，采收后若长期放置，相应的酶便可水解所含的芸香苷、苦杏仁苷、黄芩苷而降低其含量，降低药物疗效。花类药物所含的花色苷也会因酶的水解而变色脱瓣，所以为保存含苷类药物的有效成分，常采用烘、炒、蒸、焯的方法，以破坏或抑制酶的活性。

三、炮制对含挥发油类成分药物的影响

挥发油又称芳香油、精油，是一类存在于植物体内具有挥发性的油状液体，是经水蒸气蒸馏而得到的挥发性成分的总称。其化学成分复杂，在水中溶解度极小，在70%以上的乙醇中能全溶，易溶于多种有机溶剂及脂肪油。大多数挥发油具有显著的生物活性和芳香气味，常温下即可挥发，与空气及光线接触会逐渐氧化变质，失去原有香味。

1. 净制影响　根据挥发油在中药材存在的部位，采用适宜的方法净制，可相对地提高其含量。如花椒的挥发油存在于果皮中，净制时要除去种子；厚朴挥发油存在于韧皮部中，净制时要刮去外部的粗皮，均能相对提高挥发油含量。

2. 软化处理 挥发油在植物体内多数是以游离状态存在，有的则以结合状态存在。对以游离状态存在的挥发油类药材，如薄荷、荆芥等宜在采收后趁鲜切制或喷润软化后迅速切制，不宜带水堆积久放，以免发酵变质而影响质量。而以结合状态存在的挥发油类药材，则宜堆积发酵，使其香气逸出。如厚朴必须经过"发汗"后才能逸出香味，生产出优质的饮片。

3. 辅料的影响 一些药物中所含的挥发油具有毒副作用，需要通过炮制降低或除去挥发油，以满足医疗需要。如蜜炙麻黄，通过蜜炙加热处理，使麻黄中具有发汗作用的挥发油减少，缓和其发汗作用，便于临床应用；又如苍术含挥发油较多，且具有刺激性，即中医所说的"燥性"，麸炒或米泔水制后可减少挥发油的含量，降低其副作用；再如乳香挥发油对胃有较强的刺激性而致呕，生品多外用，经醋制后，除去大部分挥发油，使毒性和刺激性降低，可供内服。

4. 干燥和加热处理 含有挥发性芳香气味的药物，干燥时宜选用阴干或低温干燥的方法，炮制时尽量少加热或不加热。雷敩在《雷公炮炙论》中就提出了茵陈等"勿令犯火"。薄荷、藿香等含挥发性成分的药物在临床上多生用，以减少挥发油的损失。药物经炮制后，不仅使挥发油的含量发生变化，有的甚至发生了质的变化，如颜色加深、折光率增大，或产生新的成分，有的还可改变药理作用。如荆芥炒炭后，从其所含挥发油中检出了9种生荆芥所没有的新成分，并且具有止血作用。

四、炮制对含鞣质类成分药物的影响

鞣质又称丹宁、鞣酸，是一类广泛存在于植物体中分子较大、结构复杂的多元酚类化合物。70%以上的中药中含有鞣质成分，具有收敛止血、止泻、抑菌、保护黏膜等作用。在医疗上常作为收敛剂，有时也用作生物碱及重金属中毒的解毒剂。

鞣质是多元酚羟基，极性较强，易溶于水，尤其易溶于热水。因而以鞣质为主要药用成分的药物，如地榆、虎杖、侧柏叶、石榴皮等在软化时要格外注意与水接触的时间。鞣质为强还原剂，暴露于日光和空气中易被氧化，使得药物片面颜色加深。如中药槟榔、白芍等切片后露置于空气中会导致色泽泛红，就是鞣质被氧化所致。鞣质在碱性溶液中变色更快，所以在炮制过程中要特别注意。鞣质具有一定的耐高温性，加热炮制一般对含鞣质类成分的药物影响不大，如地榆、槐花等炒炭时，若温度适宜，鞣质的含量会有所增加，但若温度过高，则鞣质的含量反而降低，甚至全部被破坏。大黄炒炭后，具有致泻作用的结合型蒽醌含量明显下降，具有收敛作用的鞣质含量变化不大，因而大黄炒炭后致泻作用减弱，而收敛作用相对增强。

五、炮制对含有机酸类药物的影响

有机酸是分子中含有羧基的一类酸性有机化合物，包括脂肪族和芳香族有机酸（不包括氨基酸）。在植物体内除少数以游离状态存在外，一般与金属离子或生物碱结合成盐的形式存在于植物体内。有机酸广泛存在于植物体内，尤其是未成熟的肉质果实中含量较高。低分子的有机酸大多易溶于水或乙醇，难溶于其他有机溶剂；高级脂肪酸及芳香酸较易溶于有机溶剂而难溶于水。有机酸对人体营养及生理上有重要作用。

1. 软化处理 低分子的有机酸大多能溶于水，难溶于其他有机溶剂。因此药材软化时宜采用少泡多润的方法，以防止有机酸类成分的损失。白花酢浆草、酢浆草等植物所含的草酸盐对机体有一定毒副作用，应用水处理将其除去。

2. 加热处理 加热可使某些有机酸得到破坏。因此对含量过高而有毒副作用的有机酸类药物，宜通过加热处理，以适应临床需要。如山楂炒焦后酸性降低，能减少对胃肠道的刺激性。而当有机酸是有效成分时，应尽量避免加热处理，或在加热处理时应控制好火候。

另外，有些有机酸能与生物碱结合生成盐，有利于药效发挥。

六、炮制对含油脂类成分药物的影响

油脂主要是指高级脂肪酸的甘油酯类，大多存在于植物的种子中。不溶于水，易溶于石油醚、苯、氯仿、丙酮和热乙醇中。含量较高的药物通常具有润肠通便或滑肠致泻的功效，有的作用峻烈，对机体有一定的毒性。

油脂类药物在炮制过程中，经加热、压榨能除去部分油脂类成分，缓和滑肠致泻作用，或降低毒副作用，保证临床用药安全有效。如柏子仁去油制霜后能降低或消除滑肠作用；瓜蒌子去油制霜可去除令人恶心、呕吐之弊，便于服用；巴豆油既是巴豆的有效成分，又是有毒成分，加热去油制霜后，能减低毒性，缓和泻下作用，便于内服。

油脂类药物长时间暴露于空气中或在潮湿条件下存放，易发生氧化，产生过氧化物、酮酸、醛，并从饮片表面溢出，称为"酸败"或"走油"，不可药用。所以，含油脂成分的药物宜低温冷藏。

七、炮制对含树脂类成分药物的影响

树脂是一类复杂的混合物，多由萜类化合物在植物体内经氧化、聚合等作用而生成，通常存在于植物组织的树脂道中。植物体在外伤的刺激下即能分泌出树脂，形成固体或半固体物质，分为油树脂、胶树脂、油胶树脂三种。树脂多有一定的生理活性，具有防腐、祛痰、消炎、镇静、镇痛、解痉、活血、止血等作用。

1. 辅料影响 树脂一般不溶于水，而溶于乙醇等有机溶媒。炮制含树脂类药物时，可用酒、醋处理，以提高树脂类成分的溶解度，增强疗效。如五味子的补益成分为一种树脂类物质，酒蒸后可提高疗效；乳香、没药经醋制，能增强活血止痛作用。

2. 加热处理 加热炮制可增强某些含树脂类药物的疗效，如藤黄经高温处理后，抑菌作用增强，而乳香、没药等树脂类药物炒制时温度过高，可促使树脂变性，影响疗效。因此，对于具有毒副作用的树脂类成分，可通过加热炮制破坏部分树脂。如牵牛子树脂具有泻下去积作用，经炒制后部分树脂被破坏，泻下作用得以缓和。

八、炮制对含蛋白质、氨基酸类成分药物的影响

蛋白质是由氨基酸以肽键形式相互结合而形成的链状大分子化合物，是生物体内最

为复杂的物质，所有的酶也都是蛋白质。蛋白质水解后能产生多种氨基酸，很多种氨基酸都是人体生命活动所不可缺少的生理活性物质。

1. 软化处理 蛋白质是一类大分子的胶体物质，多数可溶于水生成胶体溶液，一般煮沸后由于蛋白质凝固而不再溶于水。纯净的氨基酸多是无色结晶体，易溶于水。由于蛋白质、氨基酸具有水溶性，故该类药物不宜长期浸泡于水中，以免有效成分流失，影响疗效。

2. 加热处理 加热可使蛋白质凝固变性，大多数氨基酸遇热不稳定。因此，雷丸、天花粉、蜂毒、蛇毒、蜂王浆等富含蛋白质、氨基酸类成分的药物以生用为宜；巴豆、白扁豆等含有毒性蛋白质的中药可通过加热处理，使毒性蛋白变性，以降低或消除毒性；黄芩、苦杏仁等含苷类成分的药物经蒸、煮、燀后，可破坏与苷共存的酶的活性，避免苷类成分被水解而影响疗效。

蛋白质加热处理以后，往往还能产生一些新的物质，而取得一定的治疗作用。如鸡蛋黄、黑大豆等经过干馏处理，能得到含氮的吡啶类、卟啉类衍生物而具有解毒、镇痉、止痒、抑菌、抗过敏等作用。氨基酸还能在少量水分存在的条件下，与单糖产生化学反应，生成具有特异香味的环状化合物。如缬氨酸和糖能生成味香可口的褐色类黑素，亮氨酸和糖类能产生强烈的面包香味。所以麦芽、稻芽等炒后变香而具有健脾消食作用。

蛋白质能与许多蛋白质沉淀剂，如鞣酸、重金属盐等产生沉淀，因此，一般不宜和鞣质类的药物一起加工炮制。酸碱度对蛋白质和氨基酸的稳定性、活性影响很大，加工炮制时也应根据药物性质妥善处理。

九、炮制对含糖类成分药物的影响

糖是多羟基醛或多羟基酮及其衍生物、聚合物的总称，占构成植物体有机物的85%～90%。其存在形式一般为单糖、低聚糖、多糖、苷类等。糖类物质有一定的生物活性，如柿霜中的甘露醇，可治疗小儿口疮；黄芪多糖、山茱萸多糖、茯苓多糖、香菇多糖等成分，具有明显的提高机体免疫功能及较广泛的抗癌活性。

单糖及低聚糖易溶于水，在热水中溶解度更大；多糖难溶于水，但能被水解成低聚糖、单糖。切制含糖类成分的药物时，可采用趁鲜切制或少泡多润的方法，尤其要避免药物与水共同加热处理。

加热能使药物中的还原糖含量增加，如何首乌经黑豆汁蒸制后，其总糖、还原糖的含量增加，补益作用增强；生地黄经清蒸或酒蒸后制成的熟地黄，其还原糖的含量较生地黄高2倍以上。

十、炮制对含无机化合物类成分药物的影响

无机化合物类成分广泛存在于矿物和甲壳类药物中。在植物药中也有一些无机盐类，如钾、钙、镁盐等，多与有机酸结合成盐而存在。在各类药物中，还普遍存在某些微量元素，如铜、铬、锰、铁、锌、碘、氟等，有十分重要的生物活性。

矿物类药物通常采用明煅或煅淬的方法，以改变其物理性状，使之易于粉碎，有利于有效成分溶出，或形成有利于胃肠道吸收的新成分，从而增强疗效。如自然铜煅后，主含的二硫化铁（FeS_2）成分分解为硫化铁（FeS），醋淬后，一部分硫化铁生成醋酸亚铁$[Fe(Ac)_2]$，使药物中的铁离子溶出率增加，能促进体内造血系统功能增强。某些含结晶水的矿物药，如石膏、明矾等经煅制后失去结晶水而改变药效。有的矿物药在加热过程中，还可改变其所含的化学成分，产生新的治疗作用。如炉甘石的主要成分为碳酸锌（$ZnCO_3$），煅后变为氧化锌（ZnO），具有解毒、明目退翳、收湿止痒、敛疮的作用。有的药物中所含的无机成分在加热后可转化为有毒物质，如雄黄（As_2S_2）经加热后可生成剧毒性的As_2O_3，故有"雄黄见火毒如砒"之说。朱砂、雄黄等含有的游离汞和可溶性汞为毒性成分，采用水飞法可降低其含量，以利临床使用。

许多微量元素是人体健康不可缺少的物质。人体生命活动中必需的微量元素有16种，与人体密切相关的有25种。如锌、铜、硒等微量元素一般对热稳定，炮制破坏了其他有机成分，而使这些微量元素更容易溶出，有利于疗效的发挥。

含有水溶性无机盐类成分的植物药，如夏枯草中含有大量钾盐，若经长时间的水处理，其成分大量流失，从而大大降低其降血压、利尿作用。

总之，中药经过加工炮制后，其化学成分发生了不同的变化，其性能及药理作用也随之改变，有些已被人们所了解，但绝大多数还有待人们去探索，这需要我们以中医药理论为指导，应用现代科学方法研究炮制对化学性质的影响，探讨中药炮制机理，使传统的中药炮制技术得以弘扬。

知识检测

1. 何为中药炮制？
2. 简要说明中药炮制发展各阶段的特点。
3. 说出古代三部炮制专著的名称、作者、成书年代。
4. 说出明代陈嘉谟在《本草蒙筌》中有关中药炮制的主要论述。
5. 何为三类分类法、五类分类法、药典分类法？
6. 中药炮炙十七法的主要内容是什么？说出该书的作者、成书年代。
7. 说出常用固体炮制辅料和液体辅料的作用。
8. 中药炮制应遵循的主要法规及标准有哪些？
9. 举例说明中药炮制的目的。
10. 炮制对含生物碱类药物有哪些影响？
11. 炮制含苷类成分的药物时应注意什么？
12. 哪类挥发油类药物应加热后入药？说出其原因。
13. 炮制含鞣质类成分的药物时应注意什么？
14. 加热处理适用于炮制含哪类成分的药物？

第二章　中药饮片的质量要求及贮藏保管

> **学习目标**
>
> **知识目标**
> 1. 掌握中药饮片的质量检测项目及标准，中药饮片贮藏保管方法。
> 2. 熟悉饮片贮藏中的变异现象及引起变异的因素。
> 3. 了解贮藏保管注意事项。
>
> **技能目标**
> 1. 能够根据中药饮片的性质及环境因素选择合适的贮藏方法。
> 2. 能够针对变异现象查找原因、采取预防及补救措施。

第一节　中药饮片的质量要求

中药饮片的质量优劣直接影响到临床疗效，因此历代对其极为重视。目前，《中国药典》《全国中药炮制规范》《中药饮片质量标准通则（试行）》及各省市《中药炮制规范》均对中药饮片的质量和规格做了具体规定，为中药炮制工艺参数确定、饮片质量控制提供了科学的依据，对建立健全符合国际规范的中药饮片质量标准体系有着深远意义。中药饮片主要是通过检验饮片的外在质量和检测饮片内在质量两种方法来控制质量。外在质量包括饮片的净度、片型及粉碎粒度、色泽、气味等指标。内在质量包括检测饮片的水分、灰分、有毒、有效成分和卫生学检查等项目。

一、净度

净度系指饮片的纯净度，亦即炮制品中所含杂质及非药用部位的限度。为保证调配剂量的准确，饮片应有一定的净度标准，饮片中不应夹带泥沙、灰屑等杂质；应无霉烂品、虫蛀品；不得带入规定除去的非药用部位如壳、核、芦头、栓皮、头足、翅等。

为了保证临床用药的安全和有效，国家中医药管理局关于《中药饮片质量标准通则（试行）》的规定中对各类药物的药屑、杂质均有限量要求。如果实种子类、全草类、树脂类等含药屑、杂质不得超过3%；根及根茎类、藤木类、叶类、花类、皮类、动物类、矿物类、菌藻类等含药屑、杂质不得超过2%；炒制品中的炒黄品、米炒品等含药屑、杂质不得超过1%；炒焦品、麸炒品等含药屑、杂质不得超过2%；炒炭品、土炒品等含药屑、杂质不得超过3%；炙品中的酒炙品、醋炙品、盐炙品、姜炙品、米泔炙品等含药屑、杂质不得超过1%；药汁煮品、豆腐煮品、煅制品等含药屑、杂质不得超过2%；发酵制品、发芽制品等含药屑、杂质不得超过1%；煨制品含药屑、杂质不得超过3%。

二、片型及粉碎粒度

1. 片型　药物经切制后，其片型应符合《中国药典》《全国中药炮制规范》的规定，片型的质量标准应符合《中药饮片质量标准通则（试行）》的规定。切制后的饮片应厚薄均匀、整齐，片面光洁，无污染，无泛油，无整体，无枝梗，无连刀、掉边、皱纹片、翘片等不合格饮片。《中药饮片质量标准通则（试行）》规定：异型片不得超过10%；极薄片不得超过该片型标准厚度0.5mm；薄片、厚片、丝、块不得超过该片型标准厚度1mm；段不得超过该片型标准长度2mm。

2. 粉碎粒度　为了便于调剂和制剂，一些不宜切制或医疗上有特殊需要的药物，应经挑选整理或水处理后，直接破碎或粉碎成不同的规格颗粒或粉末。颗粒饮片可用粉碎机不加筛网或加粗筛网制备，也可用特制的破碎机制备，颗粒饮片要求粒度均匀，无杂质。粉碎后的药物使用不同规格的粉碎机制备，粉末应有一定的粉碎粒度，且应粉粒均匀，无杂质。颗粒或粉末的分等应符合《中国药典》和《中药饮片质量标准通则（试行）》的规定。

三、色泽

中药饮片都有其固有的色泽，加工炮制或贮藏保管不当会引起饮片色泽变化，非正常的色泽变化说明其内在质量的变异。因此，饮片色泽是评价质量的一项重要指标。中药饮片的色泽应符合《中国药典》《全国中药炮制规范》的规定。《中药饮片质量标准通则（试行）》对各种炮制品中色泽不符合规定的饮片制定了限量指标。

《中药饮片质量标准通则（试行）》中规定：各炮制品的色泽除应符合该品种的标准外，还要求各炮制品的色泽要均匀，炒黄品、麸炒品、土炒品、蜜炙品、醋炙品、盐炙品、酒炙品、油炙品、姜汁炙品、米泔水炙品、烫制品等含生片、糊片不得超过2%；炒焦品含生片、糊片不得超过3%；炒炭品含生片和完全炭化者不得超过5%；蒸制品应色泽黑润，内无生心，未蒸透者不得超过3%；煮制品含未煮透者不得超过2%，有毒药材应煮透；煨制品含未煨透者及糊片不得超过5%；煅制品含未煅透者及灰化者不得超过3%。

四、气味

中药饮片因具有其固有气味而有不同的治疗作用，与所含成分、辅料类型、炮制方法、仓储条件、贮存时间等因素有关，因此气味是评价饮片质量的重要依据。如檀香的清香气，炒焦品有焦香气，醋制品带有醋香气味，盐制品带有咸味等。

中药炮炙后常因加热和添加辅料，致使药物气味发生改变，或使某些气味增强，或使不良气味得以矫正，但不能出现异常气味。

五、水分

水分是控制中药饮片质量的一个基本指标。控制中药饮片中的含水量在规定的范围内，既可以防止霉败变质、虫蛀、有效成分分解或酶解，又可保证配方剂量的准确。一般炮制品的含水量宜控制在7%～13%之间。蜜炙品类不得超过15%；烫制后醋淬制品，不得超过10%等。

饮片一般都含有一定量的水分，水分含量是衡量中药饮片质量的重要指标。饮片水分含量过多，有效成分易发生分解、酶解，贮藏时容易出现虫蛀、霉变等现象，同时还会减少配伍或投料的实际用量，降低疗效；水分含量过低，一些饮片会出现失润、干枯，甚至碎裂等现象。使药物安全贮藏而不易发生质量变化的水分含量范围称为"安全水分"，一般饮片的水分含量宜控制在7%～13%。在《中国药典》（2015年版）四部通则0832中记载了水分的测定方法。

六、灰分

灰分是药材或饮片经高温（500℃～600℃）灼烧后的残留物，称量残留物的重量即可计算出样品中总灰分的含量。灰分测定的内容主要有总灰分和酸不溶性灰分。在灰分中加入稀盐酸滤过，将残渣再灼烧，所得的灰分称为"酸不溶性灰分"。

同一饮片其灰分应在一定范围内，如果测得的灰分值高于正常范围，则表示无机盐杂质含量多，可能是掺杂或有外源性杂质，或是添加固体辅料引起；如果所测得的灰分值低于正常值，可能是伪品或劣质品。因此，灰分测定是衡量饮片纯净度的有效方法，是评价饮片质量的重要指标。

七、浸出物

浸出物是指饮片用不同溶媒进行浸提，所得的干膏重量。在浸提时，溶媒加入饮片中，经过浸润、渗透-解吸、溶解-扩散、置换等作用，其中的大部分成分（包括有效成分）会被浸提出来，因此测定浸出物的含量可以作为中药饮片质量的一项重要检测指标。尤其适用于有效成分尚不完全清楚或尚无精确定量方法的饮片。

根据饮片中主要成分的性质和特点，可选用不同性质的浸出溶媒。一般最常用的溶媒是水和乙醇，因此浸出物的测定主要分为两类，即水溶性浸出物和醇溶性浸出物。

八、有效成分

对于有效成分已经明确的饮片，测定其有效成分的含量，是评价饮片质量的最可靠、最准确的方法。对于有效成分基本明确的中药饮片，应对有效成分或主要活性成分的含量规定限度；而对有效成分尚不清楚的饮片，可通过对指标成分进行评价。一般饮片应规定有效成分的含量下限,对含有多种有效成分的饮片应建立多个指标,并制定相应的检测方法。

九、有毒成分

2010 年版《中国药典》建立了毒性成分限量指标,2015 年版完善了毒性中药饮片的质量标准。如 2010 年版规定,制川乌含酯型生物碱以乌头碱计,不得超过 0.15%,含生物碱以乌头碱计,不得少于 0.20%。2015 版规定,制川乌含双酯型生物碱以乌头碱($C_{34}H_{47}NO_{11}$)、次乌头碱($C_{33}H_{45}NO_{10}$)及新乌头碱($C_{33}H_{45}NO_{11}$)的总量计,不得过 0.040%,含苯甲酰乌头原碱($C_{32}H_{45}NO_{10}$)、苯甲酰次乌头原碱($C_{31}H_{43}NO_{9}$)及苯甲酰新乌头原碱($C_{31}H_{43}NO_{10}$)的总量应为 0.070%~0.15%。

十、有害物质

由于土壤、大气、灌溉水等的污染,或者是中药材加工过程中非法添加,使一些中药材及其饮片中所含的有害元素(如铅、砷、汞、镉、铜)及农药残留等有害物质超标,严重影响中药质量。《中国药典》2000 年版首载有机氯类农药残留的测定方法;2005 年版首载甘草、黄芪等药材的有机氯限量标准;2005 年版首载甘草等 6 种中药材有害物质的限量标准;2015 年版收载了人参、西洋参等含总六六六、总滴滴涕、五氯硝基苯等 16 种农药残留的检测标准。《中国药典》2010 年版(增补版)首载 11 种中药材及饮片的二氧化硫残留限量;2015 年版规定了中药材及饮片(除矿物类中药外)的二氧化硫残留限量。因此,《中国药典》中有害物质检查方法、限量指标的制定,对确保饮片质量、保障大众健康、保证用药安全具有十分重要的意义。

十一、卫生学检查

中药饮片在生产、加工、炮制、贮运过程中,往往会受到微生物的污染,因此,为了保证其质量,对饮片做卫生学检查是必不可少的检测程序。《中国药典》2010 年版首载易霉变的桃仁、陈皮、酸枣仁、胖大海、僵蚕等 5 种中药材的黄曲霉毒素检测限量标准。《中国药典》2015 年版对多年来固有的微生物检查系统进行了根本性的调整,着重解决药品微生物相关检查方法及微生物限度标准与欧美等药典的协调统一问题,即全面与国际标准对接,增添果实种子类大枣、动物类水蛭、根及根茎类远志等 19 种中药材的黄曲霉毒素检测限量标准。对改善中药材及饮片仓储养护条件、保证其质量具有极其重要的作用。

十二、包装检查

包装检查除应符合《中华人民共和国药品管理法》(2001 年 2 月 28 日修订)第六章"药品包装的管理"的规定要求外,还应检查其是否完好无损,以保证饮片在贮存、保管及运输过程中的质量。

第二节　中药饮片的贮藏保管

中药饮片在贮藏期间，由于仓储条件和管理不到位，常会导致饮片变异，影响饮片临床疗效和用药安全。因此，根据饮片类型、所含成分选择适宜的养护方法，是保证饮片质量的重要措施。

一、中药饮片贮藏中的变异现象

（一）虫蛀

虫蛀是指中药及其饮片被害虫蛀蚀的现象，是中药饮片贮藏过程中最严重的变异现象之一。含脂肪油（苦杏仁、柏子仁）、淀粉及糖分（黄芪、山药、人参、枸杞及蜜炙品）、蛋白质（鹿茸、白花蛇、蛤蚧等）等成分的饮片，较易被虫蛀。多发生在饮片重叠空隙处或裂痕处，以及碎屑中。被虫蛀的饮片，一方面受虫体及其排泄物的污染，内部组织遭到破坏，重量减轻；另一方面由于害虫在生活过程中能分泌出水分和热量，促使药物发热、发霉、变色、变味，致使饮片有效成分发生改变，严重影响饮片的质量。

（二）发霉

发霉是指中药饮片受潮后，在适宜的温度条件下造成霉菌的滋生和繁殖，其表面或内部布满菌丝的现象。是对饮片质量危害最大的一种变异现象。多数中药饮片含水量超过15%、温度20℃~35℃、相对湿度75%以上时，就很可能引起霉变。霉变时先出现许多白色毛状、线状、网状物或斑点，继而萌发黄色或绿色的菌丝，这些菌逐渐分泌一种酵素，溶蚀药材组织，使很多有机物分解，不仅使药材腐烂变质，而且有效成分也会遭到破坏或产生毒素，以致不能药用。

（三）变色

变色是指中药饮片的固有色泽发生了变化。由于保管不当，常使某些饮片的颜色由浅变深，如白芷、泽泻、天花粉、山药等；或由白色变为黄色，由深变浅，如黄芪、黄柏等；或由鲜艳变黯淡，如金银花、菊花、红花、腊梅花等花类药，及一些叶类药，如大青叶、荷叶、人参叶等。颜色的变化可造成内含成分发生变化，造成饮片质量下降。

（四）气味散失

气味散失是中药饮片的固有气味变淡薄或散失的现象。含挥发油类成分的饮片，如薄荷、细辛、白芷、冰片、肉桂、沉香、厚朴等饮片及炒制品、酒炙品、醋炙品，由于贮存环境不符合要求、包装不严等外界因素的影响，或贮存日久，挥发油散失，有效成分含量下降，疗效降低。气味散失是饮片质量受到严重影响的标志。

（五）泛油

泛油又称"走油"，是含挥发油、油脂、糖类等成分的饮片，因受热或受潮而在其表面出现油状物质或返软、发黏、颜色变浑，发出油败气味的现象。泛油是一种酸败变质现象，影响疗效或产生不良反应。富含脂肪油的饮片常因受热而使其内部油脂溢出表面，造成走油现象。如苦杏仁、柏子仁、当归、炒酸枣仁等。含糖分多的药物，常因受潮造成返软而"走油"。如天冬、麦冬、玉竹、牛膝、黄精、熟地黄等。

（六）风化

风化是指某些含结晶水的矿物类药物，由于与干燥空气接触日久逐渐脱水而成为粉末状态的现象。风化了的饮片因为失去了结晶水，成分结构发生了改变，其质量和药性也随之改变。易风化的药物有芒硝、硼砂等。

（七）潮解溶化

潮解溶化是指固体药物吸收潮湿空气中的水分，其表面湿润、返潮，甚至溶化成液体状态的现象。如咸秋石、硇砂、青盐、芒硝等饮片及盐炙品、蜜炙品等。

（八）粘连

粘连是指某些熔点比较低的固体树脂类药物及一些胶类药物，受热或受潮后粘连成块的现象。如乳香、没药、阿魏、芦荟、儿茶、阿胶、鹿角胶、黄明胶等。

（九）腐烂

腐烂是指某些鲜活饮片，因受温度和空气中微生物的影响，引起发热，使微生物繁殖和活动加快，导致腐烂的现象。如鲜生地黄、鲜生姜、鲜芦根、鲜石斛、鲜茅根、鲜菖蒲等。

（十）自燃

自燃又叫冲烧，是指质地轻薄松散的植物药，因干燥不适度，或在包装码垛前吸潮，导致密实状态下细胞代谢产生的热量不能散发，当温度上升到67℃以上时，热量可能从垛中心一下冲出，起烟或起火的现象。如红花、艾叶、甘松、柏子仁等。

二、造成变异的因素

中药饮片在贮存过程中会发生多种变异现象，究其原因，主要有饮片本身的性质、外部环境因素，其次有生物、时间等因素。

（一）饮片自身因素

1. 含水量　水分是中药饮片在贮藏过程中发生多种变异现象的主要因素之一。饮片的含水量要按照《中药饮片质量标准通则（试行）》的有关规定执行。

2. 化学成分 中药有一药多成分的特点，加之炮制及贮藏过程中其化学成分发生的变化。富含淀粉、糖类、蛋白质、脂肪等营养成分的饮片，易发生虫蛀、发霉、走油、遭鼠害等；富含挥发油的饮片，易发生气味散失、泛油等；生物碱成分含量较高者，空气中久贮或暴露于日光下，可发生部分氧化、分解而变质、变色；含油脂较多者，受热后易泛油；含盐分较多者易潮解；含结晶水的矿物药易风化等。

（二）外部因素

1. 环境因素

（1）空气 空气中的氧和臭氧是氧化剂，能使某些饮片中的挥发油、脂肪油、糖类等成分发生氧化、酸败、分解反应，引起"泛油"；使花类饮片变色，气味散失；也能氧化矿物类饮片，如使灵磁石变为呆磁石。因此，饮片一般不宜久贮，贮存时应包装存放，避免与空气接触。

（2）温度 饮片的成分在常温（15℃～20℃）条件下是比较稳定的，随着温度的升高，则物理、化学和生物的变化均可加速。若温度过高，能促使药材的水分蒸发，其含水量和重量下降；同时加速氧化、水解等化学反应，造成变色、气味散失、挥发、泛油、粘连、干枯等变异现象。但是温度过低，例如冻结会使新鲜的或含水量较多的中药的细胞壁及原生质受到机械损伤，或使蛋白质及其他胶体发生不可逆的凝固作用，质量下降。

（3）湿度 一般饮片的绝对含水量应控制在7%～13%之间。贮存时要求空气的相对湿度在60%～70%之间。若相对湿度超过70%，饮片会吸收空气中的水分，使含水量增加，引起药物的物理、化学变化，导致微生物的繁殖及害虫的生长、发霉、潮解溶化、粘连、腐烂等现象的发生；若相对湿度低于60%，会导致饮片的含水量下降，出现风化、干裂等现象。

（4）日光 日光中的红外线会导致饮片的温度升高，紫外线可诱发一些化学反应，饮片经日光的直接或间接照射，其成分会发生氧化、分解、聚合等反应，产生变色、气味散失、挥发、风化、泛油，从而影响饮片的质量。如红花等花类药物，常经日光照射，不仅色泽渐渐变黯，而且变脆，引起散瓣。薄荷等芳香挥发性成分的药物，常经日光照射，不仅使药物变色，而且使挥发油散失，降低质量。

2. 生物因素

（1）霉菌 霉菌的生长繁殖受环境因素影响较大，一般室温在20℃～35℃之间，相对湿度在75%以上，霉菌极易生长繁殖，从而溶蚀药物组织，使之发霉、腐烂、发酵、酸败、泛油、变质而失效。尤以含营养物质的饮片，如淡豆豉、瓜蒌、肉苁蓉等，极易感染霉菌而发霉，腐烂变质。

（2）虫害 温度在18℃～35℃之间，饮片的含水量在13%以上，空气的相对湿度在70%以上，最适宜害虫的生长繁殖。尤其是含蛋白质、淀粉、油脂、糖类的炮制品最易被虫蛀，如蕲蛇、泽泻、党参、芡实、莲子等。所以饮片入库贮存，一定要充分干燥，密闭或密封保管。

另外，仓鼠在贮存保管过程中，可盗食、污染药物，传播病毒和致病菌，破坏包装和建筑物，也是中药饮片贮藏防治的对象之一。

3. 时间因素 饮片长时间贮藏，会导致有效成分的氧化、分解、挥发而使其含量降低，所以，绝大多数饮片不能长期贮藏。少数饮片如陈棕、陈皮等陈久者良，可长期贮藏。

三、贮藏保管方法

中药饮片的贮藏保管是涉及多方面技术和知识的一门综合性学科。在贮藏保管方面，我国药学工作者在长期的生产实践中积累了丰富的经验，在应用传统贮藏保管方法的同时，将现代新技术、新设备应用于其中，有效地避免了一些变异现象发生，保证了饮片的质量。现将饮片贮藏保管方法介绍如下。

（一）传统贮藏保管方法

传统贮藏保管方法具有经济、有效、简便易行等优点，因此，仍被广泛应用。

1. 清洁养护法 清洁卫生是一切防治工作的基础。清洁养护法是贯彻"以防为主，防治并举"保管方针的重要措施之一。其主要内容包括对中药及其饮片、仓库及其周围环境保持清洁和库房的消毒工作。

2. 防湿养护法 防湿养护是利用通风、吸湿、曝晒或烘烤等方法来改变库房的小气候，起到抑制霉菌和害虫活动的作用。

（1）**通风** 通风是利用空气自然流动或机械产生的风，把库房内潮湿的空气排出室外，又不使外部潮湿空气进入库房内，来控制和调节库内的温度和湿度。还可通过翻垛或堆成通风垛，使热气及水分散发。

（2）**吸湿** 吸湿是利用自然吸湿物或空气去湿机来降低库内空气的水分和饮片的含水量，以保持仓库凉爽而干燥的环境。传统常用的吸湿物有生石灰、木炭、草木灰等。现在发展到采用氯化钙、硅胶等以吸潮。使用吸湿剂时，库房或容器应尽可能封闭严密。

（3）**晾晒** 晾晒即阴干或晒干。饮片吸潮时，应根据其性质采用阴干法或晒干法。晒干可利用太阳热能和紫外线杀灭害虫，在生产实践中应用甚广，但对于曝晒易变色的药物，如陈皮、菊花、红花及易走油的如酸枣仁、知母、柏子仁、苦杏仁、火麻仁等宜摊晾阴干。

（4）**烘烤** 烘烤即加热烘烤降低饮片含水量。大量饮片可利用烘干机进行，数量少的可在烘箱内烘烤。尤其是饮片入库前，或雨季前后均可采用此方法。

3. 密封贮藏法 密封贮藏法也称密闭贮藏法，是指将中药饮片与外界（空气、温度、湿气、光线、微生物、害虫等）隔离，尽量减少外界因素对药物影响的贮藏方法。密封或密闭可与木炭、生石灰等吸湿剂相结合进行贮存，效果更好。传统采用缸、坛、罐、瓶、箱、柜、铁桶等容器，现常利用密封性能更高的新材料，如聚乙烯塑料薄膜帐、袋真空密封，或用密封库、密封小室等密封贮藏。密封前必须严格检查饮片是否干燥，含水量不可超过安全标准，并检查确实无虫蛀、霉变迹象，否则达不到密封贮藏的目的。

密封贮藏完全与外界环境隔离。而密闭贮藏并不能完全隔绝空气，适用于不易发霉和泛油的一般性药物。

4. 对抗同贮法 对抗同贮法是采用两种以上的饮片同贮或采用一些有特殊气味的物品与饮片同贮而起到相互克制，抑制虫蛀、霉变、泛油的贮存方法。对抗同贮法是在长期生产实践中总结出来的行之有效方法。如花椒分别与蕲蛇、白花蛇、蛤蚧、全蝎、海马等同贮；牡丹皮分别与泽泻、山药、白术、天花粉、冬虫夏草等同贮；细辛分别与人参、全蝎、海马等同贮；大蒜分别与土鳖虫、蕲蛇、白花蛇等同贮；三七与樟脑同贮；柏子仁与滑石、明矾同贮；冰片与灯心草同贮；硼砂与绿豆同贮；胶类药物与滑石粉或米糠同贮；荜澄茄、丁香与人参、党参、三七等同贮，均能达到防止虫蛀、霉变或泛油的目的。

采用特殊气味的物品同贮，主要用的是白酒或药用乙醇，因二者是良好的杀菌剂。对于易虫蛀、霉变或泛油的药物或饮片，均可采用喷洒少量乙醇或50°左右的白酒，密封同贮，以达到防蛀、防霉、防止泛油的效果。但该法的关键是密封不透气，否则达不到对抗同贮的目的。

（二）现代贮藏保管新技术

传统的贮存方法虽然有很多优点，但在某些方面不能适应现代中药事业发展的需要。近年来，随着科学技术的发展，一些物理的、化学的方法不断在中药及其炮制品贮藏保管中得到应用，使贮藏手段进一步科学化、合理化。现简要介绍如下。

1. 干燥技术 有远红外辐射干燥技术、微波干燥技术等。

2. 气幕防潮技术 气幕又称气帘或气闸，将其装在库房门上，配合自动门以防止库内冷空气排出库外、库外热空气进入库内，从而达到防潮的目的。

3. 气调贮藏技术 气调贮藏技术是采用降氧、充氮气，或降氧、充二氧化碳的方法，人为地造成低氧或高浓度二氧化碳状态，达到杀虫、防虫、防霉、抑霉，防止泛油、变色、气味散失等目的。该法既能有效地杀灭害虫，又能防止害虫及霉菌的生长，具有保持药材色泽、气味、药性等作用，并且能减轻劳动强度，避免污染环境，易管理，费用低，是一种值得推广的较理想的贮藏养护技术。尤其在贮藏极易遭受虫害的药材及贵重的、稀有的药材方面，更具实际应用价值。

4. 气体灭菌技术 气体灭菌主要是指环氧乙烷防霉技术和混合气体防霉技术。

（1）**环氧乙烷防霉技术** 环氧乙烷是一种气体灭菌杀虫剂，它能与细菌蛋白分子中的氨基、羟基、酚基或巯基上的活泼氢原子起加成反应生成羟乙基衍生物，使细菌代谢受阻而产生不可逆的杀灭作用，具有较强的扩散性和穿透力。对各种细菌、霉菌及昆虫、虫卵均有十分理想的杀灭作用。已广泛用于医疗材料及某些药物的消毒灭菌。

(2) 混合气体防霉技术 环氧乙烷是一种低沸点（13℃～14℃）的有机溶剂，有易燃易爆的危险，应用环氧乙烷混合气体可克服上述缺点。它是由环氧乙烷与氟利昂按国际通用配方混合而成的。具有灭菌效果可靠、安全、操作简便等优点。

5. 低温冷藏技术 低温冷藏是利用机械制冷设备产生冷气，使药物贮存在低温状态下，以抑制害虫、霉菌的发生，达到安全养护的目的的一种方法。该法不仅能防蛀、防霉，同时又不影响药物的质量，特别是适用于一些贵重及受热易变质的饮片，是一种理想的养护技术。

6. 蒸汽加热技术 蒸汽加热技术是利用蒸汽杀灭中药材及饮片中所含的霉菌、杂菌及害虫的方法。是一种简单、价廉和可靠的灭菌方法。蒸汽灭菌按灭菌温度分低高温长时灭菌、亚高温短时灭菌和超高温瞬间灭菌三种。目前，我国常用的是低高温长时灭菌的方法。其中的超高温瞬间灭菌，既可节约能源，又可保护中药成分。超高温瞬间灭菌是将需灭菌物迅速加热到150℃，经2～4秒钟的瞬间完成灭菌。由于灭菌温度高，灭菌时间短，这样加热杀灭微生物的速度比药物成分发生反应的速度快，因此药效损失甚微。该法具有无残毒、成本低、成分损失少等优点。

7. 中药挥发油熏蒸防霉技术 中药挥发油熏蒸防霉技术是利用某些中药挥发油挥发来熏蒸中药材或饮片，而达到抑菌和灭菌作用的方法。其特点是能迅速破坏霉菌的结构，使霉菌孢子脱落、分解，从而达到杀灭霉菌，并抑制其繁殖的目的，而对中药表面色泽、气味均无明显影响。多数中药的挥发油具有一定的抑菌和灭菌效果，其中以荜澄茄、丁香挥发油的效果最佳。

8. 无菌包装 首先对中药材或饮片灭菌，然后把无菌的中药材或饮片放进一个霉菌无法生长的环境中，避免再次污染，在常温条件下，不需任何防腐剂或冷冻设施，在规定的时间内不会发生霉变。

四、贮藏保管中的注意事项

1. 饮片必须达到中药饮片的质量要求 饮片贮藏前，除验准品名、规格、数量外，还要对饮片的性状、片型、杂质及水分含量等进行检查，若不符合规定，必须进行处理，确保饮片的质量。

2. 选择适宜的方法存放 饮片的贮藏方法对保证饮片质量关系重大，因此，应根据不同饮片的特性，选用环保、经济、易于操作的方法贮藏。

3. 贮藏期间要经常检查 贮藏过程中要随时注意季节的变化，要做到三勤，即勤检查、勤通风、勤倒垛。特别是在炎热、多雨季节，一旦发现有变异现象发生，应及时处理。

4. 严格控制饮片的保存期限 绝大多数药物都会因长期贮存而导致泛油、变色、气味散失、风化、挥发等现象的发生，造成不必要的损失。为了保证药品质量，购进时要有计划，不易长期贮藏。出库时，必须遵循先进先出的原则。

知识检测

1. 中药饮片的质量要求包括哪些项目？
2. 中药饮片在贮藏保管中的变异现象有哪些？
3. 影响中药饮片质量的因素有哪些？
4. 传统的贮藏保管方法和现代新技术有哪些？

各 论

第三章 净 制

 学习目标

知识目标

1. 掌握去芦、去心、去瓤、去毛、碾捣、制绒、拌衣等术语的含义；风选、筛选等4种去除杂质方法的适用范围、操作方法及注意事项。
2. 熟悉山茱萸、莱菔子、半夏、鸡内金、牡蛎、麻黄、枳壳、金樱子、蛤蚧等药物净选加工方法。
3. 了解山茱萸、半夏、鸡内金、牡蛎、麻黄、枳壳、金樱子、狗脊、蛤蚧等药物净选加工的目的。

技能目标

1. 能进行挑选、筛选、风选、水选等除杂的操作。
2. 能根据药材质地选择合适手工和机器净选方式，并进行相应的净选加工操作。

药材必须净制后方可进行切制或炮炙等处理，故此，净制是中药炮制的第一道工序，是药材制成饮片或制剂前的基础工作，是影响中药饮片质量的首要环节。

净制是指中药材在切制、炮炙前，选取规定的药用部位，除去非药用部位、杂质、霉变品及虫蛀品、灰屑等，使其达到药用的净度标准的方法。其主要目的是：

1. 除去药材在产地采收加工、运输、贮藏等过程中混入的杂质、虫蛀品和霉变品。
2. 除去残留的非药用部位，保证调配时剂量准确或减少服用时产生的副作用。如去芦、去心、去毛、去核、去瓤等。

3. 将作用不同的药用部位区分开来，使之更好地发挥疗效。如麻黄与麻黄根、莲子心与莲子肉等。

4. 在净选时，将药材进行大小、粗细分档，使其均匀一致，便于进一步炮制。如半夏、天南星、大黄等。

第一节 清除杂质

清除杂质的目的是为了使药材洁净或便于进一步加工处理。《中国药典》（2015年版）介绍了挑选、筛选、风选、水选、剪、切、刮、削等净选加工方法，在生产上一般多选用挑选、筛选、风选、水选等方法，以清除药物中所含的杂质或对药材进行大小分档，达到净度要求。

一、挑选

挑选是指清除混在药材中的杂质、霉变品及虫蛀品等，或将药材按大小、粗细等进行分档，便于进一步炮制，适用于药量少且杂质或霉变品、虫蛀品易于除去的药材。如乳香、没药等常含有木屑、砂石等，苏叶、菊花、藿香等常夹有枯枝、腐叶及杂草，枸杞子、百合等常有霉变、泛油现象，这些杂质、非药用部位或变异品均须采用挑选法去除。半夏、天南星、川乌、大黄等药材需要按大小、粗细分开，以便分别浸润或炮炙。

二、筛选

筛选是根据药材和杂质的体积大小不同，选用不同规格的药筛（或罗），以筛去药材中的杂质或混在饮片中的辅料（如麸皮、河砂、滑石粉等），使其洁净；或将大小不等的药材用不同孔径的筛子筛选分开，如黄连、延胡索、鸡内金等，以便分别浸润、漂制或炮炙。过去多使用不同规格的竹筛、铁丝筛、铜筛等进行手工操作，现代多用旋转式筛药机、柔性支撑斜面筛选机等进行操作。

三、风选

风选是利用药材和杂质的比重不同，借助风力将杂质除去的方法。操作时一般可用簸箕或风车通过扬簸或扇风，使杂质、非药用部位等和药材分开。该法多适用于果实种子类药材的净选，如车前子、青葙子、莱菔子等。现在饮片生产企业多用风选机进行操作，分除重法和除轻法两种。除重法是指除去药材中的铁器、石块、泥沙，操作时逐渐提高风速至药材从上出料口排出，杂物则从下出料口排出；除轻法是指除去药材中的毛发等较轻的杂物，操作时逐渐减小风速，至药材从下出料口排出，杂物则从上出料口排出。风选时，若出料口药材中含有杂物时，则必须再次风选，达到净度标准。

四、水选

水选是用水洗或漂的方法，除去附着于药材上的泥沙、盐分或不洁之物。如乌梅、大枣等药材需用水洗去泥沙；海藻、昆布等药材需不断换水漂洗，以漂净盐分；将蝉蜕、蛇蜕、土鳖虫等质地轻的药材在水中搅拌，使杂质沉于水中去除。水选时应掌握好时间，勿使药材在水中浸漂过久，导致有效成分流失，同时水选后的药材应及时干燥，防止霉变。

按照 GMP 要求，淘洗或漂洗药材所用的水应为饮用水，浸洗过一种药材的水不得浸洗另一种药材，不同的中药材不得在一起洗涤；淘洗药材时，最后一遍水洗应用流水冲洗。水处理后的药材应及时干燥，防止霉变或粘连。

第二节 除去非药用部位

药材在采收加工的过程中，常夹杂一些非药用部位，直接影响其临床疗效。因此，药材在切制前，应除去药材上残留的非药用部位，以确保调配或制剂时剂量的准确性或减少服用时所产生的毒副作用，使其更好地发挥疗效。

一、去芦

"芦"又称"芦头"，一般是指残留于根或根茎类药材上的根头、根茎、残茎、茎基、叶基等部位。历代医药学家认为"芦"为非药用部位，去芦能免吐，如《修事指南》有"去头芦者免吐"。前人将参芦作为涌吐剂，而经成分分析、动物实验、临床观察证明，参芦与人参成分相同，又无涌吐作用，人参去芦没有必要。《中国药典》（2015 年版）一部对人参、桔梗、防风等药材已不做去芦要求。现在多数药材不主张去芦使用，即使去除，也与"令药洁净"有一定联系，以符合中药净度的要求。

二、去根或去茎

全草类或根茎类药材须除去残留的主根、支根、须根等部位，如荆芥、薄荷、泽兰、藕节等。用根的药材须除去残留的茎，如续断、防风、柴胡、龙胆等。此外，一些药材（如麻黄）的根、茎均能入药，但两者作用不同，须分开药用部位后分别入药。

三、去心

"心"一般指根类药材的木质部或种子的胚芽。从历代文献中可归纳出去心的作用主要有：除去非药用部位、消除副作用（《修事指南》有"去心者免烦"）、分离药用部位。现代研究认为去心有两方面作用，一是除去非药用部位，如地骨皮、白鲜皮、五加皮等药材的心（即木质部）所占比重较大，又无药效，在产地趁鲜除去，能保证调剂用量的准确性。二是分离药用部位，如莲子心能清心热，而莲子肉能补脾涩精，一般在产地趁鲜用竹签插出莲子心，与莲子肉分别干燥入药。

四、去核

有些果实类药材常用其果肉（如乌梅）或假种皮（如龙眼肉），而不用其核。传统认为，去核可消除副作用和分离药用部位，如《修事指南》总结为"去核者免滑"，《证类本草》中说：蜀椒"椒目冷，别入药用"。现代认为，去核主要是能增强果肉的药用效果，如山茱萸、诃子肉、乌梅肉等。去核一般在产地趁鲜剥取果肉去核，未做去核处理者，可将其软化后剥去核，干燥。

五、去瓤

有些果实类药材须去瓤后入药。《本草蒙筌》中载有"有剜去瓤免胀"，《修事指南》中也有相同的记述。如枳壳，现代研究表明，枳壳瓤及中心柱中挥发油含量甚少，瓤约占枳壳重量的20%，又容易霉变和虫蛀，其水煎液极为苦酸涩，且又有瓤会导致胀气的说法，故除去瓤是有一定道理的。历代要求去瓤的品种主要有枳壳、木瓜、瓜蒌皮等。一般洗净润软后去除。

六、去枝梗

去枝梗是指除去某些果实、花、叶类药材中的非药用部位，如老茎枝、果柄、花柄等，使药物纯净，用量准确。常要求去枝梗的药材有五味子、山楂、山茱萸、连翘、菊花、桑叶、侧柏叶、槐角、夏枯草等。一般常用挑选、切、剪、摘除等方法除去枝梗。

七、去皮壳

去皮壳的操作方法在《金匮玉函经》中就有记载，如"大黄皆去黑皮"，清代《修事指南》中提出"去皮免损气"，而现代对去皮壳则有新的认识。一是除去树皮类药材的栓皮，如厚朴、肉桂、杜仲、黄柏等用刀刮去栓皮、苔藓及其他不洁之物；二是刮去部分根及根茎类药材的外皮，如白芍、山药等一般多趁鲜在产地去皮；三是焊去种子类药材的种皮，如苦杏仁、桃仁等；四是去除部分果实类药材的果皮，如草果、使君子、大风子、莲子等。

厚朴、杜仲、肉桂、黄柏等药材的粗皮中有效成分含量较低，去除粗皮是合理的；但牡丹皮刮去皮后，所含的丹皮酚含量降低，因此对其去皮不作要求。

八、去毛

一些药物表面或内部常着生有很多绒毛，传统认为服用带毛的药物后会刺激咽喉，引起咳嗽或其他副作用，故须除去，以消除其副作用。根据药物特点及毛茸着生的位置不同，可分别采取下列方法去除毛茸。

1. 刷去毛　部分叶类药材如枇杷叶、石韦等，在叶的背面密生绒毛，入煎剂时须用毛刷刷除毛茸。

2. 挖去毛　金樱子果实内部生有淡黄色绒毛，常在产地加工时趁鲜纵剖两瓣，挖去毛核。对于未去净的金樱子，可用温水浸润后纵剖，挖净毛核，干燥。

3. 烫去毛　某些果实种子类或根茎类药材如马钱子、狗脊表面着生有绒毛，可用砂烫法烫焦绒毛，取出稍晾，再撞净入药。

4. 刮去毛 鹿茸去毛时，先用瓷片或玻璃片将其表面茸毛基本刮净后，再置酒精灯上稍燎，用布擦净毛屑。注意不可将茸皮燎焦，以免切片时破碎。

5. 撞去毛 如香附表面生有毛须，将香附和瓷片放进竹笼中来回碰撞以除去毛须，取出后过筛，产品为香附米。

九、去头尾、足翅、皮骨、残肉

部分动物类药材须除去头尾、足翅、皮骨或残肉等部位，其目的是洁净药物或除去有毒部分。蕲蛇、乌梢蛇等要求去头尾及鳞片；斑蝥等须去头、足、翅；蛤蚧去鳞片及头足；龟甲、鳖甲等去皮肉、筋膜。操作时，常采用砍、切、剥、刮、掰、蒸等方法处理。

第三节 临方炮制

一、碾捣

某些矿物、动物、植物类药物，由于质地特殊或形体较小，不便于切制，常碾碎或捣碎后入药。传统上多用乳钵、冲筒、铁碾船等工具进行操作，使药物充分发挥其疗效。采用碾碎或捣碎加工的药物，主要包括以下几类。

1. 矿物、化石类 如石膏、磁石、自然铜、花蕊石、龙齿、琥珀等。

2. 甲壳类 如穿山甲、龟甲、石决明、牡蛎、瓦楞子、蛤壳等。

3. 果实、种子类 如苍耳子、牵牛子、肉豆蔻、郁李仁、酸枣仁等。该类药物多含有脂肪油或挥发油，碾或捣碎后不宜储存，多在调剂时当场加工。

4. 根及根茎类 该类药物多切片后供临床应用，一些形体较小，不便切制的药物，如川贝母、三七等，须在调剂时捣碎入药。

二、制绒

制绒是指将某些药物经碾、捣或捶打成绒状，以缓和其药性或便于应用。如麻黄碾成绒，能缓和其发汗作用，适用于老年、儿童和体质弱的患者服用；艾叶制绒，便于制成"灸"法所用的艾条或艾柱。

> **知识拓展**
>
> **传统临方炮制技术介绍**
>
> **1. 拌衣** 将药物表面用水湿润，使辅料黏附于药物上，从而起到一定的协同治疗作用。拌衣有朱砂拌和青黛拌两种。如用朱砂拌茯苓、茯神、远志等，能增强其宁心安神作用；青黛拌灯心草有清热凉血的作用。
>
> **2. 揉搓** 某些质地松软、纤维性强而呈丝条状或质地疏松易碎的药物，为了方便调配和煎煮，常揉搓成团状（如竹茹、谷精草等）或小碎块（如荷叶、桑叶等），便于调剂和制剂。

第四节　中药饮片净度检查

净度是指中药炮制品的纯净程度，可以用炮制品所含杂质及非药用部位的限度来表示。中药炮制品应有一定的净度标准，不应该含有泥沙、灰屑、杂质、非药用部位及霉烂品、虫蛀品等，否则，会导致剂量不准或者细菌超标而影响临床疗效。

国家中医药管理局关于《中药饮片质量标准通则（试行）》的通知中，对各类中药饮片的药屑、杂质均做出了限量要求。如果实种子类、全草类、树脂类等含药屑、杂质不得超过3%；根类、根茎类、藤木类、叶类、花类、皮类、动物类、矿物类、菌藻类等含药屑、杂质不得超过2%；炒制品中的炒黄品、米炒品等含药屑、杂质不得超过1%；炒焦品、麸炒品等含药屑、杂质不得超过2%；炒炭品、土炒品等含药屑、杂质不得超过3%；炙制品中的酒炙品、醋炙品、盐炙品、姜炙品、米泔炙品等含药屑、杂质不得超过1%；药汁煮品、豆腐煮品、煅制品等含药屑、杂质不得超过2%；发酵制品、发芽制品等含药屑、杂质不得超过1%；煨制品含药屑、杂质不得超过3%。

检查炮制品净度的方法是，首先取定量样品，拣出杂质，将全草类、细小种子类过三号筛，其他类炮制品过二号筛。药屑、杂质合并称量。按照公式计算该炮制品的净度。

净度（%）＝（抽检样品的重量－样品中药屑、杂质的重量）/样品总重量×100%

第五节　中药饮片包装

饮片包装是指对饮片进行盛放、包扎，并加以说明的过程。我国中药品种繁多，各地中药饮片包装也不尽相同。为保证中药饮片质量，保障人民用药安全有效，国家中医药管理局于1998年发布了《中药饮片包装管理办法（试行）》，对中药饮片的内包装和外包装的材料与印刷内容做出了相应的规定。2003年，原国家食品药品监管局下发了《关于加强中药饮片包装监督管理的通知》，要求中药饮片在发运过程中必须要有包装。每件包装上必须注明品名、产地、日期、调出单位等，并附有质量合格的标志。2010年，原国家食品药品监督管理局发布了《药品生产质量管理规范（修订）》关于中药饮片的附录。该附录规定，生产中药饮片，应当选用能保证其贮存和运输期间质量的包装材料或容器，直接接触中药饮片的包装材料应至少符合食品包装材料标准。包装不符合规定的中药饮片，不得销售。中药饮片的包装必须印有或者贴有标签。中药饮片的标签必须注明品名、规格、产地、生产企业、产品批号、生产日期，实施批准文号管理的中药饮片还必须注明药品批准文号。

饮片包装后便于贮藏、保管、养护管理，有利于运输和销售等；能防止饮片污染，阻隔环境湿度的影响，减少或延缓变异现象的发生；有利于饮片美观、清洁，便于定期检查；有利于促进饮片生产的规范化、标准化和现代化。对饮片包装的方法、材料及要求如下：

1. 根及根茎类、果实种子类、花类、动物类中药饮片，用小包装加大包装的方法。小包装用无毒聚乙烯塑料透明袋，根据药物的性质和质地而固定包装量，一般为每袋0.5kg、1.0kg、2.0kg等，放入饮片检验合格证后封口，装入大包装（可用硬纸箱或金属盒）。小包装和大包装必须印有或者贴有标签。

2. 全草和叶类中药饮片，可用无毒聚丙烯塑料编织袋包装，固定装量有每袋1.0kg、2.0kg、5.0kg等。封口前同样放入饮片检验合格证，包装上必须印有或者贴有标签。

3. 矿物类或外形带钩刺的中药饮片，宜用双层或多层无毒聚丙烯塑料编织袋包装，以防泄漏。包装上必须印有或者贴有标签。

4. 贵重、毒剧中药饮片，宜用小包装，可精确到一日剂量或一次剂量，并贴上完整的使用说明标签，毒性中药饮片的包装上需增印毒性药品警示标记。该类饮片可采用小玻璃瓶、无毒聚乙烯塑料透明袋盛装。

知识拓展

灰分测定主要是指按《中国药典》（2015年版）四部"灰分测定法"检查中药中的无机盐类和外来的泥沙杂质。

中药的灰分包括生理灰分和外来灰分。生理灰分系中药本身经高温灼烧后，残留细胞壁和细胞内含物中的无机盐。如大量的钠盐、钾盐及草酸钙结晶等。外来灰分指中药污染了外来的泥沙杂质，经高温灼烧后形成的灰分。

生理灰分与外来灰分之和称为总灰分。总灰分不溶于稀盐酸的部分称酸不溶性灰分。因生理灰分一般是溶于稀盐酸，而外来灰分如泥沙等多为硅酸盐，不溶于稀盐酸，故酸不溶性灰分主要检查外来的泥沙。

知识检测

1. 净选加工的目的是什么？
2. 除去非药用部位的方法有哪些？
3. 含有哪类杂质的药材可以采用簸箕进行净选？其原理是什么？
4. 列表比较各种净选法与工具的适用范围与注意事项。

实训一 净 制

一、实训目的

1. 学会使用簸箕、药筛等常见的净选工具。
2. 学会使用常见的净制设备。
3. 能根据药材所含杂质的类型确定净选方法。

4. 能正确进行揉搓、制绒和拌衣操作。
5. 能使用筛选机净制山楂、决明子、牛蒡子等药物。
6. 能使用洗药机净制柴胡、黄芩、川芎等药材。
7. 能使用簸箕净制王不留行、决明子、牛蒡子等药物。
8. 学习对净制设备、场地进行清洁。
9. 能正确填写相关生产记录。
10. 学会突发事件的处理。

二、实训设备及材料

1. 设备

（1）**手工操作** 簸箕、药筛、搪瓷盘、电子秤、计算器、记录表。

（2）**机器操作** 柔性支撑斜面筛选机、洗药机、簸箕、盛药器具、电子秤、药筛、搪瓷盘、分度值1/100的天平、2号药筛、3号药筛、计算器、记录表。

2. 材料 山楂、麻黄、巴戟天、补骨脂、山萸肉、枇杷叶、金樱子、王不留行；山楂、决明子、牛蒡子、柴胡、黄芩、川芎、王不留行等。

三、实训内容及操作

（一）手工操作

1. 准备
（1）将要净选加工的药物称重后备用。
（2）检查盛药容器、工具等是否洁净，必要时进行清洁。

2. 实训操作

（1）**挑选** 挑选适用于对药物进行大小分档，除去药物中所含的霉变品、虫蛀品、泛油品等，或者药物中所含杂质少且明显，用净选工具难以与药物相分离时选用，还常用于分离不同的药用部位及除去非药用部分。

挑选时先将已称好的药物（即供试药物）置挑选台上，拣出药物中所含的杂质、非药用部分和变异品后称重，计算药物净度［净度（％）＝净药重量/供试药物重量×100％］，使药物净度达到《中药饮片质量标准通则（试行）》要求。

（2）**筛选** 根据药物和杂质的体积大小不同，选用不同规格的筛，筛去药物中的沙石、杂质、碎屑等，以便进一步加工炮制。

先将已称好的药物（即供试药物：菊花、苍术）置合适的筛内，两手对称握紧筛子的边缘，均匀用力将杂质、药物碎屑等筛出。将净药称重后计算药物净度，使药物净度达到《中药饮片质量标准通则（试行）》要求。

（3）**风选** 风选是利用药物与杂质的比重不同，借助风力将杂质除去的净选方法。主要适用于含有质轻的种皮、碎屑或瘪粒类杂质的药材。

将已称好的药物置簸箕内，双手握住簸箕边缘后部，均匀用力扬簸，借助风力将种皮、碎屑或瘪粒除去。将净药称重后计算药物净度，使药物净度达到《中药饮片质量标准通则（试行）》要求。

（4）**制绒** 将净选后的麻黄草质茎置铁研船内碾至草质茎破坏成绒状，取出，筛去药屑即可。

（5）**揉搓** 取竹茹6g左右，揉搓成直径约6cm的小团，注意除去竹皮等杂质。

（6）**拌衣** 分别称取50g灯心草和7.5g青黛（用量为灯心草的15%）；用喷壶中的饮用水均匀喷淋灯心草，边喷边搅拌，使其表面有潮润感，将青黛细粉均匀撒于灯心草上，拌匀后晾干。

（二）机器筛选

1. 准备

（1）按一般生产区要求进行更衣。

（2）用皂液将双手反复清洗，并用饮用水冲洗干净。

（3）接收并阅读批生产指令，明确产品名称、批号、批量、工艺要求。

（4）检查SXR-4B型柔性支撑斜面筛选机运行记录、筛选岗位标准操作规程、SXR-4B型柔性支撑斜面筛选机标准操作规程、筛选岗位清场操作规程是否齐全。

（5）查看并填写"生产交接班记录"。

（6）查看并填写筛选岗位生产前确认记录

（7）查看筛选岗位筛选记录、清场记录。

（8）领取物料：按生产指令领取待净制的物料，双方核实物料品名、规格、供货单位、数量，外包完好后接收物料。在预处理间清除物料外包装表面的尘粒，除去外包装。

（9）检查设备：①检查筛选机是否有"已清洁"标志卡，是否在清洁有效期内，必要时清洁。②选择适宜的筛网，调整筛网的斜度；拧紧松动的螺栓。③启动机器，空机运转2~3分钟，运行无障碍现象时，将"已清洁"换成"运行中"标志卡，若有故障不能自己排除时，通知维修人员。④检查盛料箱及周转容器的清洁状况，以及清洁记录，必要时进行清洁。

（10）检查场地：①检查筛选间是否有"清场合格证"，是否在清洁有效期内，是否有与本批次无关的遗留物品，必要时清洁。②检查筛选间的温度、相对湿度是否与生产相符，并进行记录。③现场质量控制人员（QA）验证合格后，将清场合格证附于本批生产记录内，将筛选间的状态标志改为"生产运行"。

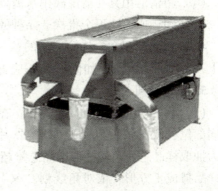

图3-1 SXR-4型柔性支承斜面筛选机

2. 筛选

（1）启动机器，加入待筛选的物料（山楂等），料厚不超过2cm；筛选后的物料和杂质分别置于不同的盛料箱中；将净选后的物料（山楂）称重，存放；将杂质、药屑单独存放。

（2）空机运转2~3分钟，先关闭控制开关，再切断总电源；将"运行中"标志卡换成"待清洁"。

（3）填写生产记录，交生产管理人员。

（4）筛选后的产品请QA检验，QA签字合格后，将筛选后的物料置周转箱中，注明品名、批号、规格、数量、工号、日期，根据生产指令单内容，随流转卡递交到下一道工序。

3. 清场

（1）设备清洁：①将筛选机标志卡由"运行中"换成"待清洁"。②用毛刷对机器进行清扫，取下筛网并用饮用水冲洗干净。③开启机器，将缝隙部位残留的药屑振掉，用刷子刷掉药渣。④先用湿洁净布分别擦拭内外壁，再用干洁净布分别擦拭干净。清洗盛料箱，再用干洁净布擦干。⑤请QA检验，清场合格后将"待清洁"标志卡换成"已清洁"，并填写设备运行记录。

（2）场地清洁：按由上向下、由里向外的顺序依次清洁记录台、工作台、地面。①先将废物转移到废物桶中。②用洁净抹布清洁记录台、工作台至无异物。③用洁净的半干拖把拖地面至洁净。④请QA检验，清场合格后将"待清洁"标志卡换成"已清洁"，并填写清场记录。

（3）走廊地面的清洁：①先用扫帚从走廊一端扫起，把废弃物转移到废弃物桶中，把废弃物整理收集到垃圾站。②再用洁净的半干拖把拖地面至洁净。

（4）将清洁用具在清洗间用水清理干净，置清洁间自然干燥。

（5）闭锁或连续下个批次、品种的生产。

4. 计算物料平衡
将筛选后的饮片称重，计算饮片物料平衡，物料平衡如在95%以上，说明符合要求，如低于95%应查找原因。

5. 质量评判

（1）**取样** ①按药典取样方法，在装有净制后的山楂等饮片容器中，选取2~3个不同部位各取样品1份，取山楂等饮片100~500g，称定重量。②将抽取的样品混匀，即为抽取样品总量。若抽取样品总量超过检验用量数倍时，可按四分法再取样，即将所有样品摊成正方形，依对角线划"×"，使分为四等份，取用对角两份；再如上操作，反复数次，直至最后剩余量能满足供检验用样品量（一般不得少于检验所须用量的3倍，即1/3供实验室分析用，另1/3供复核用，其余1/3留样保存）。

（2）**挑拣** 将山楂等饮片摊开，用肉眼观察，拣出杂质。

（3）**过筛** 将山楂等饮片分次置药筛内，过二号筛，往返运行2分钟，将通过药筛的尘土、药屑等合并。

（4）**称重** 将拣出和筛出的杂质、药屑合并称定重量。

(5) 计算　按杂质（%）=（药屑＋杂质）重量/供试品饮片重量×100% 计算。根据各类饮片的净度要求判定其是否合格。

(6) 记录　将取样量（山楂等饮片重量）、杂质和药屑重量及计算公式、过程、结果如实填写在记录表中，以便备查。

(7) 结果　依据国家中医药管理局关于《中药饮片质量标准通则（试行）》的通知中对各类药物的药屑、杂质的限量要求，果实种子类、全草类、树脂类等含药屑、杂质不得超过 3%；根类、根茎类、藤木类、叶类、花类、皮类、动物类、矿物类、菌藻类等含药屑、杂质不得超过 2%；判定山楂等饮片是否合格。不合格分析原因，再次筛选。

（三）机器洗药

1. 准备

(1) 按一般生产区人员要求进行更衣、清洁。

(2) 检查清选岗位相关任务文件。

(3) 领取、核实物料，并清洁外包装。

(4) 检查洗药间是否符合要求，并进行相关处理和记录。

(5) 检查设备：①检查 XYJ-700 型滚筒式洗药机是否有"完好"标志卡和"已清洁"标志卡。②在出料口放置盛料箱。③检查润滑导轮、导轴是否处于良好润滑状态，各螺栓是否有松动现象。④打开注水阀门，使水箱注满水，检查水泵是否正常。⑤点动试开洗药机，运行无障碍现象时，将"已清洁"换成"运行中"标志卡，若有故障不能自己排除时，通知维修人员。⑥由 QA 验证合格后，将清场合格证附于本批生产记录内，将清选间的状态标志改为"生产运行"。

2. 清洗

(1) 开启总电源，先将电动机的开关置于"顺转"，再把要清洗的原药材放入转鼓内，根据该产品的工艺要求、药材性质、药材洁净度确定洗涤转速。并打开高压水泵喷淋药材。

(2) 产品达到洁净标准后，关闭"顺转"开关，待洗药机停稳后，启动"反转"开关，转出物料。

(3) 清洗时经常清理洗药出料口处的磁铁上的金属。

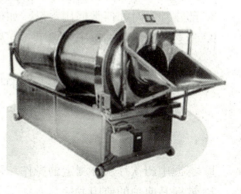

图 3-2　XYJ-700 型滚筒式洗药机

(4) 洗药停止时，关闭"反转"开关，关闭高压水泵电源，关闭洗药筒运转电源，关闭洗药机总电源，最后关闭水箱管道的阀门。

(5) 填写生产记录，交生产管理人员。

(6)操作人员将由 QA 签字合格的中间产品置周转箱中,按要求递交到下一道工序。

3. 清场

(1)清洁设备:①将洗药机标志卡由"运行中"换成"待清洁"。②关闭电源开关,拔下电源插头。③取出洗药机的喷淋管,用湿洁净布擦拭干净,再用不锈钢丝清理喷淋小洞,待洗药机擦拭干净后装上。④用湿洁净布将洗药筒内外壁及加药斗擦拭干净,再用干洁净布擦拭干净。⑤打开洗药机两边挡水板,用毛刷清理水箱板上面泥沙,再用饮用水冲净泥沙,之后用湿洁净布擦拭干净,最后用干洁净布擦干,装好。⑥打开机架后的挡板,用干洁净布擦干净,装好。⑦请 QA 检验,清场合格后将"待清洁"标志卡换成"已清洁",并填写清场记录。

(2)生产场所、走廊地面等清洁按筛选机相关要求进行。

4. 质量评判   洗后的药材表面应无泥沙、杂质,无伤水、腐败霉变现象,无残留的非药用部位,洗后药材的水应洁净。

技能检测

1. 选择合适的工具和方法对巴戟天进行净选加工,并简述选择该净选方法的理由。
2. 选择合适工具对枇杷叶进行去毛操作。
3. 手工去除金樱子果实内的毛茸,计算所净选药材的杂质含量,净度符合《中药饮片质量标准通则(试行)》要求。
4. 将竹茹揉搓成直径 3cm、重 3g 的小团,要求竹茹团松紧适度、不松散。
5. 将女贞子称重,用 SXR-4 型柔性支撑斜面筛选机筛去杂质;净制后称重,计算净度,净度符合《中药饮片质量标准通则(试行)》要求。
6. 用 SXR-4 型柔性支撑斜面筛选机对山药、白芍、百合等饮片进行大小分档。
7. 麻黄为什么要除去木质茎,麻黄根和麻黄茎为什么分别入药?如何制绒?
8. 药物拌衣时如何掌握用水量,如何判断水量是否适量?
9. 学会用冲筒碾捣栀子、莲子、瓦楞子等药物。

实训二   中药饮片灰分测定

一、实训目的

1. 掌握中药饮片灰分测定的操作。
2. 掌握马弗炉的使用方法。
3. 理解中药饮片灰分测定的目的和意义。

二、实训设备及材料

1. 设备   坩埚、坩埚钳、分析天平、马弗炉、真空干燥器、粉碎机、药筛等。

2. 材料 受试饮片、无灰滤纸、10%硝酸铵溶液、稀盐酸等。

三、实训内容及操作

(一) 准备

1. 称取定量的受试饮片。
2. 将称取的饮片进行粉碎，通过二号筛，难以全部粉碎的样品的遗留部分不得过5%，粗粉应混入已过筛的粉末中，不得弃去。

(二) 实训操作

1. 总灰分测定法

(1) 取干燥洁净的 30mL 坩埚（如需测定酸不溶性灰分，应取 50mL 坩埚），置马弗炉中，于 500℃～600℃ 炽灼 3 小时，取出，移至减压干燥器中放置 30 分钟，冷却至室温，精密称定，再将该坩埚置高温炉中于同一温度炽灼 1 小时取出，称重，重复操作至两次称量之差不大于 0.3mg，该坩埚即为恒重。

(2) 取供试品 2～3g（如需测定酸不溶性灰分，可取供试品 3～5g），置炽灼至恒重的坩埚中，称定重量（准确至 0.01g），先以小火缓缓炽热，注意不使燃烧，至不冒烟时，逐渐加大火力，使完全炭化，再移至高温炉中，于 500℃～600℃ 炽灼 3 小时使完全灰化并至恒重，根据残渣重量，计算供试品中含总灰分的百分数。

如供试品不易灰化，可将坩埚放冷，加热水或 10%硝酸铵溶液 2mL，使残渣湿润，然后置水浴上蒸干，小火加热至不再冒烟，残渣依法炽灼，至坩埚内容物完全灰化。

(3) 计算：

$$灰分 = \frac{(炽烧后样重 + 坩埚重) - 坩埚重}{(炽烧前样重 + 坩埚重) - 坩埚重} \times 100\%$$

以上重量均以克计算。

2. 酸不溶性灰分测定法

(1) 取上项所得的总灰分，在原坩埚中沿壁缓缓加入稀盐酸约 10mL，用表面皿覆盖坩埚，置水浴上加热 10 分钟，表面皿用热水 5mL 冲洗，洗液并入坩埚中，用无灰滤纸滤过，坩埚内的残渣用水洗于滤纸上，并洗至洗液不显氯化物反应（洗液加硝酸银试液不显混浊）。滤渣连同滤纸移至原坩埚中，先用小火炽灼至灰化，然后移至高温炉中，依法炽灼至恒重。根据残渣重量计算供试品中含酸不溶性灰分的百分数。

(2) 计算：

$$酸不溶性灰分 = \frac{(炽烧后样重 + 坩埚重) - 坩埚重}{(炽烧前样重 + 坩埚重) - 坩埚重} \times 100\%$$

以上重量均以克计算。

3. 注意事项

(1) 中药灰分测定一般用瓷坩埚，应预先编码标记，洗净，炽灼干燥至恒重，贮于干燥器内。用过的坩埚，内外表面应光滑，并用清洁液洗净后，方可使用。

（2）瓷坩埚常用编码标记法：取蓝墨水数滴，加硫酸亚铁结晶少许，调和使溶解，然后在坩埚的外壁上，用火柴梗蘸写编码标记，待干，在煤气灯上高温灼烧显红色即可。

（3）已恒重的坩埚在干燥器内放置时间较长，会吸收少量水分，称取样品时，不应以坩埚恒重的重量作为空坩埚的重量，应重新称定坩埚的重量。

（4）从马弗炉中取出热坩埚放进减压干燥器前，必须将干燥器的活塞打开，待放入坩埚后，再把活塞关闭，冷却称量前，再慢慢打开活塞，防止空气进入过猛，冲散灰分。

（5）灰分测定法：几个样品同时进行，坩埚放入马弗炉及取出冷却、在干燥器中放置时间应相对固定，并依次排列，顺序称量，则较易称得恒重。

技能检测

1. 设计白术、全蝎的总灰分和酸不溶性灰分测定流程。
2. 计算本次实验所测药材的总灰分和酸不溶性灰分含量，通过查阅药典说明其是否合格。

第四章 切 制

学习目标

知识目标
1. 掌握中药饮片类型及选择原则。
2. 熟悉常用药材软化方法及软化程度的检查方法。
3. 了解饮片包装相关要求。

技能目标
1. 能根据药材性状、所含成分选择药材软化方法。
2. 能进行药材的软化操作,并能按照手工切制要求进行药材软化程度检查。
3. 能进行手工切制,学习使用切药机切制饮片。
4. 能根据饮片所含成分确定干燥方法和干燥温度。
5. 能按要求对所切制的饮片进行包装。
6. 能正确识别不合格饮片,并分析其产生的原因。

饮片是指药材经过炮制后可直接用于中医临床或制剂生产使用的处方药品。饮片切制是将净选后的药材进行软化,切成一定规格的片、丝、段、块等的炮制工艺。其历史悠久,由"㕮咀"发展而来,是中药炮制的第二道工序。早在汉以前的《五十二病方》中,就载有"细切""削""刹"等早期饮片切制用语。南宋末年周密在《武林旧事》中曾记载,杭州已有制售"熟药圆散,生药饮片"的作坊。明代陶华的《伤寒六书》制药法中明确提出了饮片一词,曰"一用川大黄,须锦纹者,佳。锉成饮片……"中药材切制成一定规格、类型的饮片,主要具有以下目的:

1. 利于有效成分的煎出 药材切制成饮片后,表面积增大,内部组织显露,饮片与溶媒的接触面增大,提高有效成分的煎出率,并可避免药物在煎煮过程中的糊化、粘锅等现象。

2. 利于炮炙 药材切制成一定规格的饮片,便于控制火候,受热均匀,有利于与辅料均匀接触,提高炮炙效果。

3. 利于调配和制剂 药材切成饮片后,体积适中,方便调配;制备液体剂型时,能提高浸出效果；制备固体剂型时，利于粉碎；使处方中的药物分散均匀，比例相对稳定。

4. 便于鉴别真伪　药材切成饮片后，显露了药材的组织结构特征，易于识别，防止混淆。

5. 方便药物贮运　药材切成饮片后，洁净度提高，水分含量降低，减少霉变、虫蛀等变异现象的发生，有利于贮藏；同时还有利于规范包装，方便运输。

第一节　中药材的软化

除少数药材鲜切或干切外，绝大多数药材净制后须进行软化处理，再行切制。药材常选用喷淋、抢水洗、浸泡、润、漂、蒸、煮等方法进行软化，也可以使用减压冷浸软化、加压冷浸软化等设备对药材进行软化。为防止有效成分由药材细胞内向浸泡药材的水溶液中扩散，减少有效成分的流失，在药材软化时应遵循"少泡多润、药透水尽"的原则，按药材大小、粗细、质地等分别处理，以达到软硬适度、便于切制、保证质量的目的。

一、常用的药材软化方法

1. 喷淋　喷淋（淋法）是用饮用水喷淋或浇淋药材的方法。多适用于气味芳香、质地疏松的全草类、叶类、果皮类及有效成分易流失的药材，如荆芥、枇杷叶、细辛、陈皮、甘草等。操作时先将药材整齐堆放，用水自上而下均匀喷淋，一般喷淋2～4次后稍润，待茎部软化后即可切片。若采用喷淋法处理后，药材仍达不到切制要求，可选用其他方法再进行软化处理。

2. 抢水洗（淘洗）　抢水洗系指用饮用水短时间、快速洗涤的方法，又称淘洗。适用于质地松软、水分易渗入及有效成分易溶于水的药材，如合欢皮、五加皮、南沙参、石斛、瓜蒌皮等。操作时，将药材置饮用水中，快速洗涤，及时捞出后稍润，待软化后切制，以防药材"伤水"和有效成分流失。大多数药材洗一次即可，但对含泥沙或其他杂质较多的药材，则需要水洗数遍，以洁净为度。目前，大生产多采用洗药机洗涤药材。

3. 浸泡　浸泡是将药材用水浸泡一定时间，使其吸入适量水分的方法，又称泡法。适用于质地坚硬，水分难以渗入的药材，如大黄、川芎、莪术、泽泻等。操作时，先将药材洗净，再注入饮用水将其淹没，一般中间不换水，浸泡至一定程度，捞起，润软后切制。一些质轻能在水中漂浮的药材，要压一重物，使其沉入水中，以达到浸泡目的。以甲壳、骨骼入药的动物类药材，如狗骨等要加盖长时间浸泡，以除去皮、肉、筋、膜，留下所需的骨质。浸泡时间长短，视其质地、大小和季节、水温等灵活掌握。一般体积粗大、质地坚实的药材，泡的时间宜长些，体积细小、质轻者，泡的时间宜短些；春、冬季节浸泡的时间宜长些，夏、秋季节浸泡的时间宜短些，以防止"伤水"和有效成分的流失。

4. 漂　漂是将药材用大量水处理，多次漂洗的方法。适用于毒性药材、腌制过的药材及有腥臭气味的药材，如乌头、天南星、盐肉苁蓉、昆布、紫河车等。操作时，将药材放入大量的饮用水中，每日换水2~3次，漂去有毒成分、盐分及腥臭异味，漂后切制。一般毒性药材漂至切开无白心，口尝半分钟内不刺舌；含盐分的药材漂至无盐味；有腥臭气味的药材以漂去瘀血和腥臭味为度。

5. 润　润是将经泡、洗、淋处理仍达不到切制要求的药材，用适当的器具盛装或堆积于润药台上，以湿物遮盖，或继续喷洒适量饮用水，保持湿润状态，使药材外部的水分徐徐渗透到组织内部，达到内外湿度一致。润制的具体方法有露润、浸润、伏润等。

(1) **露润（吸湿回润）**　将药材摊放于渗水容器中或垫有篾席的阴湿地面上，盖以湿物，使其自然吸潮回润。适用于含油脂、糖分多的药材，如当归、玉竹、玄参、牛膝等。

(2) **浸润**　以定量的水或其他溶液浸润药材，经常翻动，使水分缓缓渗入其内部，以"药透水尽"为度，如水浸枳壳。

(3) **伏润（闷润）**　经过水洗、泡或以其他辅料处理的药材，用缸（坛）等在基本密闭条件下闷润，使药材内外软硬一致，利于切制，如郁金、天麻、川芎、白芍等。该法多在气温较低时采用。

润药得当，既便于切制，又能防止有效成分的流失，保证饮片的质量。因此有"七分润工，三分切工"之说。润药操作时应注意，润法时间应视药材质地和季节而定，质地坚硬的宜长些，质地松泡的宜短些；冬、春季润药时间宜长，夏、秋季宜短，并要防止药材霉变。大黄、何首乌等质地特别坚硬的药材，一次不易润透，要反复多次润制才能软化；山药、天花粉等含淀粉较多的药材，应防止发黏、变红、发霉、变味等现象出现，一经发现，立即以清水快速洗涤，晾晒后再适当浸润。为缩短润药时间，提高润药效果，生产上已开始采用润药机润制药材。

二、其他处理

为减少药材中所含的有效成分的流失，提高药材软化效果，保证饮片质量，提高工作效率，目前在一些饮片厂开始采用真空加温润药、减压冷浸软化、加压冷浸软化等新技术。

1. 真空加温润药法　将药材置以特制的容器内，利用真空泵抽出容器及药材内部的空气，然后通入蒸汽，使药材内外保持一定的温度及湿度，药材软硬适中后取出切片。

2. 减压冷浸软化法　用抽气机械将药材组织间隙中的气体抽出至接近真空状态，之后注入饮用水，恢复常压，使水分吸入药材组织内部，达到软化的目的。

3. 加压冷浸软化技术　应用加压机械将水分强行压入药物组织内部，而达到软化的目的。

4. 加热软化处理法　一些性质特殊的药材宜采用加热法进行软化。如阿胶等一些胶类药材常采用干热软化法（烘烤）软化后切成小丁块；黄芩、木瓜、天麻等药材，常采用直接蒸、煮等湿热软化法软化后切片。

三、药材软化程度的常用检查方法

药材在水处理过程中，需要检查其软化程度是否符合切制要求，习惯称"看水性""看水头"。常用的经验检查方法主要有以下4种。

1. 弯曲法 适用于白芍、山药、黄芪等长条状药材。药材软化后握于手中，大拇指向外推，其余四指向内缩，以药材略弯曲、不易折断为宜。

2. 指掐法 适用于白术、泽泻、川芎、苍术等团块状药材。以指甲能掐入药材表面为度。

3. 穿刺法 适用于大黄、何首乌、虎杖等粗大的块状药材。以用钢钎适当用力能刺穿药材而无硬心感为宜。

4. 手捏法 适用于当归、独活等不规则的根及根茎类药材。软化后以手捏粗的一端，感觉其较柔软为宜。有些块状的根及根茎、果实、菌类药材，须将药材润至手握无吱吱响声或无坚硬感为度，如延胡索、槟榔、枳实、雷丸等。

第二节 切 制

饮片切制的形状及规格，取决于药材自身的形状、质地、断面特征及炮制、调配等不同需要。

目前常用的切制方法有手工切制和机器切制。

一、手工切制

手工切制操作方便、灵活，不受药材形状限制，所切出的饮片具有厚薄均匀、片型美观、规格齐全、损耗率低等优点，能很好地弥补机器切片的不足。但是手工切制存在着劳动强度大、切片速度慢、效率低等缺陷。

表4-1 常见中药饮片类型及规格

类型		规格	适用药材	举例
片	厚度	极薄片 厚0.5mm以下	木质类，动物骨、角质类药材	羚羊角、鹿茸、降香等
		薄片 厚1~2mm	质地致密坚实，切薄片不易破碎的药材	槟榔、乌药、白芍、天麻、当归等
		厚片 厚2~4mm	质地松泡，粉性大，黏性大，切薄片易破碎的药材	山药、天花粉、泽泻、丹参、升麻、南沙参等

续表

类型		规格	适用药材	举例
形状	横片（圆片）	厚1mm以下 厚1~2mm 厚2~4mm	长条形、断面特征明显的根、根茎类药材及球形果实、种子类药材	枳壳、白芍、白芷、何首乌
	斜片	厚1mm以下 厚1~2mm 厚2~4mm	长条形而纤维性强的药材。斜度小的称瓜子片；斜度稍大而体粗者称马蹄片；斜度大而较细者称柳叶片	柳叶片（甘草、黄芪、银柴胡、漏芦、苏梗、鸡血藤、木香）、瓜子片（桂枝、桑枝）、马蹄片（大黄）
	直片（顺片）	一般厚2~4mm	形状肥大，组织致密，色泽鲜艳和鉴别特征突出的药材	天花粉、白术、附子、防己、升麻等
丝	细丝	宽2~3mm	皮类、果皮类药材	厚朴、黄柏、秦皮、合欢皮、瓜蒌皮等
	宽丝	宽5~10mm	叶类、较薄的果皮类药材	枇杷叶、淫羊藿、冬瓜皮、陈皮等
段	咀（短段）	长5~10mm	全草类和形状细长、有效成分易于煎出的药材	党参、怀牛膝、北沙参、薄荷、荆芥、香薷、白茅根、木贼、石斛、麻黄、忍冬藤、谷精草等
	节（长段）	长10~15mm		
块		边长8~12mm的立方块	煎熬时易糊化的药材	神曲、茯苓、阿胶丁等

1. 切制 手工切制常用切药刀，主要由刀片、刀床、压板、装药斗、控药棍等部件组成，刀片装在刀床架上。可切制不同类型和规格的饮片。操作时，将软化好的药材单个（俗称"个活"）或整理成把（俗称"把活"）置于刀床上，用左手握住药材向刀口推送，同时右手拿刀柄向下按压，即可切制成饮片。饮片的厚薄长短，以推进距离控制。有些"个活"，如槟榔可用"蟹爪钳""铁钳"夹紧后向前推进。某些贵重药材，还可采用特殊的工具切制，如专门用来加工鹿茸的切制刀。

2. 镑 用镑刀将软化后的药材镑成极薄片，适用于羚羊角、水牛角等动物角类药材。镑片时，将软化的药材用钳子夹住，手持镑刀一端，来回镑成极薄的饮片。近年来，许多地方已经用镑片机替代镑刀。

3. 锉 用钢锉将药材锉成粉末。一般不事先准备，而是依处方要求，在调配时将其锉为粉末。适用于质地坚硬的动物角质类药材，如羚羊角、水牛角等。

4. 刨 用刨刀将药材刨成薄片。适用于檀香、松节、苏木等质地坚硬的木质类药材。若利用机械刨刀，药材须预先进行软化处理。

5. 劈、砍 或利用斧头砍刀之类工具，将动物骨骼类或木质类药材劈或砍成块状或段状等。如松节、苏木等。

二、机器切制

机器切制具有劳动强度小、生产效率高、适用于工业化生产等特点，但存在着饮片类型少、片形不美观等不足。目前中药饮片生产企业主要采用机器切制，常用的切药机有：

1. 剁刀式切药机 适合切制长条状的根及根茎类、全草类药材，不适合切制颗粒状药材。

2. 旋转式切药机 药材经链条传送带送至进料口，由旋转的刀盘将药材切成所需规格的饮片。适用于切制颗粒状、团块状及球形药材，不适用于全草类药材的切制。

3. 多功能切药机 适用于切制根茎、块茎及果实类中药材，能切制横片、直片及多种规格斜形饮片。操作时可根据药材的形状、直径选择不同的进药口，以保证饮片质量。

4. 往复式切药机 由于机械的传动，使刀片上下往复运动，原料经链条连续送至切药口由往复式切刀切制成所需要厚度的饮片。有直线往复式切药机、斜片高速裁断往复式切药机、变频往复式直线切药机、数控高速裁断往复式切药机等类型。适用各类药材的切制加工。

第三节　中药饮片干燥

药材切成饮片后，由于水分含量高，必须及时干燥，否则，容易出现变色、酸败或霉烂等现象，影响饮片质量。由于饮片性质不同，其干燥方法也不尽相同。饮片的干燥有自然干燥和人工干燥两种。《中国药典》（2015年版）关于药材产地加工及炮制规定的干燥方法，一是烘干、晒干、阴干均可的，用"干燥"；二是不宜用较高温度烘干的，则用"晒干"或"低温干燥"（一般不超过60℃）；三是烘干、晒干均不适宜的，用"阴干"或"晾干"；四是少数药材需要短时间干燥，则用"暴晒"或"及时干燥"。

一、自然干燥

自然干燥分为晒干和阴干两种。晒干是将潮湿饮片置阳光下，不时翻动，晒至干燥。阴干法是将潮湿饮片置阴凉通风处，使水分缓缓蒸发，晾至干燥。阴干法适用于气味芳香、含挥发性成分较多，色泽鲜艳和受日光照射易变色、易走油的饮片，如藿香、当归、槟榔等。自然干燥不需要特殊设备，经济方便，但占地面积较大，干燥时间长，易受气候条件影响，饮片也容易受环境污染。

二、人工干燥

人工干燥是利用一定的干燥设备，促使饮片干燥的方法。本法不受气候变化的影响，且清洁卫生，并能缩短干燥时间，降低劳动强度。采用该法时，应视饮片性质控制好温度和加热时间，否则有损药效。一般性药材的饮片干燥时以不超过80℃为宜；气味芳香、含挥发性成分的饮片以不超过50℃为宜。干燥后的饮片水分含量一般要求控制在7%~13%。

自然干燥和人工干燥后的饮片均需晾凉后贮藏，否则，容易回潮和发霉。

近年来，全国各地在生产实践中设计并制造出多种干燥设备，如直火热风式、翻板式、蒸汽式、电热式、红外线式、远红外线式、微波式等干燥设备。其干燥能力和干燥效果都有了很大提高。

第四节　中药饮片切制质量要求

在饮片切制、干燥过程中，由于软化不当或切制刀具不合床，切制机械调试不佳，或干燥不及时，干燥方法不当等，均会影响饮片质量，导致下列不合格饮片的产生。生产过程中，应对切制过程中及干燥后的饮片进行外观检查，以便及时采取措施，保证饮片质量。

1. 连刀片（拖胡须、挂须儿）　连刀片是饮片之间相互牵连、未完全切断的现象。产生的原因是药材软化不均匀，外部含水多或刀具不锋利、不合床，或操作技术欠佳所致。如厚朴、桑白皮等。解决办法是降低水分含量后再润至适于切制程度、磨刀或调整刀床。

2. 翘片（马鞍片）　翘片是饮片边缘卷曲不平整或卷曲呈马鞍状。系药材软化时内部水分含量过多（"伤水"）所致。如槟榔、白芍等。解决办法是再润至适于切制程度。

3. 皱纹片（鱼鳞斑）　皱纹片是饮片片面粗糙，呈鱼鳞样斑痕。系药材软化程度不够或刀具不锋利所致。如三棱、莪术等。将药材再软化至适宜程度或将刀具磨制锋利后切制。

4. 掉边与炸心　药材切制后，前者出现饮片的外层与内层相脱离，形成圆圈和圆芯两部分；后者出现饮片中心部分破碎。这是由于药材软化不当，内外软硬程度不同所致。如郁金、桑枝、泽泻等。应将药材润至内外湿度一致，以利于切制。

5. 油片（走油）　油片是饮片表面有油分、糖分或黏液质渗出，使饮片颜色加深或变味的现象。系药材软化时"伤水"或环境温度过高所致。如当归、白术、苍术、独活等。

6. 发霉　发霉指饮片生霉的现象。系饮片干燥不及时、干燥方法不当或饮片未完全干燥，或贮藏环境潮湿等原因所致。如山药、白术、白芍、当归等。依据药物中所含成分确定干燥温度，另外，在干燥后收藏前测定饮片水分含量，并控制在安全水分范围内。

7. 变色与走味　变色与走味是指饮片干燥后失去了原有的色泽或气味。系药材软化时浸泡太过，或切制后饮片干燥不及时、干燥方法不得当所致。如黄芩、槟榔、白芍等。

知识检测

1. 药材软化程度对饮片切制有何影响？
2. 简述"少泡多润"的操作方法和意义。
3. 什么是饮片及饮片切制？药材为什么要切制后入药？

4. 常见的饮片类型有哪些？如何选择？
5. 常见的不合格饮片有哪些？其产生的原因是什么？

实训三 切 制

一、实训目的

1. 学习使用切药刀切制药材。
2. 学习使用切药机切制药材。
3. 能对所切制的饮片进行干燥。
4. 学会制药设备及场地清洁。
5. 能正确填写相关生产记录。
6. 学会突发事件的处理。

二、实训设备及材料

1. 设备 直线往复式切药机、切药刀、热风循环烘箱、热封机、蒸锅、筛药机、盛药器具等。

2. 材料 黄芩、陈皮、聚乙烯塑料袋等。

三、实训内容及操作

（一）黄芩切制

1. 软化 取净黄芩大小分档，分别置蒸制容器内隔水加热，"圆汽"后再蒸半小时，待质地软化，取出，趁热切片。

2. 切制（用 QWZL-300 型直线往复式切药机操作）
（1）检查设备、盛料盘洁净状况，必要时进行清洁。
（2）检查电源，观察设备传动系统、齿轮箱、压刀夹具、进料皮带等关键部件是否正常，机身是否可靠接地。
（3）检查各润滑部位是否需润滑。
（4）接通切药机电源，点动试机，机器运行无障碍后关闭切药机，将盛料盘置于出料口。
（5）启动切药机。
（6）调整切药机的切制档位，将拨杆上小球所处的位置调整至"截断长度－齿轮挡位配位表"中的"内"。
（7）将蒸后的黄芩（趁热）铺于切药机输送带上，由输送带自然送至刀口处进行切片。铺放要均匀，不能用手去挤压。
（8）在操作过程中应及时清理输送带下侧附着的黄芩。

（9）操作结束，关闭切药机开关，然后切断总电源。

（10）清理输送带、切药刀片、刀口处及转动部位药材。

（11）用不锈钢铲将切药机刀口处黏附的药屑铲净，并用洁净布蘸清洁剂清洗，随后用湿洁净布擦拭干净，再用干洁净布擦干。

（12）用毛刷刷净切药机加料斗、出料口内外壁，用湿洁净布擦拭干净，再用干洁净布擦干。

（13）将切药机链条拆下，先用铲子铲干净，再用湿洁净布擦拭干净，必要时蘸清洁剂擦拭，再用干洁净布擦干。

（14）电器部位用干洁净布擦拭干净。

（15）用消毒剂消毒设备。

3. 干燥（用 CT-C 型热风循环烘箱操作）

（1）检查烘箱及盛料盘的洁净状况，必要时进行清洁。

（2）开启电源，启动仪表控制仪，将温度设置在 60℃。

（3）启动风机，待运行正常后启动加热装置。

（4）当温度达到 60℃时，打开烘箱门，将盛有黄芩片的盛料盘置烘箱内，关好烘箱门进行烘制。

（5）烘制过程中，经常检查温度和饮片干燥程度。每间隔一段时间，应打开排湿阀 5~10 分钟，便于排出湿气。

（6）干燥结束，先关加热装置，待温度下降至 40℃左右时，再关风机和电源。

（7）用刷子刷洗盛料盘上黏附的饮片，用湿洁净布擦拭干净，在烘箱内烘干。

（8）将烘箱内壁用湿洁净布擦拭干净。

（9）用湿洁净布（电器部位用干洁净布）擦拭烘箱外壁，再用干洁净布擦干。

4. 筛去药屑　使用筛药机筛去饮片中的药屑。

5. QA 检查　QA 检查饮片片型、规格、药屑情况，检查合格签字，操作人员将由 QA 签字合格的中间产品置周转箱中，按要求递交到下一道工序。

6. 包装　将已筛去药屑的黄芩片装入无毒的聚乙烯塑料中，用热封机封口。

7. 清场

（1）按该设备清洁消毒标准操作规程进行清洁和消毒。

（2）按要求对生产区域、走廊地面及清洁用具进行清洁。

（3）填写相关生产记录。

（二）陈皮饮片切制

1. 软化　将净陈皮铺在竹匾内，均匀喷洒适量饮用水，上面用湿纱布覆盖，闷润 4~8 小时，至湿度均匀、内外一致。

2. 切制　用手工切药刀切成 2~3mm 宽的细丝。

3. 干燥　将合格的饮片置盛料盘内，放置在通风处阴干或置于 CT-C 型热风循环烘箱中低温烘干。

4. 包装 筛去碎屑，将陈皮置无毒的聚乙烯塑料袋中，用热封机封口。

技能检测

1. 将白茅根软化，用切药刀切制、干燥、包装，要求饮片规格和药屑量符合《中药饮片质量标准通则（试行）》要求。

2. 将黄芪软化，用切药机切制、干燥，并进行包装，要求饮片规格和药屑量符合《中药饮片质量标准通则（试行）》要求。

实训四　中药饮片水分测定

一、实训目的

1. 掌握《中国药典》对中药饮片水分限度的规定。
2. 了解中药饮片水分含量测定的意义。
3. 掌握中药饮片水分含量测定的操作规程。

二、实训设备及材料

1. 设备　分析天平、干燥器、恒温干燥箱、扁形称量瓶、500mL电热套、橡胶管、铁架台、甲苯水分测定仪（500mL短颈圆底烧瓶，水分测定管，直形冷凝管，外径长40cm）等。

2. 材料　受试饮片、甲苯、称量纸、沸石等。

三、实训内容及操作

（一）准备

1. 称取定量的受试饮片。
2. 将称取的饮片破碎成直径不超过3mm的颗粒或碎片。直径和长度3mm以下花类、种子和果实类药材，可不破碎。

（二）实训操作

1. 烘干法测定水分　本法适用于不含或少含挥发性成分的药品。

取供试品2～5g，平铺于干燥至恒重的扁形称量瓶中，厚度不超过5mm，疏松供试品不超过10mm，精密称定；打开瓶盖在100℃～105℃干燥5小时，将瓶盖盖好移置干燥器中，冷却30分钟，精密称定重量；再在上述温度干燥1小时，冷却，称重，至连续两次称重的差异不超过5mg为止。根据减失的重量，计算供试品中含水量（%）。

$$水分（\%） = \frac{（干燥前样重+称量瓶重）-（干燥后样重+称量瓶重）}{（干燥前样重+称量瓶重）-称量瓶重} \times 100\%$$

以上重量单位均是克。

2. 甲苯水分测定法　本法适用于含挥发性成分的药品。

取供试品适量（相当于含水量 1~4mL），精密称定，置 500mL 短颈圆底烧瓶，加甲苯约 200mL，必要时加入干燥、洁净的沸石或玻璃珠数粒，将仪器各部分连接，自冷凝管顶端加入甲苯，至充满水分测定管的狭细部分。将短颈圆底烧瓶放入电热套中或以其他适宜方法缓慢加热，待甲苯开始沸腾时，调节温度，使每秒钟馏出 2 滴。待水分完全馏出，即测定管刻度部分的水量不再增加时，将冷凝管内部先用甲苯冲洗，再用饱蘸甲苯的长刷或者其他适宜方法，将管壁上附着的甲苯推下，继续蒸馏 5 分钟，放冷至室温，拆卸装置，如有水黏附在水分测定管管壁上，可有蘸甲苯的铜丝推下，放置，使水分与甲苯完全分离（可加亚甲蓝粉末少量，使水染成蓝色，以便分离观察）。检读水量，计算水分。

$$水分（\%）= \frac{所测水分体积（mL）}{样品重（g）} \times 100\%$$

水体积 1mL 等同 1g。

技能检测

1. 能按照要求熟练进行水分含量测定操作。
2. 选择合适的方法测量白术、茵陈蒿的水分含量。

第五章 清炒法

 学习目标

知识目标

1. 掌握炒法、清炒、炒黄、炒焦、炒炭、炒炭存性等含义；炒黄、炒焦、炒炭3种清炒法的炮制目的、操作方法、成品质量要求和注意事项。
2. 熟悉牛蒡子、芥子、王不留行、莱菔子、苍耳子、山楂、栀子、大蓟、蒲黄、荆芥等药物的炮制方法、成品性状和炮制作用。
3. 了解决明子、牵牛子、山楂、栀子、地榆等药物的炮制原理。

技能目标

1. 能进行炒黄、炒焦、炒炭的手工操作和机器操作。
2. 能从外观上判断药物清炒后的成品质量。

将待炮炙品置炒制容器内，用不同火力加热并不断翻动，使之达到一定程度的炮制方法，称为炒法。在炒制过程中不加辅料，称为清炒法，也称为单炒法。根据炒制程度将清炒分为炒黄、炒焦和炒炭。通过炒制可以增强药效，缓和或改变药性，降低毒性或减少刺激，矫臭矫味，利于贮藏和制剂。

炒法是一种古老而基本的中药炮制方法。我国现存最古老的医方书《五十二病方》中就有"燔盐令黄"的记载，"燔"与"炒"同义。《神农本草经》载有露蜂房、蝉蜕"火熬"的炮制方法，《金匮玉函经》对水蛭、芫花多用"熬"法，《汤液本草》载有"方言熬者，即今之炒也"。

炒法分为手工炒制和机器炒制两种。

（一）手工炒制

1. 操作方法 手工炒制主要用炒锅、铲子、刷子、簸箕等器具，炒药时多将炒锅倾斜30°~45°置于热源上，按预热、投药、翻炒、出锅四个步骤操作。

（1）**预热** 将空锅加热至一定程度。通过预热，可缩短药物在锅内停留的时间，避免炒成"僵子"（俗称"炒哑"）。

（2）**投药** 预热至所需程度后，迅速投入药物。投药量不宜过多，否则药物受热不均，炒制程度不匀。

（3）**翻炒** 投药后迅速翻炒，使药物受热均匀。一般先向一边依次翻动，翻炒完后再向反方向依次翻动，如此反复操作，直至达到所需程度。易滚动的种子类药物可从锅底向两边翻炒，使其自动滑落锅底。翻炒时，要求每次下铲都要露锅底，俗称"亮锅底"，可避免药物滞留锅底而致焦糊。

（4）**出锅** 药物炒至规定程度后，立即取出。出锅要迅速，摊开晾凉。

2. 注意事项 火力和火候是影响炒制质量的关键因素。

（1）**选择适宜火力** 火力即火的力量，指火焰的大小（强弱）、火温的高低。火力可分为文火、中火、武火。文火即小火，武火即大火，中火介于文火与武火之间。先文火后武火，或文火与武火交替使用的为文武火。此外，还有微火、熜火（热火灰）等。可根据炒制程度，选用不同的火力。一般说来，炒黄多用文火，炒焦多用中火，炒炭多用武火或中火，加辅料炒法多用中火或武火，扣锅煅法、蒸煮法多用文武火，焙法多用微火，煨法多用熜火。

（2）**掌握恰当火候** 火候是对炒制时火力大小的运用、加热时间的长短及药物内外特征变化的综合概括。炒制时要根据药物质地、厚薄大小和炒制程度的不同，掌握恰当火候。若火候"不及"，易出现"夹生""僵子"；若火候"太过"，可导致炒黄时药物焦化，炒焦时药物炭化，炒炭时药物灰化。

（二）机器炒制

机器炒制药具有翻动均匀、炮制质量容易控制、节省人力、适合工业化生产的优点。常用的有平锅式炒药机、滚筒式炒药机（图5-1）和微机程控炒药机。

1. 平锅式炒药机

（1）**工作原理** 该机由平底炒锅、加热装置、活动炒板、吸风罩、电机和机架组成，炒锅体为一带平锅底的圆柱体，锅体内装有带2~4个叶片、可旋转的活动炒板，锅体侧面开有卸料活门。锅体上方装有吸风罩，用来吸除炒药时产生的废气。加热装置的热源多为燃气、电。

（2）**操作要点** 接通电源，启动炒板电机，从炒锅上方投入药物，炒板连续旋转，兜底翻炒药物，使锅内药物受热均匀不存在死角。炒好后，打开卸料活门，药物被很快刮出锅外。

（3）**适用范围** 该机应用范围广，以炒黄、炒焦、加辅料炒和炙最为常用，但不宜用于蜜炙药物的炒炙。

2. 滚筒式炒药机

（1）**工作原理** 该机由炒药滚筒（锅体）、加料与出料门机构、动力传动机构、加热炉膛、除烟尘装置及控制箱等组成。锅体呈圆筒形，内壁焊有"人字形"导流板，滚筒转动时，可对药物起导向和翻炒作用。导流板为左旋向，当滚筒顺时针转动时，药物在筒内翻炒；当滚筒逆时针转动时，可将药物推出筒外。热源多为燃气、电。锅体内温度可通过调节鼓风机风量装置，在100℃~500℃之间任意调节。

(2) 操作要点　打开主电机开关，使锅正转。接通电热源，预热达到温度后，将上部进料口打开，把药物倒入，根据药物性能和炮制要求，进行操作。待炒好后，关闭炉火或断开电热源。按钮操作，使锅体反转，炮制好的药物即可从出料口自动倒出。

(3) 适用范围　该机广泛用于清炒和加辅料炒，但不适合易粘药物的炒制，特别是不适宜蜜炙药物的炒制。

3. 微机程控炒药机

(1) 工作原理　该机主体为一平底炒药锅。热源由两部分组成，其一为锅底加热，其二为炒锅上方的烘烤加热器，以"双给热"的方式炒制。炒锅顶部安装带有锅内炒板的搅拌电机，可对入锅药物进行兜底炒制。炒锅的左右侧分别有出料口和进料口，对着进料口有一台提升翻斗式定量加药机，另一侧装有液体辅料供给装置。

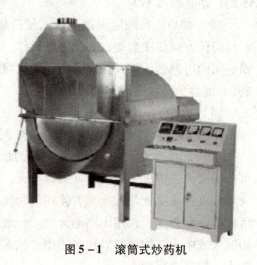

图 5-1　滚筒式炒药机

(2) 操作要点　微机程控炒药机对炒药温度、炒药时间、药物与辅料比例等参数实现程序化控制。炒制时，根据药物具体炒制要求，设定好锅底温度、炒制时间、应加的烘烤温度及时间、炙制时所需液体辅料的流量等参数，启动加热装置预热至规定温度后，投料入锅，转动炒板。如为炙制，按设定程序加入辅料，待达到设定炒制时间后，打开出料口，获得合格炮制饮片。

(3) 适用范围　该机使炒药由机械化转向了自动化，能保证炒制品程度均一，质量稳定。特别是采用的"双给热"方式炒制，良好的温场更保证了饮片上下受热均匀，提高了加热速度，缩短了炒制时间，尤其适用于大量生产。

第一节　炒黄法

将待炮炙品置已预热至适宜温度的炒制容器内，用文火或中火加热并不断翻动，炒至药物表面呈黄色或颜色加深，或发泡鼓起，或爆裂，并逸出药物固有气味的炮制方法，称为炒黄法。其中炒至爆裂者，又称炒爆。

(一) 适用范围

炒黄法多适用于果实、种子类药物。传统有"逢子必炒"之说。

(二) 主要目的

1. 增强疗效　如麦芽、谷芽等，炒黄后产生香气，增强消食健脾胃作用；决明子、王不留行、牵牛子等果实种子类药物，炒黄、炒爆后种皮或果皮爆裂，质地酥脆易碎，易于煎出有效成分。

2. 缓和或改变药性 如牛蒡子、决明子、茺蔚子、冬瓜子等药物炒后缓和寒滑之性；紫苏子、芥子、蔓荆子等药物炒后缓和辛散之性；莱菔子炒后药性由升变降。

3. 降低毒性或副作用 如白果、苍耳子、牵牛子等通过加热，可破坏所含的毒性成分；瓜蒌子炒后能消除滑肠、致呕的副作用。

4. 保存药效 如酸枣仁、葶苈子、槐米、芥子、牛蒡子、牵牛子等药物炒后能杀酶保苷，保存有效成分。

5. 矫臭矫味 如九香虫有异臭，炒后能产生香气，矫其腥臭气味。

6. 利于贮存 如桑螵蛸炒后能杀灭附着于药物表面的病菌、虫类及其卵。

（三）操作方法

1. 手工炒制

（1）*净制* 将待炒药物除去杂质，大小分档。

（2）*预热* 根据药物的质地，选用适宜的火力（文火或中火），加热空锅至炒黄所需温度。

（3）*炒药* 将药物投入已预热的锅内，用文火或中火加热（一般说来，炒黄多用文火，但王不留行、苍耳子、山楂用中火），快速翻炒，使药物均匀受热，炒至规定的程度后，迅速出锅，晾凉，除去药屑。

（4）*收贮* 将符合炒黄成品质量标准的饮片包装，收贮。

炒黄程度的判定可采用"一比、二听、三嗅、四看"的方法。一比就是与生品的颜色相比较，要求炒黄的药物表面颜色呈黄色或浅黄色，或较原药颜色加深；二听就是听种子类药物炒制时发出的爆鸣声，一般在爆鸣声减弱时即已达到炒制程度，不要等到爆鸣声消失；三嗅就是能嗅到药物逸出的香气或固有的气味；四看就是通过看断面判断炒制的程度，如种子类药物，炒黄后其断面多呈淡黄色。以上几点综合运用就可判定是否达到炒黄的程度，其中最关键的一点是看断面，可以说炒黄程度的体现，在多数情况下就是断面的颜色和质地。

2. 机器炒制 不同的炒制机器其操作方法不尽相同，现以 CY 型滚筒式炒药机为例，介绍机器炒制的方法和步骤。

（1）*准备工作* ①检查炒药机是否有"已清洁"标志牌及前批"清场合格证"；锅筒、减速机、排风口、电器等是否完好无损，紧固件是否紧固。②在电源正常、各紧固件紧固、运动部位无障碍物、滚轮锅圈清洁无污物的情况下，开机空车运转，检查锅体运转情况正常；启动吸尘器使其正常运转。③准备好所用的工具、物品及容器具。④将待炒制的药物净制、分档。

（2）*炒制* ①接通电源，扭动顺时开关，使锅体顺时针旋转。打开加热装置，使筒壁均匀受热。②打开风机，将风机风量调至最小，使燃烧器火焰正常。③升温半小时左右，待锅体的温度达到工艺所需温度后，打开滚筒上盖，倒入待炒药物，在滚筒隔板的作用下不断翻动药物，随时检查炒制质量。④药物炒好后，先使锅体处于静止状态，再扭动逆时开关，滚筒沿逆时针方向滚动，打开滚筒下盖，炮制后的中药饮片即被旋出筒外，从下部接料，摊晾，筛去药屑。⑤关闭加热装置，主机继续运转10～20分钟后再停机，关闭风机，关闭总电源。

（3）收贮　将符合炒黄质量标准的饮片包装后，及时收贮。

（4）清洁　按标准操作规程进行场地、机械设备的清洁或消毒。

（5）记录　填写设备运行及生产记录。

（四）注意事项

1. 药物要大小分档，以防生熟不匀。
2. 炒锅要预热，以防粘锅、防僵子，缩短炒制时间。
3. 选择适宜火力，掌握恰当火候。
4. 翻炒要均匀，出锅要迅速，以防"伤火"。

决明子

决明子始载于《神农本草经》，其炮制首见于梁代《本草经集注》。《中国药典》（2015年版）载有决明子和炒决明子两种炮制品，历代尚有醋决明子、盐决明子等。

【处方用名】决明子、草决明、炒决明子、炒草决明。

【来源】本品为豆科植物决明 *Cassia obtusifolia* L. 或小决明 *Cassia tora* L. 的干燥成熟种子。秋季采收成熟果实，晒干，打下种子，除去杂质。

【炮制方法】

1. 决明子　取原药材，除去杂质，洗净，干燥。用时捣碎。

2. 炒决明子　取净决明子，置炒制容器内，用中火加热，炒至表面颜色加深，微鼓起，断面浅黄色，有香气逸出时，取出，晾凉。用时捣碎。

【成品规格】

1. 决明子　略呈菱方形或短圆柱形，两端平行倾斜，形似马蹄。表面绿棕色或暗棕色，平滑有光泽，背腹面各有1条突起棱线，棱线两侧各有1条斜向对称而色较浅的线形凹纹。质坚硬。气微，味微苦。小决明子为短圆柱形，两端平行倾斜，较小，表面棱线两侧各有1条宽广的浅黄棕色带。决明子的水分不得过15.0%，总灰分不得过5.0%；含大黄酚不得少于0.20%，含橙黄决明素不得少于0.080%。

2. 炒决明子　种皮有裂纹，颜色加深，偶有焦斑，质稍脆，微有香气。炒决明子含水分不得过12.0%，总灰分不得过6.0%；含大黄酚不得少于0.12%，含橙黄决明素不得少于0.080%。

【炮制作用】

1. 决明子　决明子味甘、苦、咸，性微寒。归肝、大肠经。具有清热明目，润肠通便的功能。生品长于清肝热，润肠燥；用于目赤涩痛，大便秘结；但药性寒滑。

2. 炒决明子　决明子性寒，有缓泻作用，脾虚肠寒者不宜，炒后能减缓其寒滑之性，素体虚寒者亦可用之。且炒后质较松脆，易于粉碎和煎出药效，还能减轻生品的豆腥气味和涩感，利于口服。炒决明子具有平肝养肾的功效，用于头痛、头晕、青盲内障等。

【贮藏】贮于干燥容器内，密闭，置通风干燥处。

> **知识拓展**
>
> 决明子中的结合性蒽醌具有泻热通便活性。加热炮制后，总蒽醌和结合性蒽醌均有不同程度的下降，而游离蒽醌则相应地有所增加，因此，决明子炒后能缓和泻下作用。常规煎煮时间内，决明子水煎液中游离蒽醌的量，打碎品比未打碎者多，炒品又比生品多，说明决明子应炒后打碎入药。

王不留行

王不留行始载于《神农本草经》，其炮制首见于汉代《金匮要略》。《中国药典》（2015年版）载有王不留行和炒王不留行两种炮制品，历代尚有蒸王不留行、酒王不留行等。

【处方用名】王不留行、王不留、炒王不留行、炒王不留。

【来源】本品为石竹科植物麦蓝菜 Vaccaria segetalis（Neck.）Garcke 的干燥成熟种子。夏季果实成熟、果皮尚未开裂时采割植株，晒干，打下种子，除去杂质，再晒干。

【炮制方法】

1. 王不留行 取原药材，除去杂质，洗净，干燥。

2. 炒王不留行 取净王不留行，置炒制容器内，用中火炒至大部分爆成白花，取出，晾凉。

【成品规格】

1. 王不留行 呈圆球形。表面黑色，少数红棕色，微有光泽，一侧有1条凹陷的纵沟。胚乳白色，粉性，质硬，味微涩而苦。王不留行的水分不得过12.0%，总灰分不得过4.0%；醇溶性浸出物不得过6.0%；含王不留行黄酮苷不得少于0.40%。

2. 炒王不留行 大多数呈类球形爆花状，体轻，质脆。炒王不留行的水分不得过10.0%；醇溶性浸出物不得过6.0%；含王不留行黄酮苷不得少于0.15%。

【炮制作用】

1. 王不留行 王不留行味苦，性平。归肝、胃经。具有活血通经，下乳消肿，利尿通淋的功能。生品长于消痈肿，用于乳痈或其他疮痈肿痛。

2. 炒王不留行 质松易碎，易于煎出有效成分，长于活血通经，下乳消肿，利尿通淋。用于经闭，痛经，乳汁不下，乳痈肿痛，淋证涩痛等。

【贮藏】贮于干燥容器内，密闭，置通风干燥处。

> **知识拓展**
>
> 　　临床上王不留行以炒用为主,多数要求炒至爆花,少数只要求种皮刚开裂。研究表明,水溶性浸出物的含量与爆花程度有关,爆花率越高,水溶物含量越高。完全爆花者较生品增加 1.1 倍,刚爆花者增加 0.6 倍,未爆花者增加 0.2 倍。根据爆花率与水溶物含量的关系及实际生产中的可能性,炒王不留行的爆花率达 80% 以上为宜。

牵牛子

　　牵牛子始载于《名医别录》,其炮制首见于南北朝《雷公炮炙论》。《中国药典》(2015 年版) 载有牵牛子和炒牵牛子两种炮制品,历代尚有酒牵牛子、醋牵牛子、蒸牵牛子、盐牵牛子等。

　　【处方用名】牵牛子、二丑、黑白丑、炒牵牛子、炒二丑、炒黑白丑。

　　【来源】本品为旋花科植物裂叶牵牛 *Pharbitis nil*(L.)Choisy 或圆叶牵牛 *Pharbitis purpurea*(L.)Voigt 的干燥成熟种子。秋末果实成熟、果壳未开裂时采割植株,晒干,打下种子,除去杂质。

　　【炮制方法】

　　1. 牵牛子　取原药材,除去杂质,洗净,干燥。用时捣碎。

　　2. 炒牵牛子　取净牵牛子,置炒制容器内,用文火炒至有爆裂声,稍鼓起,颜色加深,且略透香气时,取出,晾凉。用时捣碎。

　　【成品规格】

　　1. 牵牛子　呈三棱形,形似橘瓣状。表面灰黑色(黑牵牛子)或淡黄白色(白牵牛子)。背面有一条纵沟,质硬,微显油性。味辛、苦,有麻舌感。牵牛子的水分不得过 10.0%,总灰分不得过 5.0%;醇溶性浸出物不得少于 15.0%。

　　2. 炒牵牛子　稍鼓起,或有裂隙,色泽加深,微具香气。炒牵牛子的水分不得过 8.0%,总灰分不得过 5.0%;醇溶性浸出物不得少于 12.0%。

　　【炮制作用】

　　1. 牵牛子　牵牛子味苦,性寒;有毒。归肺、肾、大肠经。具有泄水通便,消痰涤饮,杀虫攻积的功能。生品药力较猛,泻下力强,能耗伤元气,长于逐水消肿,杀虫攻积;用于水肿胀满,二便不通,痰饮积聚,气逆喘咳,虫积腹痛。

　　2. 炒牵牛子　毒性降低,泻下作用缓和,免伤正气,并易于捣碎和煎出药效,以涤痰饮、消积滞见长。用于痰喘咳逆,饮食积滞。

　　【贮藏】贮于干燥容器内,密闭,置通风干燥处。

> **知识拓展**
>
> 研究表明，炒牵牛子水浸出物含量较高，脂肪油含量降低，生物碱等有效成分的含量减少；泻下作用较生品减弱，毒性较小。这与历来的牵牛子炮制后可缓和其峻猛攻下之力、减弱其毒性的观点相吻合。

苍耳子

苍耳子始载于《神农本草经》，其炮制首见于南北朝《雷公炮炙论》。《中国药典》（2015年版）载有苍耳子和炒苍耳子两种炮制品，历代尚有蒸苍耳子、苍耳子炭、酒苍耳子等。

【处方用名】苍耳子、炒苍耳子。

【来源】本品为菊科植物苍耳 *Xanthium sibiricum* Patr. 的干燥成熟带总苞的果实。秋季果实成熟时采收，干燥，除去梗、叶等杂质。

【炮制方法】

1. 苍耳子 取原药材，除去杂质。用时捣碎。

2. 炒苍耳子 取净苍耳子，置炒制容器内，用中火炒至表面黄褐色，刺焦时取出，晾凉。碾去刺，筛净。用时捣碎。

【成品规格】

1. 苍耳子 呈纺锤形或卵圆形。表面黄棕色或黄绿色，全体有钩刺。体轻质坚。横切面中央有纵隔膜，2室，各有1瘦果，有油性。气微，味微苦。苍耳子的水分不得过12.0%，总灰分不得过5.0%；含羧基苍术苷（$C_{31}H_{46}O_{18}S_2$）不得过0.35%，含绿原酸（$C_{16}H_{18}O_9$）不得少于0.25%。

2. 炒苍耳子 表面黄褐色，刺尖焦脆，微有香气。去刺后碾碎（或捣碎），呈碎粒状或饼状。炒苍耳子的水分不得过10.0%；含苍术苷（$C_{30}H_{46}O_{16}S_2$）应为0.10%~0.30%。

【炮制作用】

1. 苍耳子 苍耳子味辛、苦，性温；有毒。归肺经。具有散风寒，通鼻窍，祛风湿的功能。生品有毒，长于消风止痒；用于风疹瘙痒、疥癣及其他皮肤病。

2. 炒苍耳子 毒性降低，且质松刺酥，易于去刺和煎出有效成分，长于通鼻窍，祛风湿止痛。多用于风寒头痛，鼻塞流涕，鼻衄，鼻渊，风疹瘙痒，湿痹拘挛。

【贮藏】贮于干燥容器内，密闭，置通风干燥处。

> **知识拓展**
>
> 多数学者认为，苍耳子的毒性与其所含毒蛋白有关。苍耳子中的毒蛋白常损害肝、心、肾等内脏实质细胞，尤以损害肝脏为甚，能引起肝昏迷而迅速死亡，即便治愈，也易留下肝大后遗症。通过加热处理能使毒蛋白变性，凝固在细胞中不被溶出，达到去毒的目的。

牛蒡子

牛蒡子始载于《本草经集注》，其炮制首见于南北朝《雷公炮炙论》。《中国药典》（2015年版）载有牛蒡子和炒牛蒡子两种炮制品，历代尚有牛蒡子炭、蒸牛蒡子等。

【处方用名】牛蒡子、炒牛蒡子。

【来源】本品为菊科植物牛蒡 Arctium lappa L. 的干燥成熟果实。秋季果实成熟时采收果序，晒干，打下果实，除去杂质，再晒干。

【炮制方法】

1. **牛蒡子** 取原药材，除去杂质，洗净，干燥。用时捣碎。

2. **炒牛蒡子** 取净牛蒡子，置炒制容器内，用文火炒至微鼓起，有爆裂声，略有香气逸出时，取出，晾凉。用时捣碎。

【成品规格】

1. **牛蒡子** 呈长倒卵形，略扁，微弯曲。表面灰褐色，带紫黑色斑点，有数条纵棱。果皮较硬，富油性。味苦，微辛而稍麻舌。牛蒡子的水分不得过9.0%，总灰分不得过7.0%；含牛蒡苷不得少于5.0%。

2. **炒牛蒡子** 形如牛蒡子，色泽加深，略鼓起。微有香气。炒牛蒡子的水分不得过7.0%，总灰分不得过7.0%；含牛蒡苷不得少于5.0%。

【炮制作用】

1. **牛蒡子** 牛蒡子味辛、苦，性寒。归肺、胃经。具有疏散风热，宣肺透疹，解毒利咽的功能。生品长于疏散风热，解毒散结；用于风热感冒，咳嗽痰多，麻疹，风疹初起，咽喉肿痛，痄腮，丹毒，痈肿疮毒等。

2. **炒牛蒡子** 寒滑之性缓和，免伤脾胃，气香使宣散作用更佳，且有利于煎出药效，长于解毒透疹，利咽散结，化痰止咳。用于麻疹不透，咽喉肿痛，咳嗽气喘。

【贮藏】贮于干燥容器内，密闭，置通风干燥处。防蛀。

莱菔子

莱菔子始载于《日华子本草》，其炮制首见于宋代《太平圣惠方》。《中国药典》（2015年版）载有莱菔子和炒莱菔子两种炮制品，历代尚有焙莱菔子、蒸莱菔子、生姜炒莱菔子等。

【处方用名】莱菔子、萝卜子、炒莱菔子。

【来源】本品为十字花科植物萝卜 Raphanus sativus L. 的干燥成熟种子。夏季果实成熟时采割植株，晒干，搓出种子，除去杂质，再晒干。

【炮制方法】

1. **莱菔子** 取原药材，除去杂质，洗净，干燥。用时捣碎。

2. **炒莱菔子** 取净莱菔子，置炒制容器内，用文火炒至微鼓起，爆裂声减弱，手捻易碎，断面浅黄色，并有香气逸出时取出，晾凉。用时捣碎。

【成品规格】

1. 莱菔子 呈卵圆形或椭圆形,稍扁,表面黄棕色、红棕色或灰棕色,质较坚硬,破碎后有油性,味淡、微苦辛。

2. 炒莱菔子 鼓起,有裂纹,色泽加深,有油香气。

莱菔子和炒莱菔子:水分不得过 8.0%,总灰分不得过 6.0%,酸不溶性灰分不得过 2.0%;醇溶性浸出物不得少于 10.0%,含芥子碱以芥子碱硫氰酸盐计,不得少于 0.40%。

【炮制作用】

1. 莱菔子 莱菔子味辛、甘,性平。归肺、脾、胃经。具有消食除胀,降气化痰的功能。生品能升能散,有涌吐风痰的作用,用于饮食停滞,脘腹胀痛,大便秘结,积滞泻痢,痰壅喘咳。

2. 炒莱菔子 性降,药性缓和,有香气,可消除生品服后恶心的副作用,长于降气化痰,消食除胀。用于食积腹胀,气喘咳嗽。

【贮藏】贮于干燥容器内,密闭,置通风干燥处,防蛀。

知识拓展

1. 研究显示,莱菔子各种炮制品均有增强离体兔回肠节律性收缩的作用和抑制胃排空率的作用。对胃排空的延迟,可使食物不至于过快地进入小肠,从而有利于减轻小肠消化的负担;对小肠运动的增强,则可加强机械消化作用。两者均有利于小肠内食物的消化。

2. 在对离体豚鼠胃肌条节律性收缩和紧张性收缩方面,以及对抗肾上腺素抑制兔回肠运动方面,莱菔子生品的作用弱于炒品(内部黄色)和老品(表面黑褐色,内部黄褐色),故临床多用炒品作消导药。

酸枣仁

酸枣仁始载于《神农本草经》,其炮制首见于南北朝《雷公炮炙论》。《中国药典》(2015 年版)载有酸枣仁和炒酸枣仁两种炮制品,历代尚有焦酸枣仁、酸枣仁炭、煨酸枣仁、蜜酸枣仁等。

【处方用名】酸枣仁、炒酸枣仁。

【来源】本品为鼠李科植物酸枣 *Ziziphus jujuba* Mill. var. *spinosa* (Bunge) Hu ex H. F. Chou 的干燥成熟种子。秋末冬初采收成熟果实,除去果肉及核壳,收集种子,晒干。

【炮制方法】

1. 酸枣仁 取原药材,除去残留核壳,洗净,干燥。用时捣碎。

2. 炒酸枣仁 取净酸枣仁,置炒制容器内,用文火炒至表皮鼓起,有爆裂声,色微变深,透出香气时,取出,晾凉。用时捣碎。

【成品规格】

1. **酸枣仁**　呈扁圆形或椭圆形。表面紫红色或紫褐色，平滑有光泽，有时显纵纹。种皮较脆，胚乳白色，富油性。气微，味淡。酸枣仁的水分不得过9.0%，总灰分不得过7.0%；含酸枣仁皂苷 A（$C_{58}H_{94}O_{26}$）不得少于0.030%，含斯皮诺素（$C_{28}H_{32}O_{15}$）不得少于0.080%。

2. **炒枣仁**　鼓起，表面颜色加深，断面浅黄色，有裂纹，具香气。炒酸枣仁的水分不得过7.0%，总灰分不得过4.0%；含酸枣仁皂苷 A（$C_{58}H_{94}O_{26}$）不得少于0.030%，含斯皮诺素（$C_{28}H_{32}O_{15}$）不得少于0.080%。

【炮制作用】

1. **酸枣仁**　酸枣仁味甘、酸，性平。归肝、胆、心经。具有养心补肝，宁心安神，敛汗，生津的功能。用于虚烦不眠，惊悸多梦，体虚多汗，津伤口渴。生品性平，常入清剂，具有养心安神、益肝肾作用，用于心阴不足和肝肾亏损及肝胆虚热所致的失眠、惊悸、健忘、眩晕、耳鸣、目暗不明。

2. **炒酸枣仁**　炒后种皮开裂，易于粉碎和煎出，并起到杀酶保苷的作用。炒酸枣仁与酸枣仁生品的功效基本一致，均有安神作用。炒品性偏温补，常入温剂，长于养心敛汗，用于心血不足或心气不足的惊悸、健忘、盗汗、自汗及胆虚不眠。

【贮藏】贮于干燥容器内，密闭，置阴凉干燥处。防蛀。

> **知识拓展**
>
> 酸枣仁不宜过度炒制，久炒易使其有效成分含量降低。微炒或炒黄的酸枣仁，水提取物或乙醚提取物含量均高于生品，炒焦和炒黑品均低于生品。炒酸枣仁中的酸枣仁总皂苷含量明显高于生品，炒后成分易于煎出。生、炒酸枣仁均有镇静催眠作用，微炒更佳。这与酸枣仁"不宜久炒，否则油枯失效"的要求相吻合。

火麻仁

火麻仁始载于《神农本草经》，其炮制首见于唐代《备急千金要方》。《中国药典》（2015年版）载有火麻仁和炒火麻仁两种炮制品，历代尚有煅火麻仁、蒸火麻仁等。

【处方用名】火麻仁、麻子仁、麻仁、炒火麻仁、炒麻仁。

【来源】本品为桑科植物大麻 Cannabis sativa L. 的干燥成熟果实。秋季果实成熟时采收，除去杂质，晒干。

【炮制方法】

1. **火麻仁**　取原药材，除去杂质及果皮。

2. **炒火麻仁**　取净火麻仁，置于温度适宜的热锅内，用文火炒至表面微黄色，有香气逸出时，取出，放凉。

【成品规格】

1. 火麻仁 呈卵圆形，表面灰绿色或灰黄色，有微细的白色或棕色网纹，两边有棱，顶端略尖，果皮薄而脆，种皮绿色，种仁乳白色，富油性，气微，味淡。

2. 炒火麻仁 微黄色，油性较大，具香气。

【炮制作用】

1. 火麻仁 火麻仁味甘，性平。归脾、胃、大肠经。具有润肠通便的功能。

2. 炒火麻仁 炒后有效成分易于煎出，并产生香气，增强润肠燥、滋阴血的功能。用于肠燥便秘证属血虚津亏者。

【贮藏】置于阴凉干燥处。防热，防蛀。

葶苈子

葶苈子始载于《神农本草经》，其炮制首见于汉代《金匮玉函经》。《中国药典》(2015年版) 载有葶苈子和炒葶苈子两种炮制品，历代尚有酒葶苈子、浆水葶苈子、蒸葶苈子、盐葶苈子等。

【处方用名】葶苈子、炒葶苈子。

【来源】本品为十字花科植物播娘蒿 Descurainia sophia (L.) Webb. ex Prantl. 或独行菜 Lepidium apetalum Willd. 的干燥成熟种子。前者习称"南葶苈子"，后者习称"北葶苈子"。夏季果实成熟时采割植株，晒干，搓出种子，除去杂质。

【炮制方法】

1. 葶苈子 取原药材，除去杂质，筛去灰屑。用时捣碎。

2. 炒葶苈子 取净葶苈子，置炒制容器内，用文火加热，炒至微鼓起，有爆裂声，外表棕褐色，断面浅黄色，并透出香气时，取出，晾凉。用时捣碎。

【成品规格】

1. 葶苈子 北葶苈子呈扁卵形，长 1~1.5mm，表面棕色或红棕色，微有光泽，北葶苈子气微，味微辛辣，黏性较强。北葶苈子的水分不得过 9.0%，总灰分不得过 8.0%，酸不溶性灰分不得过 3.0%，膨胀度不得低于 12。

南葶苈子长圆形略扁，长 0.8~1.2mm，表面棕色或红棕色，微有光泽，具纵沟 2 条，其中 1 条较明显。味微辛、苦，略带黏性。南葶苈子的水分不得过 9.0%，总灰分不得过 8.0%，酸不溶性灰分不得过 3.0%，膨胀度不得低于 3；含槲皮素-3-O-β-D-葡萄糖-7-O-β-D-龙胆双糖苷不得少于 0.075%。

2. 炒葶苈子 外表面棕褐色，具有香气，无黏性。炒葶苈子的水分不得过 5.0%，总灰分不得过 8.0%，酸不溶性灰分不得过 3.0%；南葶苈子炒后含槲皮素-3-O-β-D-葡萄糖-7-O-β-D-龙胆双糖苷不得少于 0.080%。

【炮制作用】

1. 葶苈子 葶苈子味辛、苦，性大寒。归肺、膀胱经。具有泻肺平喘，利水消肿的功能。生品苦寒沉降，作用峻烈，能耗伤肺气，长于利水消肿。用于痰涎壅肺，喘咳痰多，胸胁胀满，不得平卧，胸腹水肿，小便不利。

2. 炒葶苈子 炒后其苦寒之性缓和，免伤肺气，且利于苷类成分的保存，宜用于实中夹虚的患者。用于咳嗽喘逆，腹水胀满。

【贮藏】贮于干燥容器内，密闭，置通风干燥处。防蛀。

> **知识拓展**
>
> 葶苈子含芥子苷、芥子碱、脂肪油等。炒后芥子苷的含量是生品的 1.77 倍，炒后水煎液中芥子苷的含量是生品水煎液的 2.73 倍，且炒后杀酶保苷，减少了煎液中具刺激性的芥子油的含量，可增强止咳效果。

芥 子

芥子始载于《名医别录》，其炮制首见于唐代《备急千金要方》。《中国药典》（2015 年版）载有芥子和炒芥子两种炮制品，历代尚有酒芥子、醋芥子、芥子炭等。

【处方用名】芥子、白芥子、炒芥子、炒白芥子。

【来源】本品为十字花科植物白芥 *Sinapis alba* L. 或芥 *Brassica juncea*（L.）Czern. et Coss. 的干燥成熟种子。前者习称"白芥子"，后者习称"黄芥子"。夏末秋初果实成熟时采割植株，晒干，打下种子，除去杂质。

【炮制方法】

1. 芥子 取原药材，除去杂质。用时捣碎。

2. 炒芥子 取净芥子，置炒制容器内，用文火加热，炒至深黄色，有爆裂声，当透出香辣气时，取出，晾凉。用时捣碎。

【成品规格】

1. 芥子 球形，表面灰白色至淡黄色（白芥子），或黄色至棕黄色（黄芥子）。味辛辣。芥子水分不得过 14.0%，总灰分不得过 6.0%；水溶性浸出物不得少于 12.0%，含芥子碱不得少于 0.50%。

2. 炒芥子 表面颜色加深，偶有焦斑，微见裂纹，断面浅黄色，有香辣气。炒芥子的水分不得过 8.0%，总灰分不得过 6.0%；水溶性浸出物不得少于 12.0%，含芥子碱不得少于 0.40%。

【炮制作用】

1. 芥子 芥子味辛，性温。归肺经。具有温肺豁痰利气，散结通络止痛的功能。生品力猛，辛散作用和通络散结作用强。多用于寒痰喘咳，胸闷胁痛，关节疼痛，痈肿疮毒。

2. 炒芥子 炒后辛散走窜之性缓和，以免耗气伤阴，长于顺气豁痰，且质脆易碎，易于煎出药效，同时可破坏芥子酶，利于芥子苷的保存。常用于咳嗽气喘，特别适于寒痰咳喘，亦治食积成痞。

【贮藏】贮于干燥容器内，密闭，置通风干燥处。

> **知识拓展**
>
> 芥子内服后,其所含硫苷化合物能刺激胃黏膜,使胃部产生温暖感,增加消化液的分泌,有健胃作用。此苷本身无刺激性,但酶解后生成的芥子油(异硫氰酸酯类)具有辛辣味和刺激性。炒制可杀酶保苷,使其服用后在胃肠道环境中缓缓分解,逐渐释放出芥子油而发挥治疗作用。研究显示,生芥子煎液中含芥子苷和芥子油,炒芥子煎液中含芥子苷而无芥子油。外用以生品研末为宜,以免用炒品酶失去活性,苷不能被水解而难以奏效。

紫苏子

紫苏子始载于《本草经集注》,其炮制首见于唐代《外台秘要》。《中国药典》(2015年版)载有紫苏子和炒紫苏子两种炮制品,历代尚有蜜紫苏子、酒紫苏子、紫苏子霜等。

【处方用名】紫苏子、苏子、炒紫苏子、炒苏子、蜜紫苏子、苏子霜。

【来源】本品为唇形科植物紫苏 Perilla frutescens (L.) Britt. 的干燥成熟果实。秋季果实成熟时采收,除去杂质,晒干。

【炮制方法】

1. 紫苏子 取原药材,除去杂质,洗净,干燥。用时捣碎。

2. 炒紫苏子 取净紫苏子,置炒制容器内,用文火炒至有爆裂声,表面颜色加深,并透出香气时,取出,晾凉。用时捣碎。

3. 蜜紫苏子 取熟蜜,加适量开水稀释,淋入净紫苏子内拌匀,稍闷,文火炒至深棕色,不黏手时取出。

每100kg紫苏子,用熟蜜10kg。

4. 苏子霜 取净紫苏子,研如泥状,加热,用布或吸油纸包裹,压榨去油,至药物不再黏成饼,成松散粉末为度,研细。

【成品规格】

1. 紫苏子 呈卵圆形或类球形。表面呈灰棕色或灰褐色,有微隆起的暗紫色网纹。压碎有香气,味微辛。紫苏子的水分不得过8.0%;含迷迭香酸不得少于0.25%。

2. 炒紫苏子 外表呈黑褐色,具香气。炒紫苏子的水分不得过2.0%;含迷迭香酸不得少于0.20%。

3. 蜜紫苏子 形如紫苏子,深棕色,有黏性,具蜜香气,味微甜。

4. 苏子霜 灰白色粗粉,气微香。

【炮制作用】

1. 紫苏子 紫苏子味辛,性温。归肺经。具有降气化痰,止咳平喘,润肠通便的功能。生品辛燥之性较强,润燥滑肠力专。用于痰壅气逆,咳嗽气喘,尤其适于喘咳而兼便秘者。

2. 炒紫苏子 炒后辛散之性缓和，善于降气平喘，并易于煎出药效。常用于多种原因引起的气喘咳嗽。

3. 蜜紫苏子 长于润肺止咳，降气平喘。

4. 苏子霜 有降气平喘之功，但无滑肠之虑，多用于脾虚便溏的喘咳患者。

【贮藏】贮于干燥容器内，密闭，置通风干燥处。防蛀。

蔓荆子

蔓荆子始载于《神农本草经》，其炮制首见于南北朝《雷公炮炙论》。《中国药典》（2015年版）载有蔓荆子和炒蔓荆子两种炮制品，历代尚有酒蔓荆子、蒸蔓荆子等。

【处方用名】蔓荆子、炒蔓荆子。

【来源】本品为马鞭草科植物单叶蔓荆 Vitex trifolia L. var. simplicifolia Cham. 或蔓荆 Vitex trifolia L. 的干燥成熟果实。秋季果实成熟时采收，除去杂质，晒干。

【炮制方法】

1. 蔓荆子 取原药材，筛去灰屑及杂质。用时捣碎。

2. 炒蔓荆子 取净蔓荆子，置于温度适宜的热锅内，用文火炒至颜色加深，取出，放凉，搓去蒂下白膜，筛去灰屑。用时捣碎。

【成品规格】

1. 蔓荆子 呈球形，表面灰黑色或黑褐色，被灰白色粉霜状茸毛，基部有灰白色宿萼及短果梗。体轻，质坚韧，不易破碎。气特异而芳香，味淡、微辛。蔓荆子的水分不得过14.0%，总灰分不得过7.0%；醇溶性浸出物不得少于8.0%，含蔓荆子黄素不得少于0.030%。

2. 炒蔓荆子 表面黑色或黑褐色，气特异而芳香，味淡、微辛。炒蔓荆子的水分不得过7.0%，总灰分不得过7.0%；醇溶性浸出物不得少于8.0%，含蔓荆子黄素不得少于0.030%。

【炮制作用】

1. 蔓荆子 蔓荆子味辛、苦，性微寒。归膀胱、肝、胃经。具有疏散风热，清利头目的功能。生品微寒而辛散，长于疏风散热。用于风热感冒头痛，牙龈肿痛，目赤多泪，目暗不明，头晕目眩。

2. 炒蔓荆子 炒后辛散之性缓和，且质酥易碎，易于煎出有效成分，长于升清阳之气和祛风止痛。用于耳目失聪，风湿痹痛，偏正头痛。

【贮藏】置于阴凉干燥处。

茺蔚子

茺蔚子始载于《神农本草经》，其炮制首见于宋代《产育宝庆集》。《中国药典》（2015年版）载有茺蔚子和炒茺蔚子两种炮制品，历代尚有酒洗茺蔚子、蒸茺蔚子和隔纸烘茺蔚子。

【处方用名】茺蔚子、益母草子、炒茺蔚子。

【来源】本品为唇形科植物益母草 Leonurus japonicus Houtt. 的干燥成熟果实。秋季果实成熟时采割地上部分，晒干，打下果实，除去杂质。

【炮制方法】

1. 茺蔚子 取原药材，除去杂质。用时捣碎。

2. 炒茺蔚子 取净茺蔚子，置于温度适宜的热锅内，用文火炒至鼓起，有爆裂声，表面颜色加深，断面浅黄色，有香气逸出时，取出，放凉。用时捣碎。

【成品规格】

1. 茺蔚子 呈三棱形，表面灰棕色至灰褐色，有深色斑点，一端稍宽，平截状，另一端渐窄而钝尖，果皮薄，种仁类白色，富油性，味苦。

2. 炒茺蔚子 表皮微鼓起，色泽加深，具香气。

【炮制作用】

1. 茺蔚子 茺蔚子味辛、苦，性微寒。归心包、肝经。具有活血调经，清肝明目的功能。生品长于清肝明目，多用于目赤翳障，头晕胀痛。

2. 炒茺蔚子 炒后寒性减弱，质脆易碎，易于煎出有效成分，长于活血调经。用于月经不调，痛经，产后瘀血腹痛。

【贮藏】置于通风干燥处。

白 果

白果始载于《绍兴本草》，其炮制首见于明代《滇南本草》。《中国药典》（2015年版）载有白果仁和炒白果仁两种炮制品，历代尚有煨白果仁、煮白果仁、糯米蒸白果仁等。

【处方用名】白果、白果仁、炒白果、炒白果仁。

【来源】本品为银杏科植物银杏 Ginkgo biloba L. 的干燥成熟种子。秋季种子成熟时采收，除去肉质外种皮，洗净，稍蒸或略煮后，烘干。

【炮制方法】

1. 白果仁 取原药材，除去杂质，去壳取仁。用时捣碎。

2. 炒白果仁 取净白果仁，置于温度适宜的热锅内，用文火炒至表面深黄色，带斑点，有香气逸出时，取出，放凉。用时捣碎。

【成品规格】

1. 白果仁 白果略呈椭圆形，表面黄白色或淡棕黄色，平滑。白果仁为扁椭圆形，一端淡棕色，另一端金黄色，断面外层黄色，胶质样，内层淡黄色或淡绿色，粉性，中间有空隙。味甘、微苦。

2. 炒白果仁 表面呈深黄色，稍带焦斑，具香气。

【炮制作用】

1. 白果仁 白果仁味甘、苦、涩，性平；有毒。归肺经。具有敛肺定喘，止带缩尿的功能。生品有毒，内服量宜少，能降痰，解毒杀虫。用于疥癣、酒渣鼻、阴虱、蛀牙等。

2. 炒白果仁 炒后毒性降低，能敛肺定喘，止带缩尿。用于痰多喘咳，带下白浊，遗尿尿频。

【贮藏】置于通风干燥处。

蒺 藜

蒺藜始载于《金匮要略》，其炮制首见于南北朝《雷公炮炙论》。《中国药典》（2015年版）载有蒺藜和炒蒺藜两种炮制品，历代尚有蒸蒺藜、酒蒺藜、醋蒺藜、当归制蒺藜等。

【处方用名】蒺藜、白蒺藜、刺蒺藜、炒蒺藜。

【来源】本品为蒺藜科植物蒺藜 *Tribulus terrestris* L. 的干燥成熟果实。秋季果实成熟时采割植株，晒干，打下果实，去除杂质。蒺藜一般都需去刺，过去多用研槽或碾子去刺，劳动强度大，效率低。现可采用碾米机去刺，效果较为理想。

【炮制方法】

1. 蒺藜 取原药材，除去杂质，去刺。用时捣碎。

2. 炒蒺藜 取净蒺藜，置于温度适宜的热锅内，用文火炒至表面微黄色，有香气逸出时取出，放凉，碾去刺，筛去刺屑。用时捣碎。

【成品规格】

1. 蒺藜 呈放射状五棱形，背部隆起，黄绿色，有纵棱及多数小刺，并有对称的长刺和短刺各1对；两侧面粗糙，有网纹，灰白色。质坚硬，味辛、苦。

2. 炒蒺藜 多为单一的分果瓣，无刺，微黄色。微具香气，味苦、辛。

蒺藜和炒蒺藜水分不得过9.0%，总灰分不得过12.0%。

【炮制作用】

1. 蒺藜 蒺藜味辛、苦，性微温；有小毒。归肝经。具有平肝解郁，活血祛风，明目，止痒的功能。用于头痛眩晕，胸胁胀痛，乳闭乳痈，目赤翳障，风疹瘙痒。生品长于平肝解郁，活血祛风，但辛散有毒。

2. 炒蒺藜 炒后辛散之性缓和，毒性降低，并易于去刺，长于平肝潜阳，疏肝解郁。用于头痛眩晕，胸胁疼痛，乳闭乳痈等。

【贮藏】置于通风干燥处，防霉。

冬瓜子

冬瓜子始载于《新修本草》，其炮制首见于宋朝《本草图经》。历代有醋制冬瓜子、炒冬瓜子，近代的炮制方法还有麸炒、蜜制、蜜麸炒等。《中国药典》（2015年版）收载该药。

【处方用名】冬瓜子、冬瓜仁、炒冬瓜子、炒冬瓜仁。

【来源】本品为葫芦科植物冬瓜 *Benincasa hispida* (Thunb.) Cogn. 的干燥成熟种子。秋季果实成熟时，取出种子，洗净，晒干。

【炮制方法】

1. 冬瓜子 取原药材，除去杂质及灰屑。用时捣碎。

2. 炒冬瓜子 取净冬瓜子，置于温度适宜的热锅内，用文火炒至鼓起，表面淡黄色，略带焦斑时，取出，放凉。用时捣碎。

【成品规格】

1. 冬瓜子 呈扁平的卵圆形或长卵形，一端钝圆，另一端尖，表面黄白色，质轻，味微甜。

2. 炒冬瓜子 微鼓起，表面微黄色，略带焦斑，断面淡黄色，气微香。

【炮制作用】

1. 冬瓜子 冬瓜子味甘，性微寒。归肺、肝、小肠经。具有清热化痰，排脓利湿的功能。生品寒滑疏利，长于清热化痰，消痈排脓。用于肺热痰嗽，肺痈、肠痈初起。

2. 炒冬瓜子 炒后寒滑之性缓和，免伤脾胃，长于渗湿化浊。用于湿热带下，白浊。

【贮藏】置于通风干燥处，防蛀。

槐 花

槐花始载于《日华子本草》，其炮制首见于宋代《太平圣惠方》。《中国药典》（2015年版）载有槐花、炒槐花和槐花炭三种炮制品，历代尚有酒槐花、醋槐花、麸炒槐花等。

【处方用名】槐花、槐米、炒槐花、炒槐米、槐花炭、槐米炭。

【来源】本品为豆科植物槐 Sophora japonica L. 的干燥花及花蕾。夏季花开放或花蕾形成时采收，及时干燥，除去枝、梗及杂质。前者习称"槐花"，后者习称"槐米"。

【炮制方法】

1. 槐花 取原药材，除去杂质及枝梗，筛去灰屑。

2. 炒槐花 取净槐花，置炒制容器内，用文火炒至表面深黄色，且透出香气时，取出，晾凉。

3. 槐花炭 取净槐花，置炒制容器内，用中火炒至表面焦褐色，喷洒少许清水，灭尽火星。炒干，取出，凉透。

【成品规格】

1. 槐花 皱缩而卷曲，花瓣多散落，完整者花萼钟状，黄绿色，花瓣黄色或黄白色，质轻。味微苦。槐花的水分不得过 11.0%，总灰分不得过 14.0%，酸不溶性灰分不得过 8.0%；醇溶性浸出物不得少于 37.0%，含总黄酮以芦丁计不得少于 8.0%。

2. 槐米 花蕾卵圆形或椭圆形。花萼黄绿色，上方为未开放的黄白色花瓣，内呈黄褐色，质轻。味微苦涩。槐米的水分不得过 11.0%，总灰分不得过 9.0%，酸不溶性灰分不得过 3.0%；醇溶性浸出物不得少于 43.0%，含总黄酮以芦丁计不得少于 20.0%。

3. 炒槐花 外表深黄色，味微苦。

4. 槐花炭 外表焦褐色，质更轻，味涩。

【炮制作用】

1. 槐花 槐花味苦，性微寒。归肝、大肠经。具有凉血止血，清肝泻火的功能。生品以清泻肝火，清热凉血见长。用于血热妄行之便血、痔血、崩漏、吐血、衄血，肝热目赤，头痛眩晕，疮毒肿痛。

2. 炒槐花 炒能缓其苦寒之性，避免伤中，并能破坏酶，利于芦丁的保存。其清热凉血作用仅次于生品。

3. 槐花炭 炒炭后涩性增加，长于止血，而清热凉血作用极弱。用于便血、痔血、崩漏、吐血、衄血等。

【贮藏】贮于干燥容器内，密闭，置通风干燥处。防潮、防蛀。

> **知识拓展**
>
> 1. 槐花或槐米中所含的芦丁能维持毛细血管的抵抗力，降低其通透性及脆性，能促进细胞的增生，防止血细胞的凝集，此外尚有抗炎、抗过敏、利尿、解痉、镇咳等作用。与芦丁共存的鼠李糖转化酶能在常温下水解芦丁，形成槲皮素，槲皮素具有祛痰、止咳、平喘及止血作用。槐花炒后能破坏鼠李糖转化酶，保存芦丁成分。
>
> 2. 研究发现，槐米中的芦丁、槲皮素、鞣质的含量随炮制时加热温度高低、受热时间长短呈规律性变化。槐米炒炭后芦丁含量降低，鞣质含量相应增加，但温度过高，鞣质也会破坏损失。多数实验表明，槐米在170℃下加热，鞣质的含量变化不大；170℃～190℃内加热，鞣质的含量迅速增加高达数倍；当温度超过190℃时，鞣质含量开始下降；230℃左右加热，鞣质的含量可降至生品以下。故槐米炒炭时，温度应保持在170℃～190℃。

使君子

使君子始载于《开宝本草》，其炮制首见于宋代《小儿卫生总微方论》，《中国药典》（2015年版）载有使君子、使君子仁、炒使君子仁三种炮制品，历代尚有炒熟、烧存性、热火灰中炮、麸炮、面裹煨、蒸制等方法。

【处方用名】使君子、使君子仁、炒使君子仁。

【来源】本品为使君子科植物使君子 Quisqualis indica L. 的干燥成熟果实。秋季果皮变紫黑色时采收，除去杂质，干燥。

【炮制方法】

1. 使君子 取原药材，除去残留果柄及杂质。用时捣碎。

2. 使君子仁 取净使君子，除去外壳，取仁。用时捣碎。

3. 炒使君子仁 取净使君子仁，置于温度适宜的热锅内，用文火炒至表面黄色，微有焦斑，有香气逸出时，取出，放凉。用时捣碎。

【成品规格】

1. 使君子 呈长椭圆形或卵圆形，多具5条纵棱，顶端狭尖，基部钝圆。表面黑褐色至紫黑色。平滑，微有光泽。质坚硬。

2. 使君子仁 呈长椭圆形或纺锤形，表面棕褐色或黑褐色，有多数纵皱纹。种皮薄，易剥离。种仁子叶2，黄白色，有油性，断面有裂隙。气微香，味微甜。

使君子种子和使君子仁：每1000g含黄曲霉毒素 B_1 不得过 $5\mu g$，黄曲霉毒素 G_2、黄曲霉毒素 G_1、黄曲霉毒素 B_2 和黄曲霉毒素 B_1 总量不得过 $10\mu g$；种子含胡芦巴碱不得少于0.20%。

3. 炒使君子仁 形如使君子仁，表面黄白色，具焦斑，有香气。胡芦巴碱含量不得少于0.20%。

【炮制作用】

1. 使君子 味甘，性温。归脾、胃经。具有杀虫消积的功能。

2. 使君子仁 与带壳使君子功用相同，生品杀虫力强，用于蛔虫病、蛲虫病。入煎剂可直接用使君子捣碎入药，入丸、散剂用使君子仁。

3. 炒使君子仁 可缓和膈肌痉挛的副作用，并长于健脾消积，亦可杀虫。用于小儿疳积及虫积腹痛。

【贮藏】置于通风干燥处，防霉，防蛀。

知识拓展

临床观察发现，成人服使君子果壳（与泻药合用）排虫率为75%，全果为80%，可见驱虫效果差别不大，并且多组成复方应用，因此认为统一以果实入药，经低温均匀加热炮制后应用为宜。但清炒法不易均匀炒透，可用砂烫法代替，砂温不超过110℃为好；大生产可采用100℃左右温度烘制，以烘至种仁变软、香气逸出为经验指标。

九香虫

九香虫始载于《本草纲目》，其炮制方法文献很少记载。近代以来多炒后入药，《中国药典》（2015年版）载有九香虫、炒九香虫两种炮制品。

【处方用名】九香虫、炒九香虫。

【来源】本品为蝽科昆虫九香虫 *Aspongopus chinensis* Dallas 的干燥体。11月至次年3月前捕捉，置适宜容器内，用酒少许将其闷死，取出阴干；或置沸水中烫死，取出，干燥。

【炮制方法】

1. 九香虫 取原药材，除去杂质，筛净灰屑。

2. 炒九香虫 取净九香虫，置于温度适宜的热锅内，用文火炒至颜色加深，有香气逸出时，取出，放凉。

【成品规格】

1. 九香虫　略呈六角状扁椭圆形，表面棕褐色或棕黑色，略有光泽；头部小，复眼突出，卵圆状；腹部棕红色至棕黑色，质脆，折断后内有浅棕色内含物；有特异臭气，味咸。九香虫的总灰分不得过6.0%；醇溶性浸出物不得少于10.0%。

2. 炒九香虫　形如九香虫，色泽加深，具香气。

【炮制作用】

1. 九香虫　九香虫味咸，性温。归肝、脾、肾经。有理气止痛，温中助阳的功能。九香虫虽有"九香"之名，但实际上具有特异的臭气，故有"打屁虫"之俗称，临床多炒后用。

2. 炒九香虫　炒后气香，矫其异臭，增强行气温阳的作用。用于胃寒胀痛，肝胃气滞，肾虚阳痿，腰膝酸痛等。

【贮藏】置于木箱内衬以油纸，防潮，防蛀。

第二节　炒焦法

将待炮炙品置已预热至适宜温度的炒制容器内，用中火或武火加热，炒至药物表面呈焦黄或焦褐色，内部颜色加深，并具有焦香气味的炮制方法，称为炒焦法。

（一）适用范围

炒焦法多适用于健脾胃、消食类的药物。传统有"焦香可以醒脾胃"之说。

（二）主要目的

1. 增强疗效　如六神曲、麦芽、山楂等，炒焦后产生焦香气味，增强消食健脾胃作用。

2. 缓和药性　如山楂，炒焦后缓和酸性；川楝子、栀子等，炒焦后缓和苦寒之性；槟榔炒焦后缓和峻烈之性。

3. 降低毒性　如生川楝子有小毒，炒焦后毒性降低。

（三）操作方法

1. 手工炒制

（1）净制　将待炮炙品除去杂质，大小分档。

（2）预热　根据药物的质地，选用中火或文火（如焦槟榔），加热空锅至炒焦所需温度。

（3）炒药　将药物投入已预热的锅内，用中火或武火（如川楝子）加热，快速翻炒，使药物均匀受热，炒至规定的程度时，迅速出锅，晾凉，除去药屑。药物炒焦时若出现火星，须及时喷洒少许清水，再炒干，取出，晾凉。

炒焦的火力以中火为主，少数药物用武火，也有用文武火（即先用文火去除药物中的水分,并使药物内部受热稍有变色后,再改用武火,使药物表面很快焦化,内部变为淡黄色),其加热时间较炒黄稍长。

(4) **收贮** 将符合炒焦成品质量标准的饮片包装,收贮。

2. 机器炒制 操作与炒黄法类同。炒焦时焦化程度较重的药物,如山楂、苍术等,若出现火星,须及时喷洒清水少许,炒后要及时摊晾,干燥。

(四) 注意事项

1. 药物要大小分档。
2. 药物焦化程度较重者,需喷水降温,防止程度"太过"。
3. 出锅后,要散尽余热和湿气后,再收贮。

山 楂

山楂始载于《新修本草》,其炮制首见于元代《丹溪心法》。《中国药典》(2015年版)载有净山楂、炒山楂和焦山楂三种炮制品,历代尚有蒸山楂、姜汁炒山楂、蜜山楂、酒山楂等。

【处方用名】山楂、炒山楂、焦山楂、山楂炭。

【来源】本品为蔷薇科植物山里红 *Crataegus pinnatifida* Bge. var. *major* N. E. Br. 或山楂 *Crataegus pinnatifida* Bge. 的干燥成熟果实。秋季果实成熟时采收,切片,干燥。

【炮制方法】

1. 山楂 取原药材,除去杂质,切片,干燥。筛去脱落的果核、果柄及碎屑。

2. 炒山楂 取净山楂,置炒制容器内,用中火炒至颜色加深,取出,晾凉。筛去碎屑。

3. 焦山楂 取净山楂,置炒制容器内,用中火炒至外表焦褐色,内部黄褐色,取出,晾凉。筛去碎屑。

4. 山楂炭 取净山楂,置炒制容器内,用武火炒至表面焦黑色,内部焦褐色,喷淋少许清水,灭尽火星,取出,晾干。筛去碎屑。

【成品规格】

1. 山楂 呈圆形片,皱缩不平,外皮红色,具皱纹,有灰白色小斑点。果肉深黄色或浅棕色,中间有浅黄色果核。气微清香,味酸,微甜。

2. 炒山楂 表面颜色加深,果肉黄褐色,偶见焦斑。气清香,味酸,微甜。炒山楂的有机酸以枸橼酸计,不得少于4.0%。

3. 焦山楂 表面焦褐色,内部黄褐色,味酸,微涩。焦山楂的有机酸以枸橼酸计,不得少于4.0%。

4. 山楂炭 表面焦黑色,内部焦褐色,味涩。

【炮制作用】

1. 山楂 山楂味酸、甘,性微温。归脾、胃、肝经。具有消食健胃,行气散瘀,化浊降脂的功能。生品消食,活血化瘀,但味酸伐脾。用于血瘀经闭,产后瘀阻腹痛,疝气疼痛，以及高脂血症，高血压，冠心病等。亦用于食积停滞。

2. 炒山楂 酸味减弱，药性和缓，减少对脾胃的刺激，长于消食化积。用于肉食积滞，胃脘胀满，泻痢腹痛，瘀血经闭，产后瘀阻，心腹刺痛，胸痹心痛，疝气疼痛，高脂血症。

3. 焦山楂 不仅酸味减弱，而且产生苦味，增强其消食导滞的功能。用于肉食积滞，泻痢不爽。

4. 山楂炭 性涩，长于止血，止泻。用于脾虚泄泻，血痢，胃肠出血。

【贮藏】贮于干燥容器内，密闭，置通风干燥处，防蛀。

> **知识拓展**
>
> 1. 山楂中的总黄酮和总有机酸主要分布于果肉中，核中含量甚微，而核又占整个药材重量的40%左右，故山楂去核入药是合理的（核可另作药用）。
>
> 2. 山楂不同炮制品中总黄酮和有机酸类成分的含量差别很大。炒山楂中有机酸的含量略低于生品，黄酮类成分无明显变化。焦山楂和山楂炭中总黄酮类成分分别保留了41.9%和25.8%，总有机酸下降的更明显，分别保留了10.7%和2.8%。说明加热时间越长，温度越高，总黄酮类成分和总有机酸类成分被破坏就越多，特别对有机酸类成分的影响较大。通过对不同炮制温度的山楂制品有机酸的含量测定和对胃肠推进作用的探讨，认为山楂用于消食时，炮制温度最好控制在160℃～200℃。
>
> 3. 山楂不同炮制品对离体胃肠肌条均有促进收缩作用，且炮制后作用均强于生山楂。

槟 榔

槟榔始载于《名医别录》，其炮制首见于南北朝《雷公炮炙论》。《中国药典》（2015年版）载有槟榔、炒槟榔和焦槟榔三种炮制品，历代尚有煨槟榔、醋槟榔、蜜槟榔、盐槟榔等。

【处方用名】槟榔、炒槟榔、焦槟榔、槟榔炭。

【来源】本品为棕榈科植物槟榔 Areca catechu L. 的干燥成熟种子。春末至秋初采收成熟果实，用水煮后，干燥，除去果皮，取出种子，干燥。

【炮制方法】

1. 槟榔 取原药材，置水中浸泡，润透，切薄片，阴干或烘干，除去碎屑。

2. 炒槟榔 取净槟榔片，置炒制容器内，用文火炒至表面微黄色，取出，晾凉，除去碎屑。

3. 焦槟榔 取净槟榔片，置炒制容器内，用中火炒至表面焦黄色，取出，晾凉，除去碎屑。

4. 槟榔炭 取净槟榔片，置炒制容器内，用武火炒至表面黑褐色，喷淋清水少许，灭尽火星，取出，晾干，除去碎屑。

【成品规格】

1. 槟榔 呈类圆形薄片。表面呈棕色种皮与白色胚乳相间的大理石样花纹。周边淡黄棕色或淡红棕色。质坚易碎。气微，味涩，微苦。

2. 炒槟榔 表面呈微黄色，具香气。

槟榔和炒槟榔水分不得过10.0%，含槟榔碱不得少于0.20%；每1000g含黄曲霉毒素B_1不得过5μg，黄曲霉毒素G_2、黄曲霉毒素G_1、黄曲霉毒素B_2和黄曲霉毒素B_1总量不得过10μg。

3. 焦槟榔 表面呈焦黄色，质脆，易碎。具焦香气。焦槟榔的水分不得过9.0%，总灰分不得过2.5%；含槟榔碱不得少于0.10%。

4. 槟榔炭 表面呈黑褐色，味涩。

【炮制作用】

1. 槟榔 槟榔味苦、辛，性温。归胃、大肠经。具有杀虫，消积，行气，利水，截疟的功能。生品作用较猛，以杀虫，降气，行水消肿，截疟力胜。用于绦虫病、蛔虫病，姜片虫病，虫积腹痛，水肿脚气，疟疾。

2. 炒槟榔 炒后药性较缓和，以免克伐太过而耗伤正气，并能减少服后恶心、腹泻、腹痛的副作用。

3. 焦槟榔 炒焦后药性更缓，长于消食导滞。用于食积不消，泻痢后重。一般体虚患者用焦槟榔，体质较强者用炒槟榔。

4. 槟榔炭 炒炭后其性收涩，可增强消积、治血痢的功效。

【贮藏】贮于干燥容器内，密闭，置通风干燥处。

> **知识拓展**
>
> 1. 槟榔质地坚硬，所含槟榔碱易溶于水，若长时间浸泡，会导致槟榔碱流失。研究表明，采用砂润法或减压冷浸法软化槟榔，可缩短浸泡时间，减少槟榔碱损失，保证饮片质量。
>
> 2. 暴晒后，槟榔饮片中的鞣质转化为槟榔红，使饮片变红影响质量，同时生物碱含量也显著降低。而阴干或低温烘干时，槟榔碱含量无显著性差异。故传统经验"槟榔不能暴晒"是有科学道理的。

栀 子

栀子始载于《神农本草经》，其炮制首见于晋代《肘后备急方》。《中国药典》（2015年版）载有栀子、炒栀子、焦栀子三种炮制品，历代尚有酒栀子、姜栀子、蜜栀子、蒲黄炒栀子等。

【处方用名】栀子、炒栀子、焦栀子、栀子炭。

【来源】本品为茜草科植物栀子 *Gardenia jasminoides* Ellis 的干燥成熟果实。9～11月间果实成熟呈红黄色时采收，除去果梗和杂质，蒸至上汽或置沸水中略烫，取出，干燥。

【炮制方法】

1. **栀子** 取原药材，碾碎或捣碎。

2. **炒栀子** 取栀子碎块，置炒制容器内，用文火炒至黄褐色，取出，晾凉。

3. **焦栀子** 取栀子碎块，置炒制容器内，用中火炒至焦褐色或焦黑色，果皮内面或种子表面为黄棕色或棕褐色，取出，晾凉。

4. **栀子炭** 取栀子碎块，置炒制容器内，用武火炒至黑褐色，喷淋少许清水，熄灭火星，取出，晾干。

【成品规格】

1. **栀子** 呈长卵圆形或椭圆形，表面红黄色或棕红色，具有6条翅状纵棱，果皮薄而脆，略有光泽。种子多数，扁卵圆形，集结成团，深红色或红黄色，气微，味微酸而苦。栀子的水分不得过8.5%，总灰分不得过6.0%；栀子苷含量不得少于1.8%。

2. **炒栀子** 为不规则的碎块，表面深黄色或黄褐色，带焦斑，具香气。炒栀子的水分不得过8.5%，总灰分不得过6.0%；栀子苷含量不得少于1.5%。

3. **焦栀子** 表面焦褐色或焦黑色，果皮内表面棕色，种子表面黄棕色或棕褐色。焦栀子水分不得过8.5%，总灰分不得过6.0%；栀子苷含量不得少于1.0%。

4. **栀子炭** 表面黑褐色或焦黑色，味苦涩。

【炮制作用】

1. **栀子** 栀子味苦，性寒。归心、肺、三焦经。具有泻火除烦，清热利湿，凉血解毒的功能。生品长于清热泻火，凉血解毒。用于瘟病高热，湿热黄疸，淋证涩痛，血热吐衄，目赤肿痛，火毒疮疡；外治扭挫伤痛。

2. **炒栀子** 栀子苦寒之性甚强，易伤中气，且对胃有刺激性，脾胃较弱者服后易吐，炒后可除此弊。

3. **焦栀子** 味苦，性寒。归心、肺、三焦经。具有凉血止血作用。用于血热吐血，衄血，尿血，崩漏。

4. **栀子炭** 炒炭后善于凉血止血，多用于吐血、咯血、衄血、尿血、崩漏下血等。

【贮藏】贮于干燥容器内，密闭，置通风干燥处。

知识拓展

抑菌实验表明，生栀子、焦栀子对金黄色葡萄球菌、链球菌、白喉杆菌的抑菌作用相似，焦栀子对痢疾杆菌的作用较生品略强，这与中医用焦栀子治疗大便溏薄是一致的。药理实验显示，栀子生品、炒黄品、炒焦品、姜制品均有较好的解热作用，但以生品作用最强。栀子加热炮制后，其活性成分京尼平苷受热破坏或分解，使得栀子的其他炮制品的抗炎作用及对抗CCl_4所引起的动物肝急性中毒作用明显弱于生品，抗炎及护肝作用均以生品为好。

川楝子

川楝子始载于《神农本草经》，其炮制首见于南北朝《雷公炮炙论》。《中国药典》（2015年版）载有川楝子、炒川楝子两种炮制品，历代尚有酒浸川楝子、面裹煨川楝子、茴香炒川楝子、陈皮炒川楝子等。

【处方用名】川楝子、炒川楝子、盐川楝子。

【来源】本品为楝科植物川楝 *Melia toosendan* Sieb. et Zucc. 的干燥成熟果实。冬季果实成熟时采收，除去杂质，干燥。

【炮制方法】

1. 川楝子 取原药材，除去杂质。用时捣碎。

2. 炒川楝子 取净川楝子，切片或砸成小块，置炒制容器内，用中火加热，炒至表面焦黄色或焦褐色，取出晾凉，筛去灰屑。

3. 盐川楝子 取净川楝子片或碎块，用盐水拌匀，稍闷，待盐水被吸尽后，置炒制容器内，用文火加热，炒至深黄色，取出晾凉，筛去碎屑。

每100kg川楝子，用食盐2kg。

【成品规格】

1. 川楝子 呈类球形。表面金黄色或棕黄色，微有光泽，具深棕色小点，顶端有花柱残痕，基部凹陷。外果皮革质，果肉松软，淡黄色，遇水湿润有黏性。果核球形或卵圆形，质坚硬。气特异，味酸苦。川楝子的水分不得过12.0%，总灰分不得过5.0%，水溶性浸出物不得少于32.0%，川楝素应为0.060%~0.20%。

2. 炒川楝子 呈半球状、厚片或不规则碎块，表面焦黄色，偶见焦斑，气焦香，味酸、苦。炒川楝子的水分不得过10.0%，总灰分不得过4.0%，水溶性浸出物同生品，川楝素应为0.040%~0.20%。

3. 盐川楝子 为厚片或不规则碎块，表面深黄色，味微咸。

【炮制作用】

1. 川楝子 川楝子味苦，性寒；有小毒。归肝、小肠、膀胱经。具有疏肝泄热，行气止痛，杀虫的功能。生品有毒，且能滑肠，长于杀虫，疗癣，止痛。用于虫积腹痛，头癣。

2. 炒川楝子 炒后苦寒之性缓和，毒性降低，滑肠之力减弱，长于疏肝泄热，行气止痛。用于胁肋疼痛，脘腹胀痛。

3. 盐川楝子 盐炙能引药下行，作用专于下焦，长于疗疝止痛。用于疝气疼痛，睾丸坠痛。

【贮藏】贮于干燥容器内，密闭，置通风干燥处，防蛀，防霉。

第三节 炒炭法

将待炮炙品置已预热至适宜温度的炒制容器内，用武火或中火加热，炒至药物表面焦黑色或焦褐色，内部呈棕褐色或棕黄色的炮制方法，称为炒炭法。

炒炭要求存性，存性即保存药物原有的药性。所谓"炒炭存性"是指药物在炒炭时只能使其部分炭化，不应灰化，未炭化部分仍保存药物的固有气味。花、叶、草类药材炒炭后，应仍可清晰辨别其原形。

（一）适用范围

炒炭法多适用于止血类药物。传统有"血为赤色，见黑则止"之说。

（二）主要目的

1. 增强或产生止血作用 如地榆、白茅根、槐花等，炒炭后增强止血作用；干姜、乌梅、荆芥等，炒炭后产生止血作用。

2. 增强止泻、止痢作用 如地榆、乌梅等，炒炭后增强止泻痢作用。

3. 改变或缓和药性 如蒲黄，生品性滑，偏于行血化瘀，利尿通淋；炒炭后性涩，长于止血。

（三）操作方法

1. 手工炒制

（1）净制 将待炮炙品除去杂质，大小分档。

（2）预热 根据药物的质地，选用武火或中火，加热空锅至炒炭所需温度。

（3）炒药 将药物投入已预热的锅内，用武火或中火（如蒲黄、荆芥穗）加热，不断翻炒，使药物均匀受热，炒至药物表面焦黑色，内部呈焦褐色或焦黄色时即可。然后喷洒少量清水，降温后出锅，及时摊开晾凉，散去余热，除去灰屑。

（4）收贮 将符合炒炭成品质量标准的饮片包装，收贮。

炒炭程度的判定可灵活采用"掰断法""口尝法""手捻法"等。一般来讲，质地坚实的药物炒炭后的表面色泽为焦黑色，掰断后，内部呈焦褐色或焦黄色，一些药物断面的中心尚可显示出原来色泽，口尝仍有原药的气味；质地疏松的花、叶类药物，由于叶片、花瓣很薄，炒炭后其表面与内部的变色基本一致，均呈焦褐色，用手捻碎后，碎末呈褐色。

2. 机器炒制 操作与炒焦法类同。

（四）注意事项

1. 药物要大小分档。

2. 选择适宜火力。一般来讲，质地坚实的根、根茎类药物，宜用武火；质地疏松的花、叶、全草、花粉类药物，宜用中火。

3. 须符合"炒炭存性"的要求。

4. 应防止药物燃烧。药物炒炭至一定程度时，温度很高，那些质地疏松的药物，如蒲黄、荆芥，就易出现火星，甚至引起燃烧，因此，此类药物炒炭后，须喷洒适量的清水防止燃烧，并及时摊开晾凉，待散尽余热和湿气，检查无复燃可能后，再收贮。

地 榆

地榆始载于《神农本草经》,其炮制首见于唐代《外台秘要》。《中国药典》(2015年版)载有地榆和地榆炭两种炮制品,历代尚有煨地榆、醋地榆、酒地榆、盐地榆等。

【处方用名】地榆、地榆炭。

【来源】本品为蔷薇科植物地榆 Sanguisorba officinalis L. 或长叶地榆 Sanguisorba officinalis L. var. longifolia (Bert.) Yü et Li 的干燥根。后者习称"绵地榆"。春季将发芽时或秋季植株枯萎后采挖,除去须根,洗净,干燥。或趁鲜切片,干燥。

【炮制方法】

1. 地榆　取原药材,除去杂质及残茎,洗净,润透,切厚片,干燥,除去药屑。

2. 地榆炭　取净地榆片,置炒制容器内,用武火炒至表面焦黑色,内部棕褐色,喷淋少许清水,灭尽火星,取出,晾干。筛去碎屑。

【成品规格】

1. 地榆　呈不规则圆片或椭圆形斜片,外皮灰褐色至暗棕色,粗糙,有纵纹,质硬。横切面粉红色或淡黄色,木部略呈放射状排列(中心形成不明显的菊花纹),味微苦涩。地榆的水分不得过 12.0%,总灰分不得过 10.0%,酸不溶性灰分不得过 2.0%,醇溶性浸出物不得少于 23.0%,鞣质不得少于 8.0%,没食子酸不得少于 1.0%。

2. 地榆炭　表面焦黑色,内部棕褐色。地榆的醇溶性浸出物不得少于 20.0%,鞣质不得少于 2.0%,没食子酸不得少于 0.60%。

【炮制作用】

1. 地榆　地榆味苦、酸、涩,性微寒。归肝、大肠经。具有凉血止血,解毒敛疮的功能。生品长于凉血解毒。用于血痢,烫伤,皮肤溃烂,湿疹。

2. 地榆炭　收敛止血力强。便血、痔血、崩漏下血等各种出血证均可选用。

【贮藏】贮于干燥容器内,地榆炭密闭,置通风干燥处,防蛀。

> ### 知识拓展
>
> 　　地榆和地榆炭均含有鞣质和钙离子,前者有收敛止血作用,后者有促进血液凝固作用。有实验发现,地榆炭中的鞣质含量于 150℃ 为最高,随着温度升高其含量降低,而可溶性钙含量则随着温度升高而增加。通过观察地榆炒炭前后的组织结构发现,地榆炒炭后,草酸钙簇晶和方晶的体积减小且数量减少,显示部分不溶于水的草酸钙结晶,在高温下释放出能促进血液凝固的可溶性钙离子,部分淀粉粒、导管、韧皮纤维和木栓细胞炭化,产生了一定数量的碳素,碳素具吸附、收敛作用,可促进止血。这与近代文献所报道的地榆炭可明显缩短出血时间相一致。
>
> 　　地榆炒炭后,致癌成分苯骈(α)芘的含量明显增高,但低温长时间炒比高温短时间炒的含量低,文火炒炭者优于武火炒炭者。

干 姜

干姜始载于《神农本草经》，其炮制首见于汉代《金匮要略》。《中国药典》（2015年版）载有干姜、炮姜和姜炭三种炮制品，历代尚有煅干姜、蜜干姜、盐干姜、土干姜等。

【处方用名】干姜、炮姜、姜炭。

【来源】本品为姜科植物姜 Zingiber officinale Rosc. 的干燥根茎。冬季采挖，除去须根及泥沙，晒干或低温干燥。趁鲜切片晒干或低温干燥者称为"干姜片"。

【炮制方法】

1. **干姜**　取原药材，用水微泡，洗净，润透后，切厚片或块。干燥，筛去药屑。

2. **炮姜**　先将供炮制用的普通砂置炒制容器内，用武火加热至灵活状态时，再加入净干姜片或块，不断翻动，炒至鼓起，表面呈棕褐色，取出，筛去砂，晾凉。

3. **姜炭**　取净干姜片或块，置炒制容器内，用武火炒至鼓起、松泡，表面焦黑色，内部棕褐色时，喷淋少许清水，灭净火星，取出，摊开晾干，除去药屑。

【成品规格】

1. **干姜**　为不规则的纵切片或斜切片，表面灰黄色或浅黄棕色，粗糙，质坚实，断面灰黄色或灰白色，可见较多的纵向纤维，有的呈毛状。气香，特异，味辛辣。干姜的水分不得过 19.0%，总灰分不得过 6.0%，水溶性浸出物不得少于 22.0%；挥发油含量不得少于 0.8%（mL/g），含 6-姜辣素含量不得少于 0.60%。

2. **炮姜**　形同干姜，表面鼓起显棕黑色或棕褐色，质轻泡，断面边缘处显棕褐色，中心棕黄色，气香，特异，味微辛、辣。炮姜的水分不得过 12.0%，总灰分不得过 7.0%，水溶性浸出物不得少于 26.0%；含 6-姜辣素含量不得少于 0.30%。

3. **姜炭**　形同干姜，表面黑色，内部棕褐色，体轻，质松脆，味苦，微辣。姜炭的水溶性浸出物不得过 26.0%，含 6-姜辣素含量不得少于 0.050%。

【炮制作用】

1. **干姜**　味辛，性热。归脾、胃、肾、心、肺经。具有温中散寒，回阳通脉，温肺化饮的功能。用于脘腹冷痛，呕吐泄泻，肢冷脉微，寒饮喘咳。

2. **炮姜**　味苦、辛，性热。归脾、胃、肾经。具有温经止血，温中止痛的功能。其辛燥之性较干姜弱，温里之力不如干姜迅猛，但作用缓和持久，且长于温中止痛、止泻和温经止血。可用于阳虚失血，吐衄崩漏，脾胃虚寒，腹痛吐泻。

3. **姜炭**　味苦、涩，性温。归脾、肝经。其辛味消失，守而不走，长于止血温经。其温经作用弱于炮姜，固涩止血作用强于炮姜，可用于各种虚寒性出血，且出血较急、出血量较多者。

【贮藏】干姜贮于干燥容器内，炮姜、姜炭密闭，置通风干燥处，防蛀。

> **知识拓展**
>
> 药理研究显示，生姜与干姜水煎液均无明显缩短小鼠凝血时间的作用，而炮姜与姜炭均能明显缩短小鼠的凝血时间，且姜炭水煎液的凝血作用优于炮姜，姜炭的凝血作用有随剂量增加而作用增强、时间缩短的趋势。这与炮姜、姜炭用于温经止血的经验相吻合。

大 蓟

大蓟始载于《名医别录》，其炮制首见于唐代《千金翼方》。《中国药典》（2015年版）载有大蓟和大蓟炭两种炮制品，历代尚有煅大蓟、焦大蓟、醋大蓟等。

【处方用名】大蓟、大蓟炭。

【来源】本品为菊科植物蓟 *Cirsium japonicum* Fisch. ex DC. 的干燥地上部分。夏、秋二季花开时采割地上部分，除去杂质，晒干。

【炮制方法】

1. 大蓟 取原药材（全草），除去杂质，抢水洗净，润透，切段；根部洗净，润软，切厚片，干燥，除去药屑。

2. 大蓟炭 取净大蓟片或段，置炒制容器内，用武火炒至表面焦黑色或黑褐色，内部棕褐色，喷淋少许清水，灭尽火星，取出，晾干。

【成品规格】

1. 大蓟 为茎、叶混合小段，表面绿褐色或棕褐色，有数条纵棱，被丝状毛，断面灰白色。气微，味淡。大蓟根表面暗褐色，断面粗糙，灰白色，味甘、微苦。大蓟的杂质不得过2%，水分不得过13.0%，酸不溶性灰分不得过3.0%，醇溶性浸出物不得少于15.0%，柳穿鱼叶苷含量不得少于0.20%。

2. 大蓟炭 为不规则的段，表面焦黑色，质地疏脆，断面棕褐色，具焦香气，味苦涩。大蓟炭的醇溶性浸出物不得少于13.0%。

【炮制作用】

1. 大蓟 大蓟味甘、苦，性凉。归心、肝经。具有凉血止血，散瘀解毒消痈的功能。用于衄血，吐血，尿血，便血，外伤出血，痈肿疮毒。

2. 大蓟炭 炒炭后味苦、涩，性凉。凉血止血作用增强。用于衄血，吐血，尿血，便血，崩漏，外伤出血。

【贮藏】贮于干燥容器内，大蓟炭密闭，置通风干燥处。

蒲 黄

蒲黄始载于《神农本草经》，其炮制首见于南北朝《雷公炮炙论》。《中国药典》（2015年版）载有生蒲黄和蒲黄炭两种炮制品，历代尚有炒蒲黄、蒸蒲黄、醋蒲黄、酒蒲黄等。

【处方用名】蒲黄、生蒲黄、炒蒲黄、蒲黄炭。

【来源】本品为香蒲科植物水烛香蒲 Typha angustifolia L.、东方香蒲 Typha orientalis Presl 或同属植物的干燥花粉。夏季采收蒲棒上部的黄色雄花序，晒干后碾轧，筛取花粉。剪取雄花后，晒干，成为带有雄花的花粉，即为草蒲黄。

【炮制方法】

1. 蒲黄 取原药材，揉去结块，过筛，除去花丝及杂质。

2. 蒲黄炭 取净蒲黄，置炒制容器内，用中火炒至棕褐色时，喷淋少许清水，灭净火星，取出，摊开晾干。

【成品规格】

1. 蒲黄 为黄色粉末，体轻，放水中能漂浮水面，手捻有滑腻感，易附着手指上。气微，味淡。蒲黄的杂质不得过 10.0%，水分不得过 13.0%，总灰分不得过 10.0%，酸不溶性灰分不得过 4.0%，醇溶性浸出物不得少于 15.0%，含异鼠李素-3-O-新橙皮糖苷和香蒲新苷的总量不得少于 0.50%。

2. 蒲黄炭 形同蒲黄，颜色呈棕褐色，味涩。蒲黄炭的醇溶性浸出物不得少于 11.0%。

【炮制作用】

1. 蒲黄 蒲黄味甘，性平。归肝、心包经。具有止血，化瘀，通淋的功能。生品性滑，偏于活血化瘀，利尿通淋，止痛。用于吐血，衄血，咯血，崩漏，外伤出血，经闭痛经，脘腹刺痛，跌扑肿痛，血淋涩痛。

2. 蒲黄炭 炒炭后性涩，偏于止血。用于吐血，衄血，咯血，崩漏，外伤出血。

【贮藏】 贮于干燥容器内，蒲黄炭密闭，置通风干燥处，防潮，防蛀。

荆 芥

荆芥始载于《神农本草经》，其炮制首见于宋代《普济本事方》。《中国药典》（2015年版）载有荆芥和荆芥炭两种炮制品，历代尚有炒荆芥、蜜荆芥、醋荆芥、童便制荆芥等。

【处方用名】荆芥、荆芥穗、荆芥炭、荆芥穗炭。

【来源】本品为唇形科植物荆芥 Schizonepeta tenuifolia Briq. 的干燥地上部分或花穗。夏、秋二季花开到顶，穗绿时采割，除去杂质，晒干。

【炮制方法】

1. 荆芥 取原药材，除去杂质，喷淋清水，洗净，润透，于50℃烘1小时，切段，干燥，除去碎屑。

2. 荆芥穗 摘取花穗，筛去灰尘，切段。

3. 荆芥炭 取净荆芥段，置炒制容器内，用武火炒至表面焦黑色，内部焦黄色时，喷淋少许清水，灭净火星，取出，摊开晾干。

4. 荆芥穗炭 取净荆芥穗段，置炒制容器内，用中火炒至表面黑褐色，内部焦黄色时，喷淋少许清水，灭净火星，取出，摊开晾干。

【成品规格】

1. 荆芥　呈不规则的段，茎方柱形，表面淡黄绿色或淡紫红色，被短柔毛，切面类白色。叶多已脱落。穗状轮伞花序。气芳香，味微涩而辛凉。荆芥含挥发油不得少于 0.30%（mL/g），胡薄荷酮含量不得少于 0.020%。

2. 荆芥穗　为不规则的段，长约 15mm。穗状轮伞花序呈圆柱形，花冠多脱落，花萼黄绿色，钟状，质脆易碎，内有棕黑色小坚果。气芳香，味微涩而辛凉。荆芥的水分不得过 12.0%，总灰分不得过 12.0%，酸不溶性灰分不得过 3.0%，醇溶性浸出物不得少于 8.0%；含挥发油不得少于 0.40%（mL/g），胡薄荷酮含量不得少于 0.080%。

3. 荆芥炭　形同荆芥，表面黑褐色，内部焦黄色，略具香气，味苦涩而辛。醇溶性浸出物不得少于 8.0%。

4. 荆芥穗炭　形同荆芥穗，表面黑褐色，内部焦黄色，具焦香气，味苦而辛。醇溶性浸出物不得少于 13.0%。

【炮制作用】

1. 荆芥　荆芥味辛，性微温。归肺、肝经。具有解表散风，透疹，消疮的功能。生品辛散之力较强，长于解表散风，透疹，消疮。用于感冒，头痛，麻疹，风疹，疮疡初起。

2. 荆芥穗　作用与荆芥相同，唯其辛散之性较强，善清头目诸风。

3. 荆芥炭　炒炭后辛散之性减弱，味苦涩，具收敛止血作用。用于便血，崩漏，产后血晕。

4. 荆芥穗炭　炒炭后辛散之性减弱，具收涩止血作用。用于便血，崩漏，产后血晕。

【贮藏】置阴凉干燥处。

白茅根

白茅根始载于《神农本草经》，其炮制首见于晋代《肘后备急方》。《中国药典》（2015 年版）载有白茅根和茅根炭两种炮制品，历代尚有炒白茅根、蜜白茅根、盐白茅根、童便制白茅根等。

【处方用名】白茅根、茅根、茅根炭。

【来源】本品为禾本科植物白茅 *Imperata cylindrica* Beauv. var. *major* (Nees) C. E. Hubb. 的干燥根茎。春、秋二季采挖，洗净，晒干，除去须根及膜质叶鞘，捆成小把。

【炮制方法】

1. 白茅根　取原药材，除去杂质，洗净，微润，切段，干燥，筛去碎屑。

2. 茅根炭　取净白茅根段，置炒制容器内，用中火炒至表面焦褐色，内部焦黄色时，喷淋少许清水，灭净火星，取出，摊开晾干。

【成品规格】

1. 白茅根　为圆柱形短段，表面黄白色或淡黄色，微有光泽，具纵皱纹，节明显，体轻,质略脆,断面皮部白色。气微,味微甜。白茅根的水分不得过12.0%,总灰分不得过5.0%,水溶性浸出物不得少于28.0%。

2. 茅根炭 形同白茅根,表面焦褐色,内部焦黄色,味微涩。茅根炭的水溶性浸出物不得少于7.0%。

【炮制作用】

1. 白茅根 白茅根味甘,性寒。归肺、胃、膀胱经。具有凉血止血,清热利尿的功能。生品长于凉血,清热利尿。用于血热吐血,衄血,尿血,热病烦渴,湿热黄疸,水肿尿少,热淋涩痛。

2. 茅根炭 炒炭后寒性减弱,味涩,收敛止血作用增强。专用于各种出血证。

【贮藏】白茅根贮于干燥容器内,茅根炭密闭,置通风干燥处。

侧柏叶

侧柏叶始载于《名医别录》,其炮制首见于宋代《太平圣惠方》。《中国药典》(2015年版)载有侧柏叶和侧柏叶炭两种炮制品,历代尚有焦侧柏叶、酒侧柏叶、醋侧柏叶、盐侧柏叶、白矾制侧柏叶等。

【处方用名】侧柏叶、侧柏、侧柏炭。

【来源】本品为柏科植物侧柏 Platycladus orientalis (L.) Franco 的干燥枝梢和叶。多在夏、秋二季采收,阴干。

【炮制方法】

1. 侧柏叶 取原药材,除去杂质,揉碎,去除硬梗,筛去药屑。

2. 侧柏炭 取净侧柏叶,置炒制容器内,用中火炒至表面焦褐色,内部焦黄色时,喷淋少许清水,灭尽火星,取出,摊开晾干,除去药屑。

【成品规格】

1. 侧柏叶 为带叶枝梢,呈深绿色或黄绿色,质脆,易折断。气清香,味苦涩、微辛。水分不得过11.0%,总灰分不得过10.0%,酸不溶性灰分不得过3.0%;含槲皮苷($C_{21}H_{20}O_{11}$)不得少于0.10%。

2. 侧柏炭 表面呈焦褐色,内部焦黄色,具光泽。有焦香气,味苦涩、微辛。

【炮制作用】

1. 侧柏叶 侧柏叶味苦、涩,性寒。归肺、肝、脾经。具有凉血止血,化痰止咳,生发乌发的功能。用于血热妄行的吐血,衄血,咯血,便血,崩漏下血,肺热咳嗽,血热脱发,须发早白。

2. 侧柏炭 炒炭后味苦涩,寒性缓和,增强收敛止血的功效。用于热邪不盛的出血证。

【贮藏】贮于干燥容器内,密闭,置通风干燥处。

卷 柏

卷柏始载于《神农本草经》,其炮制首见于宋代《济生方》。《中国药典》(2015年版）载有卷柏和卷柏炭两种炮制品，历代尚有醋卷柏、盐卷柏、酒卷柏等。

【处方用名】卷柏、卷柏炭。

【来源】本品为卷柏科植物卷柏 *Selaginella tamariscina*（Beauv.）Spring 或垫状卷柏 *Selaginella pulvinata*（Hook. et Grev.）Maxim. 的干燥全草。全年均可采收，除去须根及泥沙，晒干。

【炮制方法】

1. 卷柏 取原药材，除去残留的须根及杂质，洗净，稍润，切段，干燥。

2. 卷柏炭 取净卷柏段，置于温度适宜的热锅内，用中火炒至表面焦黑色时，喷淋清水少许，灭尽火星，取出，摊晾。

【成品规格】

1. 卷柏 为卷缩的段状，枝扁而有分枝，绿色或棕黄色，向内卷曲，枝上密生鳞片状小叶，叶先端具长芒，中叶（腹叶）两行，卵状矩圆形或卵状披针形，斜向或直向上排列，叶缘膜质，有不整齐的细锯齿或全缘；背叶（侧叶）背面的膜质边缘常呈棕黑色，气微，味淡。卷柏的水分不得过 10.0%，含穗花杉双黄酮（$C_{30}H_{18}O_{10}$）不得少于 0.30%。

2. 卷柏炭 形如卷柏，表面焦黑色，味涩。

【炮制作用】

1. 卷柏 卷柏味辛，性平。归肝、心经。具有活血通经作用。用于经闭痛经，癥瘕痞块，跌扑损伤。

2. 卷柏炭 具有化瘀止血作用。用于吐血、崩漏，便血，脱肛。

【贮藏】置于干燥处。

茜 草

茜草始载于《神农本草经》，其炮制首见于南北朝《雷公炮炙论》。《中国药典》（2015 年版）载有茜草和茜草炭两种炮制品，历代尚有炒茜草、酒茜草、焙茜草等。

【处方用名】茜草、茜草根、茜草炭。

【来源】本品为茜草科植物茜草 *Rubia cordifolia* L. 的干燥根和根茎。春、秋二季采挖，除去泥沙，干燥。

【炮制方法】

1. 茜草 取原药材，除去残茎及杂质，洗净，润透，切厚片或段，干燥。

2. 茜草炭 取净茜草片或段，置于温度适宜的热锅内，用武火炒至表面焦黑色时，喷淋清水少许，灭尽火星，取出，摊晾。

【成品规格】

1. 茜草 为不规则的厚片或段，根呈圆柱形，外表皮红棕色或暗棕色，具细纵皱纹，皮部脱落处呈黄红色。切面皮部狭，紫红色，木部宽广，淡黄红色，导管孔多数。气微，味微苦，久嚼刺舌。茜草水分不得过 11.0%，总灰分不得过 5.0%；含大叶茜草素（$C_{17}H_{15}O_4$）不得少于 0.20%，羟基茜草素（$C_{14}H_8O_5$）不得少于 0.080%。

2. 茜草炭 表面黑褐色，内部棕褐色。气微，味苦、涩。

【炮制作用】

1. 茜草 茜草味苦，性寒。归肝经。具有凉血，止血，祛瘀，通经的功能。用于吐血，衄血，崩漏，外伤出血，瘀阻经闭，关节痹痛，跌扑肿痛。生品长于活血化瘀，凉血止血。

2. 茜草炭 炒炭后寒性减弱，收敛止血作用增强。用于吐血，衄血，崩漏，外伤出血等各种出血证。

【贮藏】置于干燥处。

藕 节

藕节始载于《药性论》，其炮制首见于宋代《济生方》。《中国药典》（2015年版）载有藕节和藕节炭两种炮制品，历代尚有烧存性、煅炭等。

【处方用名】藕节、藕节炭。

【来源】本品为睡莲科植物莲 Nelumbo nucifera Gaertn. 干燥根茎的节部。秋、冬二季采挖根茎（藕），切取节部，洗净，晒干，除去须根。

【炮制方法】

1. 藕节 取原药材，除去杂质及残留须根，洗净，干燥。

2. 藕节炭 取净藕节，置于温度适宜的热锅内，用武火炒至表面黑褐色或焦黑色，内部黄褐色或棕褐色时，喷淋清水少许，灭尽火星，取出，摊晾。

【成品规格】

1. 藕节 呈短圆柱形，中部稍膨大，表面灰黄色至灰棕色，有残存的须根及须根痕，两端有残存的藕，质硬，断面有多数类圆形的孔。气微，味微甘涩。

2. 藕节炭 表面黑褐色或焦黑色，内部黄褐色或棕褐色。气微，味微甘涩。藕节炭的水分不得过10.0%，酸不溶性灰分不得过3.0%，水溶性浸出物不得少于20.0%。

【炮制作用】

1. 藕节 藕节味甘、涩，性平。归肝、肺、胃经。具有收敛止血，化瘀的功能。生品凉血止血，化瘀。用于吐血，咯血，衄血，尿血，崩漏。

2. 藕节炭 炒炭后收敛之性增强，故止血之功更佳。多用于慢性出血证。

【贮藏】置于干燥处，防潮，防蛀。

乌 梅

乌梅始载于《神农本草经》，其炮制首见于汉代《金匮玉函经》。《中国药典》（2015年版）载有乌梅、乌梅肉和乌梅炭三种炮制品，历代尚有炒乌梅、蒸乌梅、蜜乌梅、醋乌梅等。

【处方用名】乌梅、乌梅肉、醋乌梅、乌梅炭。

【来源】本品为蔷薇科植物梅 Prunus mume (Sieb.) Sieb. et Zucc. 的干燥近成熟果实。夏季果实近成熟时采收，低温烘干后闷至色变黑。

【炮制方法】

1. 乌梅 取原药材,除去杂质,洗净,干燥。

2. 乌梅肉 取净乌梅,水润使软或蒸软,去核,取肉,干燥。

3. 乌梅炭 取净乌梅,置于温度适宜的热锅内,用武火炒至皮肉发泡鼓起,表面焦黑色时,喷淋清水少许,灭尽火星,取出,摊晾。

4. 醋乌梅 取净乌梅,用米醋拌匀,闷润至醋被吸尽,置于蒸罐内或适宜容器内,密闭,隔水加热,炖制 2~4 小时,取出,干燥。

每 100kg 净乌梅或乌梅肉,用米醋 10kg。

【成品规格】

1. 乌梅 呈类球形或扁球形,表面乌黑色或棕黑色,皱缩不平,基部有圆形果梗痕,果核坚硬,椭圆形,棕黄色,种子扁卵形,淡黄色。气微,味极酸。乌梅的水溶性浸出物不得少于 24.0%,含枸橼酸($C_6H_8O_7$)不得少于 12.0%。

2. 乌梅肉 为乌黑色或棕黑色的不规则皱缩片块,味极酸。

3. 乌梅炭 皮肉发泡鼓起,表面焦黑色,味酸略有苦味。乌梅炭的水溶性浸出物不得少于 18.0%,含枸橼酸($C_6H_8O_7$)不得少于 6.0%。

4. 醋乌梅 形如乌梅,质柔润,略有醋气。

【炮制作用】

1. 乌梅 乌梅味酸、涩,性平。归肝、脾、肺、大肠经。具有敛肺,涩肠,生津,安蛔的功能。生品长于敛肺止咳,生津止渴,安蛔。用于肺虚久咳,久泻久痢,虚热消渴,蛔厥呕吐腹痛。

2. 乌梅肉 乌梅肉的功效与乌梅相同,但作用更强。

3. 乌梅炭 长于涩肠止泻,止血。用于久泻,久痢,便血,崩漏下血。

4. 醋乌梅 与生乌梅作用相似,但收敛固涩作用更强。尤其适用于肺气耗散之久咳不止和蛔厥腹痛。

【贮藏】置阴凉干燥处,防潮。

牡丹皮

牡丹皮始载于《神农本草经》,其炮制首见于汉代《金匮玉函经》。《中国药典》(2015 年版)载有牡丹皮一种炮制品,历代尚有烧灰存性、炒炭、焙制、酒洗焙、醋浸焙、酒洗、酒浸、酒炒、酒蒸、煮制、童便浸炒、面裹煨等。

【处方用名】牡丹皮、丹皮、丹皮炭、牡丹皮炭。

【来源】本品为毛茛科植物牡丹 *Paeonia suffruticosa* Andr. 的干燥根皮。秋季采挖根部,除去细根和泥沙,剥取根皮,晒干或刮去粗皮,除去木心,晒干。前者习称"连丹皮",后者习称"刮丹皮"。

【炮制方法】

1. 牡丹皮 取原药材,除去杂质,迅速洗净,润透,切薄片,干燥。

2. 牡丹皮炭 取净牡丹皮片,置于温度适宜的热锅内,用中火炒至表面黑褐色,内部黄褐色时,喷淋清水少许,灭尽火星,取出,晾干。

【成品规格】

1. 牡丹皮 为圆形或卷曲形的薄片,连丹皮外表面灰褐色或黄褐色,栓皮脱落处粉红色;刮丹皮外表面红棕色或淡灰黄色,内表面有时可见发亮的结晶,切面淡粉红色,粉性,气芳香,味微苦而涩。牡丹皮的水分不得过13.0%,总灰分不得过5.0%,醇溶性浸出物不得少于15.0%;含丹皮酚($C_9H_{10}O_3$)不得少于1.2%。

2. 牡丹皮炭 黑褐色,气香,味微苦而涩。

【炮制作用】

1. 牡丹皮 牡丹皮味苦、辛,性微寒。归心、肝、肾经。具有清热凉血,活血化瘀的功能。生品长于清热凉血,活血化瘀。用于热入营血,温毒发斑,夜热早凉,无汗骨蒸,经闭痛经,跌扑伤痛,痈肿疮毒。

2. 牡丹皮炭 长于凉血止血。用于吐血,衄血。

【贮藏】贮于干燥容器内。丹皮炭密闭,置阴凉干燥处。

知识拓展

牡丹皮中的牡丹酚为水溶性,若水洗法软化,可致牡丹酚流失,其含量达不到《中国药典》的规定,因此宜用喷淋法软化。牡丹酚易挥发,干燥温度对牡丹酚的含量影响较大,切制饮片后应低温干燥,以日晒法或50℃以下烘干为宜。

工艺研究:将粗油砂加热至180℃左右,改用文火,投入5mm的丹皮厚片,翻炒至内外表面均呈焦褐色,中间棕黄色时取出,即得表面焦褐色的丹皮炭。

知识检测

1. 根据炒黄的目的,解释"逢子必炒"的传统认识。
2. 怎样运用"比、听、嗅、看"法来判断炒黄的程度?
3. 槟榔与焦槟榔功效与应用有何不同?
4. 山楂、炒山楂、焦山楂、山楂炭的功效有何区别?
5. 总结炒黄药物的炮制方法、炮制时的关键环节、成品质量及炮制作用。
6. 总结炒焦药物的炮制方法、炮制时的关键环节、成品质量及炮制作用。
7. 什么是"炒炭存性",为什么炒炭要存性?
8. 如何运用"掰断法""口尝法""手捻法"来判定炒炭的程度?
9. 槐米炒炭后止血作用增强的原因是什么?
10. 总结炒炭药物的炮制方法、炮制时的关键环节、成品质量及炮制作用。

实训五 清 炒

一、实训目的

1. 掌握炒黄、炒焦和炒炭的基本方法和质量标准。
2. 掌握三种炒法的不同火候，炒后药性的变化及炒炭"存性"的含义。
3. 能用炒药器具进行炒黄、炒焦和炒炭的手工操作。

二、实训设备及材料

1. 设备 灶具、炒锅、铲子、炊帚、瓷盆、铁丝筛、竹匾、温度计、电子台秤等。

2. 材料

（1）**炒黄** 酸枣仁、王不留行、牵牛子、苍耳子、决明子。

（2）**炒焦** 山楂、槟榔、麦芽、栀子、川楝子。

（3）**炒炭** 蒲黄、地榆、槐花、荆芥、干姜。

三、实训内容及操作

（一）准备

1. 将要炮制的药物除去杂质、筛去碎屑，备用。
2. 将药物大、小分档，备用。
3. 检查炒锅、铲子和盛药器具等是否洁净，必要时进行清洁。
4. 打开灶具开关，调火力至文火或中火，将炒锅预热至一定程度（以手感知锅温至适宜温度）。

（二）操作

1. 炒黄

（1）**炒酸枣仁** 取净酸枣仁，称重，置热锅内，文火加热炒至鼓起微有爆裂声，颜色微变深，并逸出固有气味时，出锅放凉，筛去碎屑，盛放在洁净的容器内。清洗炒锅和铲子。

（2）**炒王不留行** 取净王不留行，称重，置热锅内，中火加热，翻炒至80%以上爆成白花，迅速出锅放凉，筛去碎屑，盛放在洁净的容器内。清洗炒锅和铲子。

（3）**炒牵牛子** 取净牵牛子，称重，置热锅内，文火加热，翻炒至鼓起，有爆裂声，并逸出固有气味时，取出放凉，筛去碎屑，盛放在洁净的容器内。清洗炒锅和铲子。

（4）**炒苍耳子** 取净苍耳子，称重，大小分档，置热锅内，中火加热，炒至苍耳子表面呈深黄色、刺焦，并逸出固有气味时，迅速出锅，筛去碎屑，盛放在洁净的容器内。清洗炒锅和铲子。

(5) 炒决明子　取净决明子，称重，置热锅内，中火加热，炒至决明子爆裂声由急剧变得稀疏，果实膨胀，表面有裂隙、色泽加深、有固有气味逸出时，迅速出锅，筛去碎屑，盛放在洁净的容器内。清洗炒锅和铲子。

2. 炒焦

(1) 焦山楂　取净山楂，称重，分档，置热锅内，先用中火后用武火加热，不断翻炒至表面焦褐色、内部焦黄色，有焦香气逸出时，取出放凉。筛去碎屑，置洁净容器内。洗净炒锅和铲子。

(2) 焦槟榔　取净槟榔片，称重，分档，置热锅内，文火加热，不断翻炒至焦黄色，具焦斑，取出放凉。筛去碎屑，置洁净容器内。洗净炒锅和铲子。

(3) 焦麦芽　取净麦芽，称重，置热锅内，先用文火后用中火加热，不断翻炒，炒至表面焦褐色，喷淋少许清水，炒干取出，放凉。筛去碎屑，置洁净容器内。洗净炒锅和铲子。

(4) 焦栀子　取碎栀子，称重，置热锅内，中火加热，炒至焦黄色，具焦香气时，取出放凉，置洁净容器内。洗净炒锅和铲子。

(5) 焦川楝子　取净川楝子片或碎块，称重，置热锅内，中火加热，炒至表面焦黄色时，取出放凉。筛去碎屑，置洁净容器内。洗净炒锅和铲子。

3. 炒炭

(1) 蒲黄炭　取净蒲黄，称重，置热锅内，中火加热，不断翻炒至焦褐色，喷淋少量清水，灭尽火星，略炒至干，取出，摊晾，筛去碎屑，置洁净容器内。洗净炒锅和铲子。

(2) 地榆炭　取净地榆片，称重，分档，置热锅内，先用中火后用武火加热，不断翻炒至外表焦黑色、内部棕褐色时，喷淋清水灭尽火星，略炒至干，取出放凉。筛去碎屑，置洁净容器内。洗净炒锅和铲子。

(3) 槐花炭　取净槐花，称重，置热锅内，中火加热，不断翻炒至黑褐色，发现火星时，可喷淋适量清水熄灭，炒干，取出，放凉，置洁净容器内。洗净炒锅和铲子。

(4) 荆芥炭　取净荆芥段，称重，置热锅内，武火加热，不断翻炒至黑褐色，喷淋少许清水，灭尽火星，略炒至干，取出，摊晾，筛去碎屑，置洁净容器内。洗净炒锅和铲子。

(5) 姜炭　取净干姜片或块，称重，分档，置热锅内，用武火炒至鼓起、松泡，表面焦黑色、内部棕褐色时，喷淋少许清水，灭尽火星，略炒至干，取出，摊晾。筛去碎屑，置洁净容器内。洗净炒锅和铲子。

（三）机器操作

1. 准备

(1) 检查设备、盛药器具的清洁情况。

(2) 检查电源。

(3) 检查润滑凸轮、导柱是否需上润滑油。

(4) 开机试运行，炒药机运行无障碍现象，停机。

2. 炒制

（1）把温控仪从 0 调至所需要的温度，请注意 600℃ 是最高温度；从 0 到 600℃，应分 3~4 次逐步调升为好。

（2）按自动加热Ⅱ和手动加热Ⅰ按钮，筒体温度升高。

（3）如温度达到所需要的温度时，加热Ⅱ和加热Ⅰ会自动停止加热，如温度低于所要求的温度时，加热Ⅱ自动开启。

（4）达到投药温度时，启动"筒正转"，筒体旋转，投入适量药物进行翻炒。

（5）达到炒制要求时，启动"筒体停"，筒体停止旋转；再启动"筒反转"，转出物料。

（6）筒体内物料全部转出后，关闭自动加热Ⅱ和手动加热Ⅰ，停止加热，让炒药机筒体空转，使筒体温度下降至室温，再启动"筒体停"，关闭电源。

3. 清场

（1）关闭电源开关，拔下电源插头。

（2）用专用刷清理炒药机烟筒内、外壁烟灰，用湿洁净布擦拭烟筒外壁，再用干洁净布擦干。

（3）用高压水枪冲洗干净炒药机内筒，再用干洁净布擦干。

（4）用湿洁净布擦拭炒药机外壁、分气管道，再用干洁净布擦干。

（5）涡轮箱的外壁、电机用干洁净布擦干净。

（6）经常保持机器内外壁清洁，经常擦拭设备，保持设备无附着物，见本色。

（7）用消毒剂彻底消毒设备。

技能检测

1. 王不留行、芥子如何炮制？教师依据该项考核标准对学生实际操作进行考核。
2. 焦山楂、焦栀子如何炮制？教师依据该项考核标准对学生实际操作进行考核。
3. 白茅根炭、山楂炭如何炮制？教师依据该项考核标准对学生实际操作进行考核。
4. 将药物炒炭时，如何控制"存性"？请举例说明。

第六章 加辅料炒法

 学习目标

知识目标

1. 掌握固体辅料、加辅料炒法、麸炒、米炒、土炒、砂炒、蛤粉炒和滑石粉炒等含义；加固体辅料炒法的适用范围、炮制目的、辅料用量、操作方法、成品质量要求和注意事项。
2. 熟悉苍术、枳实、枳壳、斑蝥、山药、白术、马钱子、龟甲、鳖甲、穿山甲、狗脊、水蛭、阿胶等药物的成品规格和炮制作用。
3. 了解苍术、枳壳、马钱子、斑蝥的炮制原理。

技能目标

1. 学会固体辅料的准备和处理。
2. 能正确进行加固体辅料炒法的操作，并能对其成品质量进行评判。

炮制辅料是指具有辅助作用的附加物料，它对主药可以起到一定的协调作用，或增强疗效，或降低毒性，或缓和药性，或影响主药的理化性质。

将待炮炙品与一定量的固体辅料拌炒的炮制方法称为加辅料炒法，又称加固体辅料炒法。

固体辅料具有中间传热的作用，能使药物受热均匀，此外，尚有减缓药物偏性，或与药物起协同作用增强疗效，或具有矫味和赋色的作用。目前，常用的加辅料炒法主要有麸炒、米炒、土炒、砂炒、滑石粉炒、蛤粉炒等。由于砂炒、滑石粉炒、蛤粉炒时，所用辅料多，温度较高且较恒定，这三种方法又分别称为砂烫、蛤粉烫和滑石粉烫。

第一节 麸炒法

麸炒法是将待炮炙品用麸皮熏炒的方法，又称麸皮炒法或麦麸炒法。其主要目的是增强疗效、缓和药性、矫臭矫味。

（一）适用范围

麸皮为禾本科植物小麦的种皮，呈黄褐色，主要含淀粉、蛋白质及维生素等成分。麸皮味甘、淡，性平，能和中益脾。故常用于补脾胃、作用强烈或有腥味药物炮制的辅料。常以麸炒的药物有枳壳、枳实、僵蚕、苍术、白术等。除另有规定外，一般每100kg待炒制品，用麸皮10~15kg。

（二）主要目的

1. 增强疗效 具有补脾作用的药物麸炒后，可增强疗效。如清代《本草求真》有白术"麸皮拌炒用，借麸入中"的论述。如山药、白术等。

2. 缓和药性 某些药性峻烈的药物，如枳实具有强烈的破气作用，苍术药性燥烈，麸炒后均可缓和药性，不致耗气伤阴。如明代《医宗粹言》有枳壳"消食去积滞用麸炒，不尔气刚，恐伤元气"的论述。

3. 矫臭矫味 某些气味腥臭的药物麸炒后，可矫味矫臭，便于服用。如僵蚕。

（三）操作方法

麸炒分为净麸炒或清麸炒（药物与麸皮拌炒）、蜜麸炒（药物与蜜麸拌炒）、糖麸炒（药物与糖麸拌炒）、酒麸炒（药物用酒拌润后与麸皮拌炒）和盐麸炒（药物用食盐水拌润后与麸皮拌炒）等方法，生产上常用净麸炒。

1. 准备 将待炮炙品进行大小分档，称重；称取定量麸皮（或根据需要选择蜜麸或糖麸等）。如选用蜜麸为辅料，需先将蜂蜜置锅内加热至沸腾，滤去杂质，再加适量饮用水，煮沸后喷洒在麸皮上，边喷边揉搓，待蜂蜜被麸皮均匀吸收，然后搓压过筛，放入锅中，用微火炒至黄褐色，放冷备用。麸皮、蜂蜜、饮用水的比例为10：2：1。如选用糖麸为辅料，用红糖替代蜂蜜，方法同上。

2. 预热 中火加热，使炒锅热度达到药物麸炒时所要求的温度，将少许麸皮撒在热锅底及其周围的对称点上，若麸皮焦化冒烟，又无火星出现，即为适中温度。

3. 炒制 将麸皮均匀撒入热锅内，中火加热，待起烟时，投入称好的待炮炙品，快速翻炒，炒时亮锅底，勤翻动，使药物受热均匀。

4. 出锅 当饮片表面呈黄色或深黄色时，迅速出锅，筛去麸皮、药屑置规定的容器内；麸炒品置洁净的容器内。晾凉。

5. 成品规格 成品表面黄色或深黄色，偶有焦斑；香气较浓。药屑、杂质含量不得超过2.0%，生片、糊片不得超过2.0%[《中药饮片质量标准通则（试行）》]。

（四）注意事项

1. 麸皮以片大者为宜，一般采用二号筛罗去面粉和碎屑，取大片者为宜，以免焦化，导致烟气不足。

2. 麸炒药物要求干燥，以免药物黏附焦化的麸皮，同时炒前"分档"，使麸炒药物色泽一致。

3. 麸炒一般选用中火加热，保持火力均匀，使麦麸产生的浓烟熏烤药物。如火力过大则药物易焦化，火力过小药物易黏麸，且烟气不足，达不到熏炒要求。

4. 先将炒制器具预热至"麸下烟起"为度，方可撒入麸皮，烟起即可投药。另外，麸皮撒布要均匀。

5. 翻动要迅速而有规律，否则赋色不匀。

6. 炒至所需程度后，及时出锅，筛去麸皮，以免成品发黑或焦斑过重。

薏苡仁

薏苡仁始载于《神农本草经》，其炮制首见于南北朝《雷公炮炙论》。《中国药典》（2015年版）载有薏苡仁和麸炒薏苡仁两种炮制品，历代尚有盐炒薏苡仁、土炒薏苡仁、姜汁炒薏苡仁等。

【处方用名】薏苡仁、苡仁、苡米、炒苡仁、炒苡米、麸苡仁、麸炒薏苡仁。

【来源】本品为禾本科植物薏苡 Coix lacryma – jobi L. var. mayuen (Roman.) Stapf 的干燥成熟种仁。秋季果实成熟时采割植株，晒干，打下果实，再晒干，除去外壳、黄褐色种皮和杂质，收集种仁。

【炮制方法】

1. 薏苡仁 取原药材，除去杂质，筛去灰屑。

2. 麸炒薏苡仁 先将炒制容器预热至一定程度，均匀撒入定量的麸皮，中火加热，即刻烟起，投入净薏苡仁，迅速拌炒至微黄色、微鼓起时取出，筛去麸皮，晾凉。每100kg 净薏苡仁，用麸皮 10~15kg。

3. 炒薏苡仁 先将炒制容器预热至一定程度，投入净薏苡仁，用中火加热，炒至表面黄色，微鼓起，取出，筛去碎屑。

【成品规格】

1. 薏苡仁 呈宽卵形或长椭圆形，长 4~8mm，宽 3~6mm。表面乳白色，光滑，偶有残存的黄褐色种皮；一端钝圆，另一端较宽而微凹，有1淡棕色点状种脐；背面圆凸，腹面有1条较宽而深的纵沟。质坚实，断面白色，粉性。气微，味微甜。薏苡仁每1000g 含黄曲霉毒素 B_1 不得过 $5\mu g$，黄曲霉毒素 G_2、黄曲霉毒素 G_1、黄曲霉毒素 B_2 和黄曲霉毒素 B_1 总量不得过 $10\mu g$；杂质不得过 1.0%，水分不得过 15.0%，总灰分不得过 3.0%，醇溶性浸出物不得少于 5.5%；按干燥品计算，含甘油三油酸酯（$C_{57}H_{104}O_6$）不得少于 0.50%。

2. 麸炒薏苡仁 形如薏苡仁，微鼓起，表面微黄色。水分不得过 12.0%，总灰分不得过 2.0%，醇溶性浸出物不得少于 5.5%；含甘油三油酸酯不得少于 0.40%。

3. 炒薏苡仁 形如薏苡仁，微鼓起，表面淡黄色，略有焦斑和突起。

【炮制作用】

1. 薏苡仁 味甘、淡，性凉。归脾、胃、肺经。具有利水渗湿，健脾止泻，除痹，排脓，解毒散结的功能。用于水肿，脚气，小便不利，脾虚泄泻，湿痹拘挛，肺痈，肠痈，赘疣，癌肿。

2. 麸炒薏苡仁、炒薏苡仁 两者功能相似，长于健脾止泻，麸炒薏苡仁健脾作用略强，炒薏苡仁渗湿作用稍胜。常用于脾虚泄泻。

【贮藏】密闭，置通风干燥处，防蛀。

苍 术

苍术始载于《神农本草经》，其炮制首见于唐代《仙授理伤续断秘方》。《中国药典》（2015年版）载有苍术和麸炒苍术两种炮制品，历代尚有盐炒苍术、酒煮苍术、苍术炭、蒸苍术等。

【处方用名】苍术、麸炒苍术、炒苍术、焦苍术、制苍术。

【来源】本品为菊科植物茅苍术 Atractylodes lancea（Thunb.）DC. 或北苍术 Atractylodes chinensis（DC.）Koidz. 的干燥根茎。春、秋二季采挖，除去泥沙，晒干，撞去须根。

【炮制方法】

1. 苍术 取原药材，除去杂质，洗净，润透，切厚片，干燥，筛去碎屑。

2. 麸炒苍术 先将炒制器具预热至一定程度，均匀撒入定量的麸皮，中火加热，即刻烟起，投入净苍术片，迅速拌炒至深黄色时取出，筛去麸皮，晾凉。

每100kg净苍术片，用麸皮10～15kg。

3. 焦苍术 取净苍术片，置已预热好的炒制器具内，中火加热，炒至苍术表面呈焦褐，有火星时及时喷淋适量饮用水，熄灭火星，再用文火炒干，取出晾凉。筛去碎屑。

4. 制苍术 取净苍术片，用米泔水拌匀润透，置炒制器具内，文火炒干，取出晾凉。筛去碎屑。

【成品规格】

1. 苍术 呈不规则类圆形或条形厚片。外表皮灰棕色至黄棕色，有皱纹，有时可见根痕。切面黄白色或灰白色，散有多数橙黄色或棕红色油室，有的可析出白色细针状结晶。气香特异，味微甘、辛、苦。水分不得过11.0%，总灰分不得过5.0%；按干燥品计算，含苍术素（$C_{13}H_{10}O$）不得少于0.30%。

2. 麸炒苍术 形如苍术片，表面深黄色，散有多数棕褐色油室。有焦香气。焦苍术形如苍术片，表面焦褐色。有焦香气。制苍术表面黄色或土黄色。有焦斑。水分不得过10.0%，总灰分不得过5.0%；含苍术素（$C_{13}H_{10}O$）不得少于0.20%。

【炮制作用】

1. 苍术 味甘、辛、苦，性温。归脾、胃、肝经。具有燥湿健脾、祛风散寒、明目的作用。生品温燥而辛烈，化湿和胃之力强，而且能走表祛风湿。用于湿阻中焦，脘腹胀满，泄泻，水肿，脚气痿躄，风湿痹痛，风寒感冒，夜盲，眼目昏涩。

2. 麸炒苍术 麸炒后能缓和燥性，气变芳香，增强健脾燥湿的作用。用于脾胃不和，痰饮停滞，脘腹胀满，夜盲。

3. 焦苍术 炒焦后辛燥之性大减,以固肠止泻为主。用于脾虚泻泄、久痢等。
4. 制苍术 缓和燥性,增强健脾燥湿的作用。
【贮藏】置阴凉干燥处。

> **知识拓展**
>
> 苍术挥发油对青蛙有镇静作用,并略使脊髓反射机能亢进。大剂量可使中枢神经抑制,终致呼吸麻痹而死亡,可见过量的苍术挥发油对生物体是有害的。苍术挥发油过量对人体表现出来的副作用,中医称之为"燥性"。苍术炮制后"燥性"缓和的原因就是降低了挥发油含量。

枳 壳

枳壳始载于《神农本草经》,其炮制首见于南北朝刘宋时期《雷公炮炙论》。《中国药典》(2015年版)载有枳壳和麸炒枳壳两种炮制品,历代尚有焦枳壳、面裹煨枳壳、枳壳炭、陈粟米炒枳壳、面炒枳壳、醋炒枳壳等。

【处方用名】枳壳、炒枳壳。

【来源】本品为芸香科植物酸橙 *Citrus aurantium* L. 及其栽培变种的干燥未成熟果实。7月果皮尚绿时采收,自中部横切为两半,晒干或低温干燥。

【炮制方法】

1. 枳壳 取原药材,除去杂质,洗净,润透,切薄片,干燥后筛去碎落的瓤核。

2. 麸炒枳壳 先将炒制器具预热至一定程度,均匀撒入定量的麸皮,中火加热,即刻烟起,随即投入净枳壳片,迅速拌炒至色变深时取出,筛去麸皮,晾凉。

每100kg净枳壳片,用麸皮10~15kg。

【成品规格】

1. 枳壳 呈不规则弧状条形薄片。切面外果皮棕褐色至褐色,中果皮黄白色至黄棕色,近外缘有1~2列点状油室,内侧有的有少量紫褐色瓤囊。

2. 麸炒枳壳 形如枳壳片,色较深,偶有焦斑。

枳壳、麸炒枳壳水分不得过12.0%,总灰分不得过7.0%;含柚皮苷($C_{27}H_{32}O_{14}$)不得少于4.0%,新橙皮苷($C_{28}H_{34}O_{15}$)不得少于3.0%。

【炮制作用】

1. 枳壳 味苦、辛、酸,性温。归脾、胃经。具有理气宽中、行滞消胀的作用。生枳壳辛燥之性较强,长于行气宽中除胀。用于胸胁气滞,胀满疼痛。

2. 麸炒枳壳 麸炒后降低其刺激性,缓和燥性和酸性,增强健胃消胀的作用。用于宿食停滞,呕逆嗳气。麸炒枳壳因其作用缓和,同时宜用于年老体弱而气滞者。

【贮藏】置阴凉干燥处,防蛀。

> **知识拓展**
>
> 　　枳壳的挥发油多存在于果皮中，一般瓤约占整个药材的20%，又极易虫蛀和霉变，且不含柠檬烯，其水煎液味极苦酸涩，故枳壳去瓤后入药是有一定道理的。

枳　实

　　枳实始载于《神农本草经》，其炮制首见于汉代《金匮玉函经》。《中国药典》（2015年版）载有枳实和麸炒枳实两种炮制品，历代尚有枳实炭、面炒枳实、醋炒枳实、蜜炙枳实、姜汁炒枳实等。

　　【处方用名】枳实、炒枳实、麸炒枳实。

　　【来源】本品为芸香科植物酸橙 Citrus aurantium L. 及其栽培变种或甜橙 Citrus sinensis Osbeck 的干燥幼果。5~6月收集自落的果实，除去杂质，自中部横切为两半，晒干或低温干燥，较小者直接晒干或低温干燥。

　　【炮制方法】

　　1. 枳实　取原药材，除去杂质，洗净，润透，切薄片，干燥，筛去碎屑。

　　2. 麸炒枳实　先将炒制器具预热至一定程度，均匀撒入定量的麸皮，中火加热，即刻烟起，随即投入净枳实片，迅速拌炒至色变深时取出，筛去麸皮，晾凉。

　　每100kg净枳实片，用麸皮10~15kg。

　　【成品规格】

　　1. 枳实　为不规则弧状条形或圆形薄片。条片长达2.5cm，宽达1.2cm，圆片直径0.3~1.5cm。切面外果皮黑绿色至暗棕色，中果皮黄白色或黄棕色，近外缘有1~2列点状油室，条片内侧或圆片中央有棕褐色瓤囊。质坚硬。气清香，味苦、微酸。水分不得过15.0%，总灰分不得过7.0%；醇溶性浸出物不得少于12.0%；含辛弗林（$C_9H_{13}NO_2$）不得少于0.30%。

　　2. 麸炒枳实　形如枳实片，色较深，有的有焦斑。气焦香，味微苦、微酸。枳实水分不得过12.0%，总灰分不得过7.0%；醇溶性浸出物不得少于12.0%；含辛弗林（$C_9H_{13}NO_2$）不得少于0.30%。

　　【炮制作用】

　　1. 枳实　味苦、辛、酸，性温。归脾、胃经。具有破气消积，化痰消痞的作用。生品以破气化痰为主，但破气作用强烈，有损伤正气之虑，适宜气壮邪实者。用于积滞内停，痞满胀痛，泻痢后重，大便不通，痰滞气阻，胸痹，结胸等。

　　2. 麸炒枳实　麸炒后能缓和峻烈之性，以免损伤正气，以散结消痞力胜。用于胃脘痞满，下痢泄泻，大便秘结等。

　　【贮藏】置阴凉干燥处，防蛀。

> **知识拓展**
>
> 试验表明，枳实中的挥发油可使大鼠肠蠕动频率显著增强，振幅显著降低，肠蠕动收缩张力加强，舒张不完全，平滑肌处于痉挛状态。麸炒后挥发油含量下降，能减弱枳实对肠道平滑肌的刺激。说明古人"生用峻烈，麸炒略缓"是有一定科学道理的。

僵 蚕

僵蚕始载于《神农本草经》，其炮制首见于南北朝刘宋时期《雷公炮炙论》。《中国药典》（2015年版）载有僵蚕和炒僵蚕两种炮制品，历代尚有炒僵蚕、面炒僵蚕、酒炒僵蚕、炮僵蚕、盐炒僵蚕等。

【处方用名】僵蚕、白僵蚕、炒僵蚕、麸炒僵蚕。

【来源】本品为蚕蛾科昆虫家蚕 Bombyx mori Linnaeus 4～5 龄的幼虫感染（或人工接种）白僵菌 Beauveria bassiana (Bals.) Vuillant 而致死的干燥体。多于春、秋季生产，将感染白僵菌病死的蚕干燥。

【炮制方法】

1. 僵蚕 取原药材，除去杂质及残丝，洗净，干燥。

2. 炒僵蚕 先将炒制器具预热至一定程度，均匀撒入定量的麸皮，中火加热，即刻烟起，随即投入净僵蚕，迅速拌炒至黄色时取出，筛去麸皮，晾凉。

每 100kg 净僵蚕，用麸皮 10～15kg。

【成品规格】

1. 僵蚕 略呈圆柱形，多弯曲皱缩。表面灰黄色，被有白色粉霜。头部较圆，足8对，体节明显，尾部略呈二分歧状。质硬而脆，易折断，断面平坦，外层白色，中间有亮棕色或亮黑色的丝腺环4个。气微腥，味微咸。醇溶性浸出物不得少于 20.0%。

2. 麸炒僵蚕 形如僵蚕，表面黄色，偶有焦斑。腥气减弱，有焦香气。

【炮制作用】

1. 僵蚕 味咸、辛，性平。归肝、肺、胃经。具有息风止痉、祛风止痛、化痰散结。用于肝风夹痰，惊痫抽搐，小儿急惊，破伤风，中风口㖞，风热头痛，目赤咽痛，风疹瘙痒，发颐痄腮。生品辛散之力较强，药力较猛，以祛风定惊力胜。

2. 炒僵蚕 麸炒后性微温，疏风走表之力稍减，长于化痰散结，并矫正其腥臭气味，便于服用。用于瘰疬痰核，中风失音等。

【贮藏】置干燥处，防蛀。

第二节 米炒法

将待炮炙品与米共同拌炒的方法，称为米炒法。其主要目的是增强健脾止泻的作用、降低毒性、矫臭矫味。

（一）适用范围

米炒所用的米，一般认为以糯米为佳，有些地区采用"陈仓米"，通常多用大米。大米主要含淀粉、脂肪、蛋白质、矿物质等成分，尚含有少量的 B 族维生素、多种有机酸及糖类。大米味甘，性温；具有健脾和中，除烦止渴，止泻痢的作用。多用于炮制一些补益脾胃药和某些昆虫类有毒性的药物。常用米炒的药物有党参、斑蝥、红娘子等。米的用量一般为：每 100kg 待炮炙品，用糯米或大米 20kg。

（二）主要目的

1. 增强药物健脾止泻的作用 因脾喜甘恶苦，药物经米炒后，产生焦香气，同时借米谷之气，增强药物健脾和中的功效，如党参。

2. 降低药物的毒性，矫正不良气味 如斑蝥、红娘子等具有毒性的昆虫类药物经米炒后，其毒性成分因受热而部分升华散失，部分被米吸附，降低了药物的毒性，并矫正其气味。

（三）操作方法

1. 准备
（1）将待炮炙品大小分档，称重。
（2）称取大米（或糯米），其用量为药量的 20%。

2. 预热 中火加热，使炒药锅的热度达到药物米炒时所要求的温度。

3. 炒制
（1）**拌米炒法** 将大米（或糯米）均匀撒入热锅内，中火加热，待米冒烟时，迅速投入待炮炙品，拌炒至米呈黄棕色时，取出，筛去米，摊凉。
（2）**贴米炒法** 将渍湿的米撒入热锅内，使其平贴于锅底，中火加热，待米冒烟时，投入净药物，轻轻翻动米上的药物，炒至米呈黄棕色，少数焦褐色或焦黑色时，取出，筛去米，放凉。

4. 成品规格 昆虫类药物的米炒品表面颜色加深，有光泽，腥臭气减弱；植物类药物的米炒品一般呈老黄色或深黄色，具香气。药屑、杂质含量不得超过 1.0%，生片、糊片不得超过 2.0%［《中药饮片质量标准通则（试行）》］。

（四）注意事项

1. 用米炒制昆虫类药物时，一般炒至米变焦黄或焦褐色为度。
2. 用米炒制植物类药物时，除观察米的颜色变化外，还要观察药物色泽变化，炒至黄色为度。
3. 炮制有毒药物时，操作人员要戴手套、眼罩或防毒面具，要加强劳动保护，以防中毒。炒后的器械须及时清洗，先用碱性溶液清洗第一遍，再反复用饮用水冲洗干净。炒制后的米要及时妥善处理，避免人、畜误用，发生意外事故。

斑 蝥

斑蝥始载于《神农本草经》，其炮制首见于晋代《肘后备急方》。《中国药典》（2015年版）载有生斑蝥和米斑蝥两种炮制品，历代尚有小麻子炒斑蝥、麸炒斑蝥、面炒斑蝥、醋煮斑蝥、牡蛎炒斑蝥、土炒斑蝥等。

【处方用名】斑蝥、炒斑蝥。

【来源】本品为芫青科昆虫南方大斑蝥 *Mylabris phalerata* Pallas 或黄黑小斑蝥 *Mylabris cichorii* Linnaeus 的干燥体。夏、秋二季捕捉，闷死或烫死，晒干。

【炮制方法】

1. 生斑蝥 取原药材，除去杂质。

2. 米斑蝥 将米旋转在预热好的炒制器具内，用中火加热至冒烟，投入净斑蝥，炒至米呈黄棕色时取出，筛去米，晾凉，除去头、翅、足。

每100kg净斑蝥，用米20kg。

【成品规格】

1. 生斑蝥

（1）南方大斑蝥 呈长圆形，长1.5~2.5cm，宽0.5~1cm。头及口器向下垂，有较大的复眼及触角各1对，触角多已脱落。背部具革质鞘翅1对，黑色，有3条黄色或棕黄色的横纹；鞘翅下面有棕褐色薄膜状透明的内翅2片。胸腹部乌黑色，胸部有足3对。有特殊的臭气。

（2）黄黑小斑蝥 体型较小，长1~1.5cm。

生斑蝥含斑蝥素（$C_{10}H_{12}O_4$）不得少于0.35%。

2. 米斑蝥 头、足、翅偶有残留。色乌黑发亮，头部去除后的断面不整齐，边缘黑色，中心灰黄色。质脆易碎。有焦香气。含斑蝥素（$C_{10}H_{12}O_4$）应为0.25%~0.65%。

【炮制作用】

1. 生斑蝥 味辛，性热；有大毒。归肝、胃、肾经。具有破血消癥，攻毒蚀疮，引赤发泡的作用。生品多外用，以攻毒蚀疮为主。用于癥瘕，经闭，顽癣，瘰疬，赘疣，痈疽不溃，恶疮死肌等。

2. 米斑蝥 米炒后降低其毒性，矫正其不良气味，可内服。以通经、破癥散结为主。用于经闭，癥瘕肿块，狂犬咬伤，瘰疬，肝癌，胃癌等。

【贮藏】置通风干燥处，防蛀。本品有大毒，按医疗用毒性药品管理。

> **知识拓展**
>
> 1. 实验证明，斑蝥素的致死剂量约为30mg，故生斑蝥多外用，口服必须要炮制加工。斑蝥腹部含斑蝥素最高，头、足、翅中斑蝥素含量很低，三者占全虫的20%左右，并非剧毒。因此有认为斑蝥可不去头、足、翅入药。

2. 斑蝥素的升华点为110℃，米炒时锅温约为128℃。米炒时可使部分斑蝥素升华，同时米中所含的淀粉能吸附部分斑蝥素，从而使其含量降低，毒性减弱。

党 参

党参始载于《本草从新》，其炮制首见于清代《得配本草》。《中国药典》（2015年版）载有党参片和米炒党参两种炮制品，历代尚有蜜拌蒸党参。

【处方用名】党参、炒党参、炙党参。

【来源】本品为桔梗科植物党参 Codonopsis pilosula (Franch.) Nannf.、素花党参 Codonopsis pilosula Nannf. var. modesta (Nannf.) L. T. Shen 或川党参 Codonopsis tangshen Oliv. 的干燥根。秋季采挖，洗净，晒干。

【炮制方法】

1. **党参片** 取原药材，除去杂质，洗净，润透，切厚片，干燥，筛去碎屑。

2. **米炒党参** 将米放置于已预热好的炒制器具内，中火加热，米冒烟时，投入党参片，拌炒至党参呈深黄色时取出，筛去米，晾凉。

每100kg净党参片，用米20kg。

3. **蜜党参** 取炼蜜用适量开水稀释，与净党参片拌匀，闷润至透，置炒制器具内，用文火加热，翻炒至党参呈黄棕色，不黏手时取出，晾凉。筛去碎屑。

每100kg净党参片，用炼蜜20kg。

【成品规格】

1. **党参片** 呈类圆形的厚片。外表皮灰黄色至黄棕色，有时可见根头部有多数疣状突起的茎痕和芽。切面皮部淡黄色至淡棕色，木部淡黄色，有裂隙或放射状纹理。有特殊香气，味微甜。水分不得过16.0%，总灰分不得过5.0%；二氧化硫残留量不得过400mg/kg；醇溶性浸出物不得少于55.0%。

2. **米炒党参** 形如党参片，表面深黄色，偶有焦斑。水分不得过10.0%，总灰分不得过5.0%；二氧化硫残留量不得过400mg/kg；醇溶性浸出物不得少于55.0%。

3. **蜜党参** 形如党参片，党参表面黄棕色，有光泽。略有黏手感。味甜。

【炮制作用】

1. **党参** 味甘，性平。归脾、肺经。具有健脾益肺，养血生津的作用。用于脾肺气虚，食少倦怠，咳嗽虚喘，气血不足，面色萎黄，心悸气短，津伤口渴，内热消渴。

2. **米炒党参** 米炒后气变焦香，增强健脾止泻的作用。用于脾胃虚弱，泄泻，脱肛等。

3. **蜜党参** 蜜炙后增强补中益气、润燥养阴的作用。用于气血两虚之证。

【贮藏】置通风干燥处，防蛀。

红娘子

红娘子始载于《神农本草经》,其炮制首见于宋代《圣济总录》。《中国药典》(2015年版)未收载该药,历代尚有面炒红娘子。

【处方用名】红娘子、红娘、炒红娘、米炒红娘子。

【来源】本品为蝉科昆虫黑翅红娘 *Huechys sanguinea* De Geer 的干燥虫体。夏季,早起露水未干时,戴好手套及口罩,进行捕捉,捉后投入沸水中烫死,捞出,干燥。

【炮制方法】

1. 红娘子 取原药材,除去杂质。

2. 米炒红娘子 将米放置于已预热好的炒制器具内,中火加热,炒至米冒烟时,投入净红娘子,拌炒至米呈焦黄色为度,取出,筛去米,晾凉,除去头、足、翅。

每100kg净红娘子,用米20kg。

【成品规格】

1. 红娘子 形似蝉而较小。前胸背板前狭后宽,黑色;中胸背板黑色,左右两侧有2个大形斑块,呈朱红色;可见鞘翅残痕。雄虫在后胸腹板两侧有鸣器,腹部血红色,基部黑色;雌虫有黑褐色的产卵管。体轻,质脆。有特殊臭气,味辛。

2. 米炒红娘子 为去除头、足、翅的干燥躯体。表面老黄色。臭气轻微。

【炮制作用】

1. 红娘子 味苦、辛,性平;有毒。具有攻毒、通瘀破积的作用。生品毒性较大,具腥臭味,多外用,可解毒蚀疮。用于瘰疬结核,疥癣恶疮等。

2. 米炒红娘子 米炒后降低毒性,矫正不良气味,以破瘀通经为主。用于血瘀经闭,狂犬咬伤。

【贮藏】置通风干燥处,防蛀。本品有毒,按医疗用毒性药品管理。

第三节 土炒法

将待炮炙品与土粉共同拌炒的方法称为土炒法。其主要目的是增强补脾止泻的作用,缓和药物燥性。常用于炮制补脾止泻的药物。

(一)适用范围

古时炮制多用灶心土或陈壁土,现代土炒多用黄土、赤石脂等。灶心土味辛,性微温。具有温中和胃,止血,止呕等作用。与药物共制后可降低药物的刺激性,增强药物疗效。土炒法常用来炮制补脾止泻的药物。

(二)主要目的

土炒主要是增强药物补脾止泻的作用,如山药、白术等。一些具有滑肠致泻副作用的药物,如当归,土炒后能减弱或消除其致泻作用。

（三）操作方法

1. 准备

（1）将待炮炙品大小分档，称重。

（2）先将土充分干燥，碾细或粉碎，用五号筛选取细粉。称重，其用量为药量的25%～30%。

2. 预热 取定量土粉置于锅内，中火加热翻炒至灵活、滑利状态。

3. 炒制 投入待炮炙品，中火加热，翻炒时"亮锅底"，使药物受热均匀。

4. 出锅 当饮片均匀挂上土粉时，迅速出锅，筛去土粉，置规定的容器内；土炒品置洁净的容器内，晾凉。

5. 成品规格 成品表面显土色，挂有均匀土粉，断面色泽较生品深，有土香气。药屑、杂质含量不得超过3.0%，生片、糊片不得超过2.0%［《中药饮片质量标准通则（试行）》］。

（四）注意事项

1. 药物要大小分档，以使药物炒制的程度一致。
2. 土粉要细腻，否则药物不易挂上土粉。
3. 土炒药物时温度要适当，若土温过高，药物易焦煳；土温过低，药物内部水分及汁液渗出较少，药物表面挂不上土粉。若土温过高时，可加适量冷土或减小火力进行调节。
4. 用土炒制同种药物时，土粉可连续使用，若土色变深时，应及时更换新土。
5. 由于各地土壤成分差异较大及土粉的反复使用，土炒的同种药物常常会出现成品外观色泽不一致的情况。

白 术

白术始载于《神农本草经》，其炮制首见于唐代《千金翼方》。《中国药典》（2015年版）载有白术和麸炒白术两种炮制品，历代尚有米泔浸白术、醋浸白术、煨白术、牡蛎炒白术、蜜炙白术、姜汁炒白术等。

【处方用名】白术、土炒白术、炒白术、麸炒白术。

【来源】本品为菊科植物白术 *Atractylodes macrocephala* Koidz. 的干燥根茎。冬季下部叶枯黄、上部叶变脆时采挖，除去泥沙，烘干或晒干，再除去须根。

【炮制方法】

1. 白术 取原药材，除去杂质，洗净，润透，切厚片，干燥。筛去碎屑。

2. 麸炒白术 先将炒制器具预热至一定程度，均匀撒入定量的蜜炙麸皮，中火加热，即刻烟起，随即投入净白术片，迅速拌炒至黄棕色、逸出焦香气，取出，筛去蜜炙麸皮，晾凉。

每100kg白术片，用蜜炙麸皮10kg。

3. 土炒白术 先将土粉置炒制器具内，用中火加热，炒至土呈灵活状态时，投入净白术片，翻炒至表面均匀挂上土粉时取出，筛去多余的土，晾凉。

每100kg净白术片，用灶心土20kg。

【成品规格】

1. 白术 不规则的厚片。外表皮灰黄色或灰棕色。切面黄白色至淡棕色，散生棕黄色的点状油室，木部具放射状纹理；烘干者切面角质样，色较深或有裂隙。气清香，味甘、微辛，嚼之略带黏性。

2. 麸炒白术 形如白术片，表面黄棕色，偶见焦斑。略有焦香气。

白术和麸炒白术水分不得过15.0%，总灰分不得过5.0%；二氧化硫残留量不得过400mg/kg；醇溶性浸出物不得少于35.0%。

3. 土炒白术 形如白术片，表面土色，挂有均匀的土粉，断面色泽加深。有土香气。

【炮制作用】

1. 白术 味苦、甘，性温。归脾、胃经。具有健脾益气，燥湿利水，止汗，安胎的作用。生品以健脾燥湿、利水消肿力胜。用于脾虚食少，腹胀泄泻，痰饮眩悸，水肿，自汗，胎动不安。

2. 麸炒白术 麸炒后以健脾益气力盛，增强健脾作用，并能缓和燥性。用于脾胃不和，运化失常所致的食少胀满，倦怠乏力，表虚自汗，胎动不安。

3. 土白术 土炒后以健脾止泻力胜。多用于脾虚食少，泄泻便溏。

【贮藏】置阴凉干燥处，防蛀。

> **知识拓展**
>
> 1. 白术生品因含有较多的挥发油而有燥湿作用，麸炒后挥发油含量下降，内酯类成分含量增加，从而缓和其燥性，减少对胃肠的刺激性，达到和胃或消导等目的。
>
> 2. 比较生、炒白术对兔离体肠管活动影响的结果表明，生、炒白术对兔离体肠管活动皆有双向调节的作用，此双向调节作用以生白术为强。

山 药

山药始载于《神农本草经》，其炮制首见于南北朝刘宋时代《雷公炮炙论》。《中国药典》（2015年版）载有山药和麸炒山药两种炮制品，历代尚有炒山药、姜汁炒山药、炮山药、五味子炒山药、乳汁浸山药、酒蒸山药等。

【处方用名】山药、淮山药、土炒山药、麸炒山药。

【来源】本品为薯蓣科植物薯蓣 *Dioscorea opposita* Thunb. 的干燥根茎。冬季茎叶枯萎后采挖，切去根头，洗净，除去外皮及须根，干燥，称为"毛山药片"；或除去外皮，趁鲜切厚片，干燥，称为"山药片"；也有选择肥大顺直的干燥山药，置饮用水中，浸至无干心，闷透，切齐两端，用木板搓成圆柱状，晒干，打光，习称"光山药"。

【炮制方法】

1. 山药 取原药材，除去杂质，大小分档，泡润至透，切厚片，干燥。筛去碎屑。

2. 土炒山药 先将土粉置炒制器具内，用中火加热，炒至土呈灵活状态，投入净山药片，翻炒至色泽加深、表面均匀挂上土粉，并逸出香气时取出，筛去土粉，晾凉。

每100kg 山药片，用灶心土 30kg。

3. 麸炒山药 先将炒制器具预热至一定程度，均匀撒入定量的麸皮，中火加热，即刻烟起，随即投入净山药片，迅速拌炒至黄色时取出，筛去麸皮，晾凉。

每100kg 山药片，用麸皮 10～15kg。

【成品规格】

1. 山药 呈类圆形的厚片。表面类白色或淡黄白色，质脆，易折断，断面类白色，富粉性。水分不得过 12.0%，总灰分不得过 2.0%；水溶性浸出物不得少于 4.0%；二氧化硫残留量不得过 10mg/kg。

2. 土炒山药 形如山药片，表面土黄色，挂有均匀的土粉。质脆。具土香气。

3. 麸炒山药 形如山药片，表面黄白色或微黄色，偶见焦斑，略有焦香气。水分不得过 12.0%，总灰分不得过 2.0%；水溶性浸出物不得少于 4.0%；二氧化硫残留量不得过 10mg/kg。

【炮制作用】

1. 山药 味甘，性平。归脾、肺、肾经。具有补脾养胃、生津益肺、补肾涩精的作用。用于脾虚食少，久泻不止，肺虚喘咳，肾虚遗精，带下，尿频，虚热消渴。

2. 麸炒山药 麸炒后性微温，长于补脾健胃、固精止带。用于脾虚食少，泄泻便溏，白带过多。

3. 土炒山药 土炒后以补脾止泻为主。用于脾虚久泻。

【贮藏】置通风干燥处，防蛀。

> **知识拓展**
>
> 对山药生品、清炒品、土炒品和麸炒品中薯蓣皂苷元含量测定发现，土炒品和清炒品比生品的薯蓣皂苷元含量高近 3 倍，麸炒品比生品约高出 2 倍。实验表明，山药土炒、清炒或麸炒后能促使薯蓣皂苷元的溶出，有利于药效作用的发挥。

第四节 砂炒法

将待炮炙品与热砂共同拌炒的方法，称为砂炒法，又称砂烫法。

（一）适用范围

用砂炒制药物时，河砂仅作为中间传热体。因河砂质地坚硬，传热较快，与药物接触面大，砂炒时火力强，温度高，能使药物受热均匀，故适用于炒制质地坚硬的药物，如龟甲、马钱子、狗脊等。

（二）主要目的

1. 增强疗效，便于调剂和制剂　狗脊、穿山甲等质地坚硬的药物经砂炒后，能使其质变酥脆，便于粉碎，易于煎出有效成分，从而增强疗效，便于调剂和制剂。

2. 降低毒性　砂炒温度较高，能使马钱子等药物的毒性成分结构改变或破坏，降低其毒性。

3. 矫臭矫味　龟甲、鸡内金等有腥臭气味的药物，经砂炒后可矫正其不良气味。

4. 便于去毛　骨碎补、狗脊等药物表面长有绒毛，经砂炒后，毛绒焦化，便于去除，可以提高药物的洁净度。

（三）制砂方法

1. 制普通砂　一般选用颗粒均匀的洁净河砂，筛去粗砂粒及杂质，置炒锅内，武火加热翻炒，以除净其中所夹杂的有机物及水分等。取出，晾凉，备用。

2. 制油砂　取筛去粗砂粒及细砂的中间河砂，用饮用水洗净泥土，干燥后置炒锅内加热，加入1%~2%的食用植物油，拌炒至油尽烟散，砂的色泽均匀加深时取出。晾凉，备用。

（四）操作方法

1. 准备　将待炮炙品大小分档，称重。取制好的砂，用量以埋没药物为度。

2. 预热　取砂置于锅内，武火加热至灵活状态、容易翻动状态。

3. 炒制　投入待炮炙品，不断用砂掩埋、翻动。

4. 出锅　当药物质地酥脆或鼓起，外表呈黄色或较原色加深时，取出，筛去砂，晾凉。或趁热投入醋中略浸，取出，干燥即得。

5. 成品规格　动物类药物的砂烫品一般呈黄色，质地酥脆，腥气减弱，有的形体鼓起，醋淬品略有醋气；植物类药物的砂烫品颜色加深，形体鼓起，毛微焦。药屑、杂质含量不得超过3.0%，生品、糊品不超过2.0%，醋淬品的水分不得超过10%〔《中药饮片质量标准通则（试行）》〕。

（五）注意事项

1. 砂炒前将药物大小分档，以保证成品质量。

2. 砂炒时砂温要适中，砂温过低易使药物僵硬不酥，可适当提高火力。砂温过高药物则易焦化，且受热不均，可添加适当冷砂或减小火力进行调节。

3. 砂炒时，一般选用武火加热，故翻动要勤，成品出锅要快，并立即将砂筛去。有需醋淬的药物，砂炒后应趁热浸淬。

4. 砂炒贵重药或采用机械炒时，可采用投药试温或投白纸试温的方法，掌握好砂炒条件后再炒，避免造成损失。

5. 用过的河砂可反复使用，但需将残留在其中的杂质、药物碎渣除去。炒制过毒性药物的砂不可再炒制其他药物。

6. 反复使用油砂时，每次用前均需添加适量食用植物油拌炒后再用。如油砂表面有污垢，可先将油砂用清水煮沸，再用清水反复冲洗干净，干燥后加植物油重新制砂后使用。

7. 制油砂时，食用油不可加入过多，否则油烟大，不易炒干。

马钱子

马钱子始载于《本草纲目》，其炮制首见于《本草纲目》。《中国药典》（2015年版）载有马钱子、制马钱子、马钱子粉三种炮制品，历代尚有牛油炸、黄土炒焦、香油炸、炮去毛、水浸油炸后土粉反复制、水煮黄土炒、甘草水煮后麻油榨等方法。

【处方用名】马钱子、制马钱子等。

【来源】本品为马钱科植物马钱 Strychnos nux-vomica L. 的干燥成熟种子。冬季采收成熟果实，取出种子，晒干。

【炮制方法】

1. 生马钱子 取原药材，除去杂质和药屑。

2. 制马钱子

（1）**砂炒法** 将砂置炒锅内，用武火加热至灵活状态时，投入大小一致的净马钱子，不断翻埋烫炒至鼓起、外皮呈棕褐色、内部红褐色，并起小泡时，取出。筛去砂子，晾凉，及时收藏，捣碎或供制马钱子粉用。

（2）**油炸法** 取麻油适量，置锅内，加热至230℃左右，投入净马钱子，炸至老黄色时，取出。沥尽油，晾凉，及时收藏，用时捣碎。

3. 马钱子粉 取制马钱子（砂炒法），粉碎成细粉，照《中国药典》（2015年版）马钱子［含量测定］项下的方法测定士的宁含量后，加适量淀粉，使含量符合规定，混匀，即得。

【成品规格】

1. 马钱子 本品呈纽扣状圆板形，常一面隆起，一面稍凹下。表面密被灰棕色或灰绿色绢状茸毛，自中间向四周辐射排列，有丝样光泽。底面中心有突起的圆点状种脐，边缘稍隆起，较厚。质坚硬，味极苦。水分含量不得过13.0%，总灰分含量不得过2.0%；含士的宁应为1.20%~2.20%，马钱子碱不得少于0.80%。

2. 制马钱子 形如马钱子，中间略鼓。表面棕褐色，断面红褐色，中间有裂缝。质地坚脆，味苦。水分含量不得过12.0%，总灰分不得过2.0%；含士的宁应为1.20%~2.20%，马钱子碱不得少于0.8%。

3. 马钱子粉 本品为黄褐色粉末。气微香，味极苦。水分不得过 14.0%；含士的宁应为 0.78%～0.82%，马钱子碱不得少于 0.50%。

【炮制作用】

1. 马钱子 马钱子味苦，性温。归肝、脾经。具有通络止痛，消肿散结的作用。因生马钱子有大毒，质地坚实，种子外表覆有大量细绒毛，不易加工除去，所以仅供外用。

2. 制马钱子 经砂炒或油炸后，降低毒性，质地酥脆，易于粉碎，便于去除绒毛，可供内服。常制成丸散剂应用。用于风湿顽痹，麻木瘫痪，跌扑损伤，痈疽肿痛，小儿麻痹后遗症，类风湿性关节炎等。

3. 马钱子粉 马钱子粉的作用同制马钱子。

【贮藏】置干燥处。马钱子粉密闭保存。生品按医疗用毒性药品管理。

> **知识拓展**
>
> 1. 研究证明，马钱子炮制后毒性降低。其原因是马钱子主含的生物碱士的宁和马钱子碱在加热过程中醚键断裂开环，转变成相应的异型结构和氮氧化合物。
>
> 2. 毒性试验结果显示，去毛与不去毛的马钱子两者无显著差异。因此，现已不做去毛的法定要求。
>
> 3. 研究表明，马钱子砂炒时，温度在 230℃～240℃，加热 3～4 分钟，能最大限度地保留异士的宁、异马钱子碱和氮氧化合物。

狗 脊

狗脊始载于《神农本草经》，其炮制首见于南北朝刘宋时代《雷公炮炙论》。《中国药典》（2015 年版）载有狗脊和烫狗脊两种炮制品，历代尚有火燎去毛、酥炙去毛、去毛醋炙、炙去毛、去毛后醋煮切片焙干、酒拌蒸法、酒浸、酒浸炒去毛、火燎去毛酒浸蒸焙干等方法。

【处方用名】狗脊、金毛狗脊、炒狗脊、制狗脊、炙狗脊、烫狗脊等。

【来源】本品为蚌壳蕨科植物金毛狗脊 Cibotium barometz (L.) J. Sm. 的干燥根茎。秋、冬二季采挖，除去泥沙，干燥；或去硬根、叶柄及金黄色绒毛，切厚片，干燥，为"生狗脊片"；蒸后晒至六七成干，切厚片，干燥，为"熟狗脊片"。

【炮制方法】

1. 狗脊 取原药材，除去杂质。未切片者，洗净，润透，切厚片（或蒸软后切片），干燥。筛去碎屑。

2. 烫狗脊 将砂置炒锅内，用武火加热至滑利、灵活状态时，投入大小一致的净狗脊片，不断翻埋烫炒至鼓起、绒毛呈焦褐色时，取出。筛去砂，放凉，除去残存绒毛，及时收藏。

3. 蒸狗脊（熟狗脊） 取净狗脊片置蒸制容器内，用武火加热，蒸4~6小时，停火。闷6~8小时，取出，干燥，及时收藏。

4. 酒狗脊 取净狗脊片，加黄酒拌匀，润透后置蒸制容器内，用武火加热，蒸4~6小时。停火，闷6~8小时，取出，干燥，及时收藏。

每100kg净狗脊片，用黄酒15kg。

【成品规格】

1. 狗脊 本品为不规则的椭圆或圆形厚片，切面浅棕色（熟狗脊片黑棕色），较平滑，近边缘有一条棕黄色隆起的木质部环纹或条纹。周边不整齐，偶有金黄色绒毛残留。质脆，易折断，有粉性。水分不得过13.0%，总灰分不得过3.0%；醇溶性浸出物不得少于20.0%。

2. 烫狗脊 形如狗脊，稍鼓起，质松脆，表面棕褐色，无绒毛。含原儿茶酸（$C_7H_6O_4$）不得少于0.020%。

3. 蒸狗脊 形如狗脊，褐色，质坚硬，角质，微有香气。

4. 酒狗脊 形如狗脊，暗褐色，质坚硬，角质，微有酒气。

【炮制作用】

1. 狗脊 狗脊味苦、甘，性温。归肝、肾经。具有补肝肾，强腰膝，祛风湿的作用。生品以祛风湿、利关节为主。多用于风湿痹痛，下肢无力，关节疼痛等。

2. 烫狗脊 砂炒后可使质地酥脆，便于除去绒毛，易于粉碎和煎出有效成分。以补肝肾、强筋骨为主。多用于肝肾不足或冲任虚寒的腰痛脚软，遗精，遗尿及妇女带下等。

3. 蒸狗脊和酒狗脊 经蒸制或酒蒸后能增强补肝肾、强腰膝的作用。用于身体虚弱，精神疲乏，腰膝酸软，肾亏精冷等。

【贮藏】置通风干燥处。酒狗脊密闭，防潮。

骨碎补

骨碎补始载于《本草拾遗》，其炮制首见于南北朝刘宋时代《雷公炮炙论》。《中国药典》（2015年版）载有骨碎补和烫骨碎补两种炮制品，历代尚有姜制、去毛炒、火炮、盐炒、去毛、酒浸炒、制炭等方法。

【处方用名】骨碎补、制骨碎补、烫骨碎补等。

【来源】本品为水龙骨科植物槲蕨 Drynaria fortunei (Kunze) J. Sm. 的干燥根茎。全年均可采挖，除去泥沙，干燥，或再燎去茸毛（鳞片）。

【炮制方法】

1. 骨碎补 取原药材，除去杂质，洗净，润透，切厚片，干燥。筛去碎屑。

2. 烫骨碎补 将砂置炒制容器内，用武火加热至滑利、灵活状态时，投入大小一致的净骨碎补片，不断翻埋烫炒至鼓起，取出，筛去砂，放凉，撞去毛。

【成品规格】

1. 骨碎补 本品为不规则的厚片。切面红棕色或淡红棕色，有黄色点状排列成环的维管束。周边棕褐色或暗褐色，密被深棕色至暗棕色的小鳞片，柔软如毛。体轻，质脆，易折断。气微，味淡、微涩。骨碎补的水分不得过14.0%，总灰分不得过7.0%；醇溶性浸出物不得少于16.0%；含柚皮苷（$C_{27}H_{32}O_{14}$）不得少于0.50%。

2. 烫骨碎补 本品为扁圆状鼓起的厚片，表面棕褐色或焦黄色，无鳞片；断面淡棕褐色或淡棕色。质轻脆，气香。

【炮制作用】

1. 骨碎补 味苦，性温。归肝、肾经。具有疗伤止痛，补肾强骨的作用；外用消风祛斑。用于跌扑闪挫，筋骨折伤，肾虚腰痛，筋骨痿软，耳鸣耳聋，牙齿松动；外治斑秃，白癜风。生品密被鳞片，不易除净，不利于煎煮或粉碎。临床多用其炮制品。

2. 烫骨碎补 砂炒后可使质地松脆，便于除去鳞片，便于调剂和制剂，易于粉碎和煎出有效成分。以补肾强骨，续伤止痛见长。用于肾虚腰痛，耳聋耳鸣，牙齿松动，跌仆闪挫，筋骨折伤；外治斑秃，白癜风。

【贮藏】置干燥处。

穿山甲

穿山甲始载于《名医别录》，其炮制首见于唐代《千金翼方》。《中国药典》（2015年版）载有穿山甲、炮山甲和醋山甲三种炮制品，历代尚有炙黄、童便浸炙、醋浸炒、蛤粉炒、蚌粉炒、桑灰炒、热灰炮焦、土炒、谷糠炒、醋炙、麸炒、石灰炒、酥炙、油煎、砂土炒、麻油煮等方法。

【处方用名】穿山甲、山甲、炮山甲、炮甲珠、山甲珠、醋山甲、醋甲片等。

【来源】本品为鲮鲤科动物穿山甲 *Manis pentadactyla* Linnaeus 的鳞甲。收集鳞甲，洗净，晒干。

【炮制方法】

1. 穿山甲 取原药材，除去杂质，洗净，干燥。

2. 炮山甲 将砂置炒制容器内，用武火加热至滑利、灵活状态时，投入大小一致的净穿山甲，不断翻埋烫炒至鼓起发泡、边缘向内卷曲、表面呈金黄色或棕黄色时，取出。筛去砂，晾凉，及时收藏，用时捣碎。

3. 醋山甲 按炮山甲的炮制方法，烫炒至鼓起发泡、边缘向内卷曲、表面呈金黄色或棕黄色时取出，筛去砂，趁热投入醋液中稍浸，捞出，干燥，及时收藏。用时捣碎。

每100kg净穿山甲片，用醋30kg。

【成品规格】

1. 穿山甲 本品为扇面形、三角形、菱形或盾形的扁平片状或半折合状，大小不一，中间较厚，边缘较薄。外表面黑褐色或黄褐色，有光泽，宽端有数十条排列整齐的纵纹及数条横线纹，窄端光滑。内表面色较浅，中部有一条明显突起的弓形横向棱线。角质，半透明，坚韧而有弹性，不易折断。气微腥。

2. 炮山甲 全体膨胀呈卷曲状，金黄色，质酥脆，易碎，气微腥，味咸。

3. 醋山甲 全体膨胀呈卷曲状，黄色，质酥脆，易碎，有醋味。

穿山甲、炮山甲、醋山甲杂质含量不得过4%；总灰分含量不得过3.0%。

【炮制作用】

1. 穿山甲 味咸，性微寒。归肝、胃经。具有活血消癥，通经下乳，消肿排脓，搜风通络的作用。用于经闭癥瘕，乳汁不通，痈肿疮毒，风湿痹痛，中风瘫痪，麻木拘挛。生品质地坚硬，并有腥臭气，临床多用其制品。

2. 炮山甲 砂炒后质变酥脆，易于粉碎及煎出有效成分。长于消肿排脓，搜风通络。多用于痈肿疮毒，关节痹痛，麻木拘挛。

3. 醋山甲 砂炒醋淬后味咸、酸，性平。能增强活血止痛作用，质变酥脆，易于粉碎及煎出有效成分，并矫正其不良气味。通经下乳力强，多用于经闭癥瘕，乳汁不通。

【贮藏】置干燥处。

> **知识拓展**
>
> 烫制穿山甲应选用直径0.1~0.2cm的河砂为宜，砂粒太粗，烫时则易焦边；砂粒太细，烫药时易附在穿山甲的甲片上不易除净。为减少由于炮制太过对小甲片的损耗，炮制前必须对穿山甲片进行大小分档、厚薄分类。

龟 甲

龟甲始载于《神农本草经》，其炮制首见于唐代《千金翼方》。《中国药典》（2015年版）载有龟甲和醋龟甲两种炮制品，历代尚有酥制、醋炙、猪脂炙、童便酥油反复制、煅、酒炙、猪脂炙后烧灰、灰土炮后酥炙、油炙等方法。

【处方用名】龟甲、龟板、炙龟甲、制龟甲、酥龟甲、醋龟甲等。

【来源】本品为龟科动物乌龟 Chinemys reevesii（Gray）的背甲及腹甲。全年均可捕捉，以秋、冬二季为多，捕捉后杀死，或用沸水烫死，剥取背甲及腹甲，除去残肉，晒干。

【炮制方法】

1. 龟甲 取原药材，置蒸制容器内，沸水蒸45分钟，取出，放入热水中，立即用硬刷除净皮肉，洗净，晒干。

2. 醋龟甲 将砂置炒制容器内，用武火加热至滑利、灵活状态时，投入大小一致的净龟甲，不断翻埋烫炒至质酥、外表呈淡黄色时，取出，筛去砂，趁热投入醋液中稍浸，捞出，干燥，及时收藏，用时捣碎。

每100kg净龟甲，用醋20kg。

【成品规格】

1. 龟甲 本品为不规则的小碎块，外表面淡黄棕色至棕黑色（腹甲）、棕褐色或黑褐色（背甲）。有放射状纹理，内表面黄白色至灰白色，边缘呈锯齿状。质坚硬，气微腥，味微咸。水溶性浸出物含量不得少于4.5%。

2. 醋龟甲 形如龟甲，表面棕黄色或深黄色，质酥脆，略有醋气。水溶性浸出物含量不得少于8.0%。

【炮制作用】

1. 龟甲 味咸、甘，性微寒。归肝、肾、心经。具有滋阴潜阳，益肾强骨，养血补心的作用。生品滋阴潜阳之力较强，可用于头晕目眩，虚风内动等。

2. 醋龟甲 砂炒醋淬后质变酥脆，易于粉碎，利于煎出有效成分，并能矫正不良气味。醋龟甲以补肾健骨、滋阴止血力胜。多用于阴虚潮热，潮热盗汗，劳热咯血，脚膝痿软，痔疮肿痛。

【贮藏】置干燥处，防蛀。

> **知识拓展**
>
> 传统上去除龟甲筋膜残肉的方法主要是水浸泡法，一般需要浸泡20～30天甚至以上，且受季节影响较大。由于浸泡过程中药物易腐烂发臭，影响药物疗效。目前主要采用热解法和酶解法。热解法主要是用蒸法、高压蒸法、水煮法、水煮闷法和砂炒法处理；酶解法则主要采用蛋白酶法、酵母菌法和猪胰脏法处理。改进后的工艺具有缩短加工时间，制法简便，操作过程易掌握，不受季节、气候、场地所限，清洁卫生，不污染环境等优点，同时也不影响药物疗效。

鳖 甲

鳖甲始载于《神农本草经》，其炮制首见于汉代《金匮要略》。《中国药典》（2015年版）载有鳖甲和醋鳖甲两种炮制品，历代尚有醋制、童便煮、制炭、蛤粉炒、醋砜砂炙、童便酒醋炙、酒洗醋炒、酥炙、童便浸制、醋浸反复炙、桃仁酒醋反复制等方法。

【处方用名】鳖甲、炙鳖甲、酥鳖甲、醋鳖甲等。

【来源】本品为鳖科动物鳖 Trionyx sinensis Wiegmann 的背甲。全年均可捕捉，以秋、冬二季为多，捕捉后杀死，置沸水中烫至背甲的硬皮能剥落时，取出，剥取背甲，除去残肉，晒干。

【炮制方法】

1. 鳖甲 取原药材，置蒸制容器内，沸水蒸45分钟，取出，放入热水中，立即用硬刷除去皮肉，洗净，晒干。

2. 醋鳖甲 将砂置炒制容器内，用武火加热至滑利、灵活状态时，投入大小一致的净鳖甲，不断翻埋烫炒至酥脆、表面呈淡黄色时，取出。筛去砂，趁热投入醋液中稍浸，捞出，干燥，及时收藏。用时捣碎。

每100kg 净鳖甲，用醋20kg。

【成品规格】

1. 鳖甲 本品为不规则的碎片,外表面呈黑褐色或墨绿色,略有光泽,内表面类白色。质坚硬,气微腥,味淡。

2. 醋鳖甲 形如鳖甲,表面棕黄色或深黄色,质酥脆,易折断,略有醋气。

【炮制作用】

1. 鳖甲 味咸,性微寒。归肝、肾经。具有滋阴潜阳、退热除蒸、软坚散结的作用。用于阴虚发热,骨蒸劳热,阴虚阳亢,头晕目眩,虚风内动,手足瘛疭,经闭,癥瘕,久疟疟母。

2. 醋鳖甲 砂炒醋淬后,质变酥脆,易于粉碎及煎出有效成分,并能矫正不良气味。醋制还能增强药物入肝消积、软坚散结的作用。常用于癥瘕积聚,月经停闭。

【贮藏】置干燥处,防蛀。

> **知识拓展**
>
> 煮食后的鳖甲不宜入药。鳖甲经煮食用后,所含的动物胶、角蛋白、碘质、维生素等有效成分被煎出,失去了原药具有的性味功能,起不到应有的治疗效果。

鸡内金

鸡内金始载于《神农本草经》,其炮制首见于宋代《太平圣惠方》。《中国药典》(2015年版)载有鸡内金、炒鸡内金和醋鸡内金三种炮制品,历代尚有焙、炙制、蜜炙、酒炒、猪胆汁浸炙等方法。

【处方用名】鸡内金、内金、鸡肫皮、炒鸡内金、焦鸡内金、醋鸡内金等。

【来源】本品为雉科动物家鸡 Gallus gallus domesticus Brisson 的干燥沙囊内壁。杀鸡后,取出鸡肫,立即剥下内壁,洗净,干燥。

【炮制方法】

1. 鸡内金 取原药材,除去杂质,洗净,干燥。

2. 炒鸡内金 将砂置炒制容器内,用中火加热至滑利、灵活状态时,投入大小一致的净鸡内金,不断翻埋烫炒至发泡、鼓起、卷曲、酥脆,取出,筛去砂,放凉,及时收藏。或采用炒黄法将药物炒至鼓起,焦黄色,取出,晾凉,及时收藏。

3. 醋鸡内金 将净鸡内金适当压碎,置热的炒制容器内,炒至鼓起,均匀喷淋醋液,再略炒干,取出,干燥。及时收藏。

每100kg净鸡内金,用醋15kg。

4. 焦鸡内金 将大小一致的净鸡内金,置热的炒制容器内,用中火加热,炒至鼓起、焦黄色,取出,放凉,及时收藏。

【成品规格】

1. 鸡内金 本品为不规则的卷片,表面黄色、黄绿色或黄褐色,薄而半透明,具明显的条状皱纹。质脆，易碎，断面角质样，有光泽。气微腥，味微苦。

2. 炒鸡内金 发泡鼓起，暗黄褐色或焦黄色，质松脆，易碎，断面有光泽。有焦香气。

3. 醋鸡内金 鼓起，表面黄褐色，略有醋气。

4. 焦鸡内金 鼓起，焦黄色，质松脆，易碎。

【炮制作用】

1. 鸡内金 味甘，性平。归脾、胃、小肠、膀胱经。具有健胃消食，涩精止遗，通淋化石的作用。生品长于攻积，化石通淋。多用于泌尿系统结石和胆道结石的治疗。

2. 炒鸡内金 炒后质地酥脆，并矫正不良气味，利于服用，增强健脾消积的作用。用于消化不良，食积不消及小儿疳积等。

3. 醋鸡内金 醋制后有疏肝助脾作用。多用于脾胃虚弱，脘腹胀满等。

4. 焦鸡内金 炒焦后长于消食止泻，并可固精止遗。用于伤食腹泻，肾虚遗精遗尿等。

【贮藏】置干燥处，防蛀。

> **知识拓展**
>
> 1. 实验表明，鸡内金用米醋作辅料炮制比较合理。鸡内金的不同炮制品中无论是浸出率还是微量元素、蛋白酶活力、淀粉酶活力、氨基酸含量都是以醋炒鸡内金最高。
>
> 2. 砂炒鸡内金宜选用中火，选用中粗河砂进行炒制，否则成品会出现粘砂现象。

第五节 滑石粉炒法

将待炮炙品与热滑石粉共同拌炒的方法，称为滑石粉炒法或滑石粉烫法。

（一）适用范围

滑石粉味甘性寒，具有清热利尿的作用。由于其滑利，质地细腻，与药物接触面积大，传热较缓慢，使药物受热均匀。适用于炒制韧性较大的动物类药物，如水蛭、刺猬皮等。滑石粉的用量以炒时能完全掩埋药物为宜，除另有规定外，每100kg 待炮炙品，用滑石粉 40~50kg。

（二）主要目的

1. 降低毒性 水蛭等药物生品有毒，经滑石粉炒后能降低毒性。

2. 使药物质地酥脆，便于调剂、制剂 黄狗肾等韧性大的药物，经滑石粉炒后，质地松泡酥脆，易于粉碎和煎煮，便于调剂和制剂。

3. 矫臭矫味　鱼鳔胶等药物具有腥臭气味，经滑石粉炒后，能矫正其不良气味。

（三）操作方法

1. 准备　将待炮炙品大小分档，称重；称取滑石粉，其用量为药量的40%～50%。

2. 预热　将定量滑石粉置炒锅内，中火加热翻炒至灵活、滑利状态。

3. 炒制　投入待炮炙品，中火加热，翻炒时"亮锅底"，使药物受热均匀。

4. 出锅　炒至药物质酥，或膨胀鼓起，颜色加深时，迅速出锅，筛去滑石粉置规定的容器内；制品置洁净的容器内，晾凉。

5. 成品规格　成品呈黄色或色泽加深，表面附有少量滑石粉。微鼓起。质酥脆，易碎。药屑、杂质含量不得超过3.0%，生品、糊品不得过2.0%〔《中药饮片质量标准通则（试行）》〕。

（四）注意事项

1. 炒前将药物大小分档，防止药物生熟不均或焦化。

2. 炒制温度要适当。炒制时温度过高，易使药物焦化，可酌加适量冷滑石粉或减小火力。若温度过低，药物难于鼓起，可通过适当加大火力调节。

3. 滑石粉炒制同种药物时可反复使用，如颜色加深，应及时更换。

水　蛭

水蛭始载于《神农本草经》，其炮制首见于汉代《金匮玉函经》。《中国药典》（2015年版）载有水蛭和烫水蛭两种炮制品，历代尚有熬、暖水洗去腥、炒令微黄、煨令微黄、炒焦、盐炒、炙、香油炒焦、水浸去血子后米炒、石灰炒过再熬、米泔浸一宿后曝干、以冬猪脂煎令焦黄、焙干等方法。

【处方用名】水蛭、制水蛭、炒水蛭。

【来源】本品为水蛭科动物蚂蟥 *Whitmania pigra* Whitman、水蛭 *Hirudo nip - ponica* Whitman 或柳叶蚂蟥 *Whitmania acranulata* Whitman 的干燥全体。夏、秋二季捕捉，用沸水烫死，晒干或低温干燥。

【炮制方法】

1. 水蛭　取原药材，洗净，切段，干燥。

2. 烫水蛭　取滑石粉适量，置炒制容器内，中火加热炒至滑利、灵活状态时，投入净水蛭段，不断翻埋烫炒至微鼓起、呈棕黄色至黑褐色时，取出，筛去滑石粉，晾凉，及时收藏。

每100kg净水蛭，用滑石粉40kg。

【成品规格】

1. 水蛭　本品为扁平纺锤形，有多数环节。背部黑褐色或黑棕色，稍隆起，腹面平坦，棕黄色。两侧棕黄色，前端略尖，后端钝圆，两侧各具1吸盘，前吸盘不明显，后吸盘较大。质脆，易折断，断面胶质状。气微腥。

2. 烫水蛭 本品为不规则扁块状或扁圆柱形，略鼓起，表面棕黄色至黑褐色，附有少量白色滑石粉。质酥脆，易碎。断面松泡，灰白色至焦黄色。气微腥。水分含量不得过 14.0%，总灰分含量不得过 10.0%，酸不溶性灰分含量不得过 3.0%，酸碱度应为 5.0~7.5；所含铅不得过 10mg/kg，镉不得过 1mg/kg，砷不得过 5mg/kg，汞不得过 1mg/kg；每 1000g 烫水蛭含黄曲霉毒素不得过 5μg，黄曲霉毒素 G_2、黄曲霉毒素 G_1、黄曲霉毒素 B_2 和黄曲霉毒素 B_1 的总量不得过 10μg。

【炮制作用】

1. 水蛭 味咸、苦，性平；有小毒。归肝经。具有破血通经，逐瘀消癥的作用。生品有小毒，质地坚韧，多入煎剂，以破血逐瘀为主。用于癥瘕痞块，血瘀经闭，跌扑损伤。

2. 烫水蛭 滑石粉炒后能降低毒性，质地酥脆，利于粉碎，多入丸散剂。用于内损瘀血，跌扑损伤，心腹疼痛。并矫正不良气味和杀死虫卵，便于服用和贮藏。

【贮藏】置干燥处，防蛀。

> **知识拓展**
>
> 水蛭主要含蛋白质。新鲜水蛭唾液腺中含水蛭素、伪水蛭素、肝素、抗血栓素等。水蛭素是抗凝血的活性成分，遇热易破坏，故用于活血抗凝方面宜选用生品。

鱼鳔胶

鱼鳔胶始载于《圣济总录》，其炮制首见于宋代《圣济总录》。《中国药典》（2015年版）未收载该品种，历代尚有炒制、制炭、蛤粉炒、炮、焙、香油炸、螺粉炒、麸炒、牡蛎粉炒等方法。

【处方用名】鱼鳔、鱼鳔珠、鱼胶、炒鱼鳔胶。

【来源】本品为石首鱼科动物大黄鱼 *Pseudosciaena crocea* (Richardson)、小黄鱼 *Pseudosciaena polyactis* Bieeker 或鲟科动物中华鲟 *Acipenser sinensis* Gray、鳇鱼 *Huso dauricus* Georgi 等的鱼鳔。取得鱼鳔后，剖开，压扁或制成一定形状，干燥。

【炮制方法】

1. 鱼鳔胶 取原药材，除去杂质，微火烘软，切成小方块或丝。

2. 烫鱼鳔胶（滑石粉炒鱼鳔胶） 取滑石粉适量置炒制容器内，中火加热炒至滑利、灵活状态时，投入净鱼鳔胶，不断翻埋烫炒至发泡鼓起时，取出。筛去滑石粉，晾凉，及时收藏。

每 100kg 净鱼鳔胶，用滑石粉 30kg。

【成品规格】

1. 鱼鳔胶 本品为小方块状或不规则条状。黄白色或淡黄色，半透明。质韧，气微腥，味淡。

2. 烫鱼鳔胶 表面鼓胀发泡。黄色，表面附有少量滑石粉。质酥脆，气微香。

【炮制作用】

1. 鱼鳔胶 味甘、咸，性平。归肾经。具有补肾益精，滋养筋脉，止血，散瘀，消肿的作用。因生品质地坚韧，有腥臭气味，故临床多用炮制品。

2. 烫鱼鳔胶 滑石粉炒后能降低滋腻之性，矫正不良气味，并且质地酥脆，利于粉碎。用于肾虚滑精，吐血，血崩，创伤出血，痔疮等。

【贮藏】置干燥处，防潮，防蛀。

狗 鞭

狗鞭（黄狗肾）始载于《神农本草经》，其炮制首见于宋代《太平圣惠方》。《中国药典》（2015年版）四部收载该品种，历代尚有炙黄、酒煮焙干、酒煮烂、酥拌炒、酥炙等方法。

【处方用名】狗鞭、狗肾、黄狗肾、制狗肾。

【来源】本品为犬科动物狗 *Canis familiaris* L. 的阴茎和睾丸。捕获后，割取生殖器（阴茎和睾丸），置阴凉处风干。

【炮制方法】

1. 狗鞭 取原药材，用碱水洗净，再用清水洗涤，润软。切成小段或片，干燥。

2. 烫狗鞭 取滑石粉适量置炒制容器内，中火加热炒至滑利、灵活状态时，投入净狗肾段或片。不断翻埋烫炒至松泡、呈黄褐色时，取出。筛去滑石粉，放凉，及时收藏。

【成品规格】

1. 狗鞭 本品为圆柱状小段或近圆形厚片，黄棕色。有少许毛黏附，质地坚韧，有腥臭味。

2. 烫狗鞭 黄褐色，表面附有少量滑石粉。质地松泡。腥臭味减弱。

【炮制作用】

1. 狗鞭 味咸，性温。归肾经。具有益肾壮阳的作用。因质坚实，气腥臭，一般不生用，临床多用其炮制品。

2. 烫狗鞭 狗鞭经滑石粉炒后，质地松泡酥脆，便于粉碎和煎煮，同时矫正其不良气味。用于肾虚阳衰所致的阳痿，阴冷，畏寒肢冷，腰酸尿频等。

【贮藏】置干燥处。防走油，防蛀。

刺猬皮

刺猬皮始载于《神农本草经》，其炮制首见于汉代《神农本草经》。《中国药典》（2015年版）四部收载该品种，历代尚有酒煮法、烧灰法、炙、炙令焦、酒浸炙、煅黑存性、麸炒、酥炙、蛤粉炒、土炒、酒醋童便浸炙、烧末、炒黄、炒令黑等方法。

【处方用名】刺猬皮、猬皮、炒刺猬皮。

【来源】本品为刺猬科动物刺猬 *Erinaceus europaeus* L. 或短刺猬 *Hemichianus dauricus*

Sundevall 的干燥外皮。捕捉后，将皮剥下，除去肉脂，撒上一层石灰，于通风处阴干。

【炮制方法】

1. 刺猬皮 取原药材，用碱水浸泡，将污垢洗刷干净，再用清水洗净，润透，剁成小方块，干燥。

2. 烫刺猬皮 取滑石粉适量置炒制容器内，中火加热炒至滑利、灵活状态时，投入净刺猬皮块，不断翻埋烫炒至黄色、鼓起、刺尖秃时，取出。筛去滑石粉，晾凉，及时收藏。

3. 砂烫刺猬皮 取砂适量，置炒制器具内，用武火加热，炒至滑利、灵活状态时，投入净刺猬皮块，不断翻埋烫炒至刺尖卷曲焦黄，质地发泡时，取出，筛去砂，晾凉。或用砂烫法炒至上述规格时，趁热投入醋液中稍浸，捞出，干燥。

每 100kg 净刺猬皮块，用醋 10kg。

【成品规格】

1. 刺猬皮 本品为密生硬刺的不规则小块。外表面灰白色、黄色或灰褐色，皮内面灰白色或棕褐色。边缘有毛，质坚韧。有特殊腥臭气。

2. 烫刺猬皮 形如刺猬皮，表面发泡鼓起，皮内面黄色，附有少量滑石粉。皮部边缘向内卷曲，边缘皮毛脱落，呈焦黄色。刺体膨大，刺尖秃。质地酥脆，易折断，微有腥臭味。

3. 砂烫刺猬皮 与烫刺猬皮相近，醋淬的具有醋味。

【炮制作用】

1. 刺猬皮 味苦，性平。归胃、大肠经。具有止血行瘀，止痛，固精缩尿的作用。因生品质地坚韧，有较浓的腥臭味，很少生用，临床多用其炮制品。

2. 烫刺猬皮、砂烫刺猬皮 刺猬皮经滑石粉炒或砂炒后质地松泡酥脆，便于煎煮和粉碎，并可矫正不良气味。用于胃痛吐食，痔瘘下血，遗精，遗尿等。醋制后增强行瘀止痛作用。

【贮藏】置干燥处。防蛀。

知识拓展

刺猬皮含蛋白质、钙盐等成分。炒制后由于高温的作用，能使钙盐生成氧化钙，收涩之性大增。内服后，在胃酸作用下，形成可溶性钙盐，易于机体吸收，从而增强人体内钙的含量，促进血凝，增强收敛止血的作用。

玳 瑁

玳瑁始载于《开宝本草》，其炮制首见于宋代《太平圣惠方》。《中国药典》（2015 年版）四部收载该品种，历代尚有水磨浓汁等方法。

【处方用名】玳瑁、制玳瑁。

【来源】本品为海龟科动物玳瑁 *Eretmochelys imbricata*（Linnaeus）的干燥背甲。多

于春末夏初捕捉，用沸水烫后，剥下甲片；或将玳瑁倒悬，用沸醋浇泼，使甲片脱落，洗净，干燥。

【炮制方法】

1. 玳瑁　取原药材，刷净，用温水浸软，切成细丝，干燥或研成细粉。

2. 烫玳瑁　取滑石粉适量置炒制容器内，中火加热炒至滑利、灵活状态时，投入净玳瑁丝，不断翻埋烫炒至呈微黄色，膨胀鼓起时，取出。筛去滑石粉，晾凉，及时收藏。用时捣碎。

【成品规格】

1. 玳瑁　本品为不规则细丝。外表面淡黄棕色，光滑。内表面有白色沟纹。切面角质，对光照视可见紧密透明小点。质坚韧，不易折断。气微腥，味淡。

2. 玳瑁粉　本品为灰黄色粉末。气微腥，味淡。

3. 烫玳瑁　形如玳瑁丝，鼓起，深黄色，表面附有少量滑石粉，质酥脆。

【炮制作用】

1. 玳瑁　味甘，性寒。归心、肝经。具有镇心，平肝，清热，解毒的作用。临床多生用，用于热病神昏，谵语惊狂，斑疹吐衄，惊风抽搐，痈肿疮毒等。

2. 烫玳瑁　玳瑁经滑石粉炒后质地酥脆，利于粉碎，并能矫正其不良气味，便于服用。

【贮藏】置通风干燥处，防蛀。

第六节　蛤粉炒法

将待炮炙品与热蛤粉共同拌炒的方法，称为蛤粉炒法或蛤粉烫法。

（一）适用范围

蛤粉是软体动物文蛤的贝壳经洗净晒干研细而成。其味苦、咸，性寒。具有清热化痰，软坚散结的作用。其颗粒细小，炒时一般用中火，传热作用较砂为慢，故能使药物缓慢受热，适于炒制胶类药物，如阿胶、鹿角胶等。蛤粉用量以炒时能完全掩埋药物为宜。每100kg待炮炙品，用蛤粉30～50kg。

（二）主要目的

1. 使药物质地酥脆，便于制剂、调剂。阿胶等胶类药物入汤剂与其他药物共同煎煮，不仅易粘锅、焦糊，且易与其他药物粘连，有碍于有效成分的煎出。经蛤粉炒后，质地酥脆，失去胶性，利于粉碎和煎煮。

2. 降低胶类药物的滋腻之性，矫正不良气味。胶类药物炒后，质酥气香，黏滞性降低，便于服用。

3. 增强疗效。如阿胶经蛤粉炒后，与蛤粉产生协同作用，可增强其清热化痰的功效。

（三）操作方法

1. 准备

（1）将胶类药物烘软后，切成6～10mm的立方块，称重。

（2）将蛤粉研细过筛，称取蛤粉，其用量为药量的30%～50%。

2. 预热　将定量蛤粉置于锅内，加热翻炒至灵活、滑利状态。

3. 炒制　投入胶丁，中火加热，翻炒时"亮锅底"，使药物受热均匀。

4. 出锅　炒至胶丁膨胀鼓起，内部膨松无溏心时，迅速出锅，筛去蛤粉置规定的容器内。将制品置洁净的容器内，晾凉。

5. 成品规格　蛤粉烫制品外表灰白色或灰褐色，附有少量蛤粉。质松泡易碎，内无胶茬。气微香。药屑、杂质含量不得超过3.0%，生品、糊品不超过2.0%［《中药饮片质量标准通则（试行）》］。

（四）注意事项

1. 炒制前最好先采取投药试温的方法，以便掌握火力。

2. 炒制时火力应适当，以防药物黏结、焦糊或"烫僵"，温度过高时可酌加冷蛤粉调节温度。

3. 胶丁下锅翻炒速度要均匀，否则会引起互相粘连而影响外观。

4. 蛤粉炒制同种药物时可反复使用，如颜色加深，应及时更换。

5. 胶块切成约10mm^{3}大小的立方丁，分别炒制。

阿　胶

阿胶始载于《神农本草经》，其炮制首见于汉代《金匮玉函经》。《中国药典》（2015年版）载有阿胶和阿胶珠两种炮制品，历代尚有蛤粉炒、炒黄、米炒、草灰炒、蒲黄炒、酒蒸、猪脂浸炙、炙珠、麸炒、水浸蒸、面炒、牡蛎粉炒等方法。

【处方用名】阿胶、阿胶珠、炒阿胶。

【来源】本品为马科动物驴 Equus asinus L. 的干燥皮或鲜皮经煎煮、浓缩制成的固体胶。

【炮制方法】

1. 阿胶丁　取原药材，除去杂质，捣成碎块。

2. 阿胶珠　取阿胶块，置文火上烘软，切成小丁块。取蛤粉置炒制容器内，中火加热炒至滑利、灵活状态时，投入阿胶丁，不断翻炒至鼓起呈圆球形、内无溏心时，取出。筛去蛤粉，晾凉，及时收藏。

每100kg阿胶丁，用蛤粉30～50kg。

3. 蒲黄炒阿胶　取蒲黄适量置炒制容器内，用中火加热，炒至稍微变色，投入阿胶丁，不断翻炒至鼓起呈圆球形、内无溏心时，取出。筛去蒲黄，晾凉，及时收藏。

【成品规格】

1. **阿胶** 本品为长方形块、方形块或丁状，棕色至黑褐色，有光泽。质硬而脆，断面光亮，碎片对光照视呈棕色半透明状。气微，味微甘。

2. **阿胶珠** 类球形，外表灰白色或棕黄色，附有白色粉末。体轻，质酥，易碎。断面中空或多孔状，淡黄色至棕色。气微，味微甜。水分不得过 10.0%，总灰分不得过 4.0%；含 L-羟脯氨酸不得少于 8.0%，甘氨酸不得少于 18.0%，丙氨酸不得少于 7.0%，L-脯氨酸不得少于 10.0%。

3. **蒲黄炒阿胶** 外表呈土黄色或棕褐色，其余同阿胶珠。

【炮制作用】

1. **阿胶** 味甘，性平。归肺、肝、肾经。具有补血滋阴，润燥，止血的作用。阿胶滋阴补血力胜。多用于血虚萎黄，眩晕心悸，心烦不眠，虚风内动，温燥伤肺等。多入汤剂烊化服用。

2. **阿胶珠（蛤粉炒阿胶）** 蛤粉炒制后降低其滋腻之性，质变酥脆，利于调剂和制剂，同时也矫正了不良气味。善于益肺润燥。多用于阴虚咳嗽，久咳少痰或痰中带血。

3. **蒲黄炒阿胶** 以止血安络力强。多用于阴虚咯血，崩漏，便血。

【贮藏】密闭。

> **知识拓展**
>
> 研究表明，阿胶的烫制条件与蛤粉温度和烫制时间呈函数关系。蛤粉炒以蛤粉温度达到 140℃ 左右投入胶丁较好，此时，胶丁能较快膨胀鼓起，待阿胶珠基本成型、体积较大时，降低温度，炒至酥脆、内无溏心为度。

鹿角胶

阿胶始载于《神农本草经》，其炮制首见于唐代《外台秘要》。《中国药典》（2015年版）载有鹿角胶一种炮制品，历代尚有炙、熬令色黄、蛤粉炒、螺粉炒、鹿角霜炒成珠、炒令微黄、炒令珠子、麸炒、鹿角拌炒成珠、醋化、酒浸化等方法。

【处方用名】鹿角胶、鹿角胶珠。

【来源】本品为鹿科动物马鹿 Cervus elaphus Linnaeus 或梅花鹿 Cervus nippon Temminck 已骨化的角或锯茸后翌年春季脱落的角基（分别习称"马鹿角""梅花鹿角""鹿角脱盘"），经水煎煮、浓缩制成的固体胶。

【炮制方法】

1. **鹿角胶** 取原药材，除去杂质，捣成碎块，或烘软，切成小方块（丁）。

2. **鹿角胶珠** 取蛤粉适量置炒锅内，中火加热炒至灵活状态时，投入鹿角胶丁，不断翻炒至鼓起呈圆球形、内无溏心时，取出。筛去蛤粉，晾凉，及时收藏。

每 100kg 鹿角胶块，用蛤粉 30~50kg。

【成品规格】

1. 鹿角胶 本品为扁方形块,黄棕色或红棕色,半透明,有的上部有黄白色泡沫层。质脆,易碎,断面光亮。气微,味微甜。鹿角胶的水分不得过 15.0%,总灰分不得过 3.0%,重金属含量不得过 30mg/kg,砷盐不得过 2mg/kg,水中不溶物不得过 2.0%;含 L-羟脯氨酸不得少于 6.6%,甘氨酸不得少于 13.3%,丙氨酸不得少于 5.2%,L-脯氨酸不得少于 7.5%。

2. 鹿角胶珠 类圆形,表面黄白色至淡黄色,较光滑,附有少量蛤粉,质松泡易碎,略有香味,味微甜。

【炮制作用】

1. 鹿角胶 味甘、咸,性温。归肾、肝经。具有温补肝肾、益精养血的作用。用于肝肾不足所致的腰膝酸冷、阳痿滑精、虚劳羸瘦、崩漏下血、便血尿血、阴疽肿痛。

2. 鹿角胶珠 蛤粉炒后,降低其滋腻性,质变酥脆,并矫正其不良气味,便于粉碎和服用,可入丸、散剂。

【贮藏】密闭,鹿角胶珠防潮。

知识检测

1. 加辅料炒技术常见的有哪几类方法?
2. 写出穿山甲砂烫醋淬的操作过程。
3. 马钱子砂炒后降低毒性的原因是什么?砂炒时应注意什么?应炮制到什么程度?
4. 列表总结各种加辅料炒法的辅料用量、施用方法和炮制作用。

实训六 加辅料炒

一、实训目的

1. 能进行湿米、油砂等辅料的制备。
2. 能对药物进行麸炒、米炒、土炒、砂炒(烫)、滑石粉炒(烫)、蛤粉炒(烫)等的手工操作,并熟悉常见药物的成品规格及炮制作用。
3. 能结合现行《中国药典》和《中药饮片质量标准通则(试行)》从外观上对成品质量进行评断。

二、实训设备及材料

1. 设备 煤气灶、炒锅、铲子、刷子、盛药器具、电子秤、药筛。

2. 材料

(1) 药物 山药、白术、枳壳、党参、薏苡仁、骨碎补、狗脊、鳖甲、龟甲、阿胶、水蛭等。

(2) 辅料 麦麸、大米、土、砂、滑石粉、蛤粉。

三、实训内容及步骤

（一）准备

1. 制备辅料 油砂取筛去粗砂粒和细砂的中间河砂，用清水洗净泥土，干燥后置炒锅内加热，加入1%~2%的食用植物油拌炒至油尽烟散，砂的色泽均匀加深时取出，晾凉，备用。

2. 药物前处理 阿胶丁制备：取阿胶块，置文火上烘软，切成6~10mm的小丁块。

（二）操作

采用手工法加辅料炒制药物时，按照以下步骤进行操作。①检查器具、工作台面是否洁净，必要时进行清洁；②将药物清洁，大小分档；③将火力调至中火；④将炒锅预热；⑤投入辅料翻炒，至滑利、灵活状态；⑥投入分档后的药物饮片进行翻炒至规定程度；⑦出锅，迅速筛去辅料；⑧将药物置洁净的盛药器具内，摊开晾凉；⑨清洗器具，归放原位；⑩清洁工作台面。

1. 麸炒

（1）**麸炒薏苡仁** 炒锅预热至所需程度，将麸皮均匀撒入热锅内，待烟起投入薏苡仁，翻炒至薏苡仁呈黄色、微鼓起时，出锅，筛去麸皮和药屑。将麸炒薏苡仁盛放在洁净的盛药器具内，摊开晾凉。

每100kg净薏苡仁，用麸皮10~15kg。

（2）**麸炒白术** 炒锅预热至所需程度，将蜜炙麸皮均匀撒入热锅内，待烟起投入白术片，翻炒至白术黄棕色、逸出焦香气时，出锅，筛去麸皮和药屑。将麸炒白术盛放在洁净的盛药器具内，摊开晾凉。

每100kg白术片，用蜜炙麸皮10kg。

（2）**麸炒枳壳** 炒锅预热至所需程度，将麸皮均匀撒入热锅内，待烟起投入净枳壳，翻炒至枳壳色加深时，出锅，筛去麸皮和药屑。将麸炒枳壳盛放在洁净的盛药器具内，摊开晾凉。

每100kg净枳壳，用麸皮10~15kg。

2. 米炒

米炒党参 炒锅预热至所需程度，将大米均匀撒入热锅内，待烟起投入净党参，翻炒至党参呈深黄色时，出锅，筛去大米和药屑。将米炒党参盛放在洁净的盛药器具内，摊开晾凉。

每100kg净党参，用大米20kg。

3. 土炒

土炒山药 将土粉倒入炒锅内，中火加热至滑利、灵活状态时，投入净山药，炒至山药表面色加深、均匀挂有土粉时出锅。将土炒山药盛放在洁净的容器内，摊开晾凉。

每100kg净山药，用土粉30kg。

4. 砂炒（烫）

（1）**烫骨碎补** 将砂置炒锅内，武火加热至滑利、灵活状态时，投入大小一致的净骨碎补片，不断翻埋烫炒至鼓起，取出，筛去砂，将烫骨碎补放在洁净的盛药器具内，摊开晾凉。撞去毛，筛去药屑。

（2）**烫狗脊** 将砂置炒锅内，武火加热至滑利、灵活状态时，投入大小一致的净狗脊片，不断翻埋烫炒至鼓起、绒毛呈焦褐色时，取出，筛去砂，除去残存绒毛，将烫狗脊放在洁净的盛药器具内，摊开晾凉，筛去药屑。

（3）**醋龟甲** 将砂置炒锅内，武火加热至滑利、灵活状态时，投入大小一致的净龟甲，不断翻埋烫炒至质酥、外表呈淡黄色时，取出，筛去砂，趁热投入醋液中稍浸，捞出，将醋龟甲放在洁净的盛药器具内，摊开晾凉，筛去药屑。

每100kg净龟甲，用醋20kg。

（4）**醋鳖甲** 将砂置炒锅内，武火加热至滑利、灵活状态时，投入大小一致的净鳖甲，不断翻埋烫炒至酥脆、表面呈淡黄色时，取出，筛去砂，趁热投入醋液中稍浸，捞出，将醋鳖甲放在洁净的盛药器具内，摊开晾凉，筛去药屑。

每100kg净鳖甲，用醋20kg。

5. 滑石粉炒（烫）

烫水蛭 取滑石粉适量置炒锅内，中火加热炒至滑利、灵活状态时，投入净水蛭段，不断翻埋烫炒至微鼓起、呈棕黄色至黑褐色时，取出，筛去滑石粉，将烫水蛭放在洁净的盛药器具内，摊开晾凉。

每100kg净水蛭，用滑石粉40kg。

6. 蛤粉炒（烫）

阿胶珠 取蛤粉置炒锅内，中火加热炒至滑利、灵活状态时，投入阿胶丁，不断翻炒至鼓起呈圆球形、内无溏心时，取出，筛去蛤粉，将阿胶珠放在洁净的盛药器具内，摊开晾凉。

每100kg阿胶丁，用蛤粉30～50kg。

技能检测

1. 骨碎补的炮制品有骨碎补、烫骨碎补两种，如需增强骨碎补补肾强骨、续伤止痛的功效，应选用哪一种炮制品？设计所选用炮制品的炮制工艺流程，并进行炮制。

2. 鳖甲的炮制品有鳖甲、醋鳖甲两种，如需增强鳖甲入肝消积、软坚散结的功效，应选用哪一种炮制品？设计所选用炮制品的炮制工艺流程，并进行炮制。

3. 阿胶的炮制品有阿胶、阿胶珠两种，如需增强阿胶益肺润燥的功效，应选用哪一种炮制品？设计所选用炮制品的炮制工艺流程。

4. 苍术、枳实如何炮制？教师依据该项考核标准对学生实际操作进行考核。

5. 狗脊、鸡内金如何炮制？教师依据该项考核标准对学生实际操作进行考核。

6. 刺猬皮、鱼鳔胶如何炮制？教师依据该项考核标准对学生实际操作进行考核。

第七章 炙 法

 学习目标

知识目标
1. 掌握炙法、酒炙、醋炙、盐炙、姜汁炙、蜜炙、油炙等含义；各种炙法的适用范围、炮制目的、辅料用量、操作方法、成品质量要求和注意事项。
2. 熟悉大黄、白芍、当归、蟾酥、延胡索、芫花、柴胡、乳香、杜仲、黄柏、补骨脂、车前子、厚朴、甘草、麻黄、百部、百合、淫羊藿的炮制方法、成品规格和炮制作用。
3. 了解大黄、延胡索、杜仲、甘草、麻黄的炮制原理。

技能目标
1. 能进行盐水、姜汁、炼蜜、羊脂油的制备。
2. 能正确进行各种炙法的操作，并能正确判断药物炙后的成品质量。

将待炮炙品加入一定量的液体辅料拌炒，使液体辅料逐渐渗入到药物组织内部的炮制方法称为炙法。根据所用辅料不同，可分为酒炙法、醋炙法、盐炙法、蜜炙法、姜炙法、油炙法等。

炙法与加辅料炒法在操作方法上基本相似，但二者又有区别。加辅料炒法选用固体辅料，辅料主要作为中间传热体，使药物受热均匀，部分辅料能与药物产生协同作用；而炙法选用液体辅料，辅料渗入到药物组织内，对药物产生辅助作用。加辅料炒的温度较高，一般用中火或武火，翻炒时间较短，药物炒至表面颜色变黄或加深，炒后辅料全部筛去；而炙法温度较低，一般用文火，翻炒时间较长，药物炒至近干。

第一节 酒炙法

将待炮炙品，加定量黄酒拌匀，闷透，置炒制容器内，用文火炒至规定程度的方法称为酒炙法。

（一）适用范围

酒味甘、辛，性大热，气味芳香，能升能散，宣行药势。具有活血通络、祛风散寒、矫臭去腥的作用。酒又是良好的溶剂，生物碱及其盐类、苷类、鞣质类等成分均能溶于酒中。故酒常作为炮制活血散瘀、祛风通络药物和动物类药物的辅料。

（二）主要目的

1. 改变药性，引药上行 大黄、黄柏等苦寒药，多用于清中下焦湿热。酒炙后不但能缓和寒性，免伤脾胃阳气，并可借酒升提之力引药上行，清上焦邪热。

2. 增强活血通络作用 当归、川芎等活血祛瘀、通络药经酒炙后，一方面酒与药物起协同作用，另一方面酒能提高有效成分的溶出率，增强疗效。

3. 矫臭去腥 乌梢蛇、五灵脂等具有腥气的动物类药，经酒炙后可除去或减弱腥臭气味，便于服用。

（三）操作方法

1. 先拌酒后炒药 将待炮炙品与一定量的酒拌匀，稍闷润，待酒被吸尽后，置预热适度的炒制容器内，用文火炒至规定的程度时，取出晾凉。此法适用于质地坚实的根及根茎类中药，如大黄、白芍、牛膝等。

2. 先炒药后拌酒 将待炮炙品置预热适度的炒制容器内，用文火炒制一定程度，再边炒边喷洒一定量的酒，炒干，取出晾凉。此法适用于质地疏松的中药，如五灵脂。

酒炙法所用的酒以黄酒为主。除另有规定外，每100kg待炮炙品用黄酒10~20kg。

（四）注意事项

1. 药物加入一定量黄酒闷润时，容器上面应加盖，以免酒挥发。
2. 若酒的用量较少，不易与药物拌匀时，可先将酒加适量水稀释后，再与药物拌润。
3. 酒炙时一般选用文火加热，炒时勤翻动，炒至近干、颜色加深时，即可出锅。
4. 质地疏松的药物酒炙时，采用先炒药后加酒的方法炮制。

大 黄

大黄始载于《神农本草经》，其炮制首见于汉代《金匮玉函经》。《中国药典》（2015年版）载有大黄、酒大黄、熟大黄、大黄炭四种炮制品，历代尚有蜜大黄、炒大黄、蒸大黄、醋制大黄等。

【处方用名】大黄、生大黄、川军、酒军、酒大黄、醋大黄、熟军、熟大黄、大黄炭。

【来源】本品为蓼科植物掌叶大黄 *Rheum palmatum* L.、唐古特大黄 *Rheum tanguticum* Maxim. ex Balf. 或药用大黄 *Rheum officinale* Baill. 的干燥根及根茎。秋末茎叶枯萎或次春发芽前采挖，除去细根，刮去外皮，切瓣或段，绳穿成串干燥或直接干燥。

【炮制方法】

1. 大黄 取原药材,除去杂质,大小分开,洗净,捞出,润透,切厚片或小方块。晾干或低温干燥,筛去碎屑。

2. 酒大黄 取净大黄片,用黄酒拌匀,在密闭的容器中闷润,待酒被吸尽后,置炒制器具内,文火炒至近干、色泽加深,并逸出大黄的特异气味时,取出晾凉。筛去碎屑。

每 100kg 净大黄片,用黄酒 10kg。

3. 熟大黄

(1) 取净大黄块,置不锈钢容器或瓷器内,隔水蒸至大黄内外均呈黑色为度,取出干燥。

(2) 取净大黄块,用黄酒拌匀,闷 1~2 小时至酒被吸尽,装入炖药罐或适宜的蒸制容器内,隔水加热 24~32 小时至大黄内外均呈黑色时,取出干燥。

每 100kg 净大黄块,用黄酒 30kg。

4. 大黄炭 取净大黄片,置炒制器具内,武火加热,炒至外表呈焦黑色、内部焦褐色,取出晾凉。筛去碎屑。

5. 醋大黄 取净大黄片,用醋拌匀闷润,待醋被吸尽后,置炒制器具内,文火加热,炒干,取出晾凉。筛去碎屑。

每 100kg 净大黄片,用醋 15kg。

6. 清宁片 取净大黄片或块,置煮制器具内,加水超过药面,武火加热,煮烂,加入规定量的黄酒(100:30)搅拌,再煮成泥状,取出晒干,粉碎后过 100 目筛。取其细粉,再与黄酒、炼蜜混合拌匀成团块状,置笼屉内蒸透,取出揉匀,搓成直径约 14mm 的圆条,在 50℃~55℃下进行低温干燥,烘至七成干时,装入容器内,闷 10 天左右至内外湿度一致,手摸有挺劲,取出,切厚片,晾干。筛去碎屑。

每 100kg 净大黄片或块,用黄酒 75kg,炼蜜 40kg。

【成品规格】

1. 大黄 本品为不规则厚片或块,切面淡红棕色或黄棕色,显颗粒性,根茎髓部宽广,有星点环列或散在;根木部发达,具放射状纹理,形成层环明显,无星点。周边黄棕色至红棕色,有的可见类白色网状纹理及星点,残留的外皮棕褐色。质坚实,有的中心稍松软,气清香,味苦而微涩。大黄总灰分不得过 10.0%,水溶性浸出物不得少于 25.0%;含总蒽醌以芦荟大黄素、大黄酸、大黄素、大黄酚和大黄素甲醚的总量计,不得少于 1.5%;含游离蒽醌以芦荟大黄素、大黄酸、大黄素、大黄酚和大黄素甲醚的总量计,不得少于 0.35%。

2. 酒大黄 形如大黄,表面深棕色或棕褐色,略有焦斑。断面呈浅棕色,质坚实。略有酒气。酒大黄总灰分不得过 10.0%,水溶性浸出物不得少于 25.0%;含总蒽醌以芦荟大黄素、大黄酸、大黄素、大黄酚和大黄素甲醚的总量计,不得少于 1.5%;含游离蒽醌以芦荟大黄素、大黄酸、大黄素、大黄酚和大黄素甲醚的总量计,不得少于 0.50%。

3. 熟大黄　形如大黄，表面黑褐色，质坚实。有特异的芳香气，味微苦。熟大黄总灰分不得过10.0%，水溶性浸出物不得少于25.0%；含总蒽醌以芦荟大黄素、大黄酸、大黄素、大黄酚和大黄素甲醚的总量计，不得少于1.5%；含游离蒽醌以芦荟大黄素、大黄酸、大黄素、大黄酚和大黄素甲醚的总量计，不得少于0.50%。

4. 大黄炭　形如大黄，表面焦黑色，断面焦褐色，质轻而脆，有焦香气，味苦涩。大黄炭总灰分不得过10.0%，水溶性浸出物不得少于25.0%；含总蒽醌以芦荟大黄素、大黄酸、大黄素、大黄酚和大黄素甲醚的总量计，不得少于0.90%；含游离蒽醌以芦荟大黄素、大黄酸、大黄素、大黄酚和大黄素甲醚的总量计，不得少于0.50%。

5. 醋大黄　形如大黄，表面深棕色或棕褐色，断面浅棕色。略有醋香气。清宁片为圆形厚片，表面乌黑色。有香气，味微苦、甘。

【炮制作用】

1. 大黄　大黄味苦，性寒。归脾、胃、大肠、肝、心包经。具有泻下攻积，清热泻火，凉血解毒，逐瘀通经，利湿退黄的作用。用于实热积滞便秘，血热吐衄，目赤咽肿，痈肿疔疮，肠痈腹痛，瘀血经闭，产后瘀阻，跌打损伤，湿热痢疾，黄疸尿赤，淋证，水肿；外治烧烫伤。

2. 酒大黄　酒炒后苦寒泻下作用稍缓，并借酒的升提之性，引药上行，善清上焦血分热毒。用于目赤咽肿，齿龈肿痛。

3. 熟大黄　酒蒸后泻下缓和，有泻火解毒的作用，并能减轻腹痛的副作用，增强活血祛瘀之功。用于火毒疮疡。用于火毒疮疡，瘀血内停。

4. 大黄炭　炒炭后泻下作用极微，并有凉血化瘀止血作用。用于血热有瘀出血症。

5. 醋大黄　泻下作用减弱，以消积化瘀为主，多用于食积痞满，产后瘀滞、癥瘕癖积。

6. 清宁片　泻下作用缓和，具缓泻而不伤气，逐瘀而不败正之功。用于饮食停滞，口干舌燥。大便秘结的年老、体弱、久病患者，可单用。

【贮藏】置通风干燥处，防蛀。

> **知识拓展**
>
> 1. 结合型蒽醌为大黄的主要泻下成分，酒炙后大黄的泻下效力比生品降低约30%；熟大黄（酒炖）、清宁片泻下效力比生品降低约95%；大黄炒炭几乎无泻下作用。
>
> 2. 在临床上，生大黄的主要副作用是引起恶心、呕吐、腹痛等胃肠道反应，而熟大黄在临床应用中，则无上述消化道的不良反应，说明生大黄经炮制后可消除这一副作用。

白　芍

白芍始载于《神农本草经》，其炮制首见于汉代《伤寒论》。《中国药典》（2015年版）载有白芍、炒白芍和酒白芍三种炮制品，历代尚有焦白芍、焙白芍、煮白芍、煨白芍、米炒白芍等。

【处方用名】白芍、炒白芍、酒白芍、醋白芍、土炒白芍。

【来源】本品为毛茛科植物芍药 *Paeonia lactiflora* Pall. 的干燥根。夏、秋二季采挖，洗净，除去头尾及细根，置沸水中煮后除去外皮或去皮后再煮，晒干。

【炮制方法】

1. 白芍 取原药材，除去杂质，大小条分开，洗净，润透，切薄片，干燥。筛去碎屑。

2. 炒白芍 取净白芍片，置炒制器具内，用文火加热，炒至表面微黄色，取出晾凉。筛去碎屑。

3. 酒白芍 取净白芍片，加入定量黄酒拌匀，在密闭的容器中闷润，待酒被吸尽后，置炒制器具内，文火加热，炒至微黄色，取出晾凉。筛去碎屑。

每100kg净白芍片，用黄酒10kg。

4. 醋白芍 取净白芍片，加入定量醋拌匀闷润，待醋被吸尽后，置炒制器具内，文火加热，炒干，取出晾凉。筛去碎屑。

每100kg净白芍片，用醋15kg。

5. 土炒白芍 取定量土粉，置炒制器具内，用中火加热，炒至土呈灵活状态时，投入白芍片，炒至表面挂土色，微显焦黄色时，取出。筛去土粉，摊开晾凉。

每100kg净白芍片，用灶心土粉20kg。

【成品规格】

1. 白芍 本品为类圆形的薄片。表面淡棕红色或类白色，平滑。切面类白色或微带棕红色，形成层环明显，可见稍隆起的筋脉纹呈放射状排列。气微，味微苦、酸。白芍中的水分不得过14.0%，总灰分不得过4.0%；二氧化硫残留量不得过400mg/kg；所含铅不得过5mg/kg，镉不得过0.3mg/kg，砷不得过2mg/kg，汞不得过0.2mg/kg，铜不得过20mg/kg；浸出物不得少于22.0%，含芍药苷不得少于1.20%。

2. 炒白芍 形如白芍片，表面微黄色或淡棕黄色，有的可见焦斑。气微香。炒白芍中的水分不得过10.0%，总灰分不得过4.0%；二氧化硫残留量不得过400mg/kg；浸出物不得少于22.0%，含芍药苷不得少于1.20%。

3. 酒白芍 形如白芍片，表面微黄色或淡棕黄色，有的可见焦斑。微有酒香气。醋白芍表面微黄色，微有醋气。酒白芍中的水分不得过14.0%，总灰分不得过4.0%；二氧化硫残留量不得过400mg/kg；浸出物不得少于20.5%，含芍药苷不得少于1.20%。

4. 土炒白芍 形如白芍片，表面土黄色，微有土香气。

【炮制作用】

1. 白芍 味苦、酸，性微寒。归肝、脾经。具有养血调经，敛阴止汗，柔肝止痛，平抑肝阳的作用。用于血虚萎黄，月经不调，自汗，盗汗，胁痛，腹痛，四肢挛痛，头痛眩晕。

2. 炒白芍 白芍炒后药性缓和，以养血敛阴为主。用于肝旺脾虚的肠鸣腹痛、泄泻或泻痢日久。

3. 酒白芍 白芍酒炙后能降低酸寒之性，善于和中缓急。多用于胁肋疼痛，腹痛，尤其是产后腹痛。

4. 醋白芍 白芍醋炙后入肝收敛，有敛血、止血、疏肝解郁的作用。用于肝郁乳汁不通，尿血等。

5. 土白芍 借土气入脾，增强柔肝和脾、止泻的作用。适用于肝旺脾虚泄泻，腹痛腹泻。

【贮藏】置干燥处，防蛀。

当 归

当归始载于《神农本草经》，其炮制首见于南齐《刘涓子鬼遗方》。《中国药典》（2015年版）载有当归和酒当归两种炮制品，历代尚有炒当归、醋当归、蜜当归、盐当归、煅当归、黑豆汁制当归、吴茱萸制当归等。

【处方用名】当归、秦归、全当归、酒当归、土炒当归、当归炭。

【来源】本品为伞形科植物当归 Angelica sinensis （Oliv.） Diels 的干燥根。秋末采挖，除去须根及泥沙，待水分稍蒸发后，捆成小把，上棚，用烟火慢慢熏干。

【炮制方法】

1. 当归（全当归） 取原药材，除去杂质，洗净，稍润，切薄片，晒干或低温干燥。筛去碎屑。

2. 酒当归 取净当归片，加入定量黄酒拌匀，在密闭的容器中闷润，待酒被吸尽后，置炒制器具内，文火加热，炒至深黄色或浅黄棕时，取出晾凉。筛去碎屑。

每100kg净当归片，用黄酒10kg。

3. 土炒当归 将土粉置炒制器具内，炒至灵活状态，投入净当归片，炒至当归片表面均匀挂上土粉时，取出。筛去土粉，摊开晾凉。

每100kg净当归片，用灶心土粉30kg。

4. 当归炭 取净当归片，置炒制器具内，用中火加热，炒至微黑色，取出，晾凉。筛去碎屑。

【成品规格】

1. 当归 本品为类圆形、椭圆形或不规则薄片。外表皮黄棕色至棕褐色。切面黄白色或淡棕黄色，平坦，有裂隙，中间有浅棕色的形成层环，并有多数棕色的油点。香气浓郁，味甘、辛、微苦。当归中的水分不得过15.0%，总灰分不得过7.0%，酸不溶性灰分不得过2.0%；醇溶性浸出物不得少于45.0%，含阿魏酸（$C_{10}H_{10}O_4$）不得少于0.050%。

2. 酒当归 形如当归片。切面深黄色或浅棕黄色，略有焦斑。香气浓郁，并略有酒香气。酒当归中的水分不得过10.0%，总灰分不得过7.0%，酸不溶性灰分不得过2.0%；醇溶性浸出物不得少于50.0%。

3. 土炒当归 形如当归片，表面土黄色，挂有土粉，具土香气。

4. 当归炭 形如当归片，表面黑褐色，断面灰棕色，质枯脆，气味减弱，并带涩味。

【炮制作用】

1. 当归 味甘、辛，性温。归肝、心、脾经。具有补血活血，调经止痛，润肠通便的作用。用于血虚萎黄，眩晕心悸，月经不调，经闭痛经，虚寒腹痛，风湿痹痛，跌扑损伤，痈疽疮疡，肠燥便秘等。

2. 酒当归 当归酒炙后，能增强活血通经的作用。用于经闭痛经，风湿痹痛，跌扑损伤等。

3. 土炒当归 当归土炒后，既能补血，又不滑肠。多用于血虚便溏，腹中时痛。

4. 当归炭 当归炒炭后，以止血和血为主。用于崩漏，月经过多及血虚出血等。

【贮藏】置通风干燥处，防霉，防蛀。

> **知识拓展**
>
> 1. 当归的头、身、尾中所含的挥发油、糖、灰分等均无明显差异，而三者的微量元素含量及阿魏酸含量有一定差别，其中当归头中的钙、铜、锌最高，为归身、归尾的1.5~6.8倍；归尾中的钾、铁含量高，为归头、归身的1.5~2.0倍；阿魏酸含量以归尾最高，归身次之，归头最低。
>
> 2. 实验表明，当归酒炙后铜、镍含量增加，铅降至原含量的1/5；土炒后铁、镍、铜、锰、锌含量显著增加，铅降至原含量的1/6；炒炭后钙、镍含量增高，铅降至原含量的1/4。

牛　膝

牛膝始载于《神农本草经》，其炮制首见于晋代《肘后本草》。《中国药典》(2015年版)载有牛膝和酒牛膝两种炮制品，历代尚有牛膝炭、焙牛膝、童便制牛膝、黄精汁制牛膝、生地黄汁制牛膝等。

【处方用名】牛膝、怀牛膝、酒牛膝、盐牛膝。

【来源】本品为苋科植物牛膝 Achyranthes bidentata Bl. 的干燥根。冬季茎叶枯萎时采挖，除去须根及泥沙，捆成小把，晒至干皱后，将顶端切齐，晒干。

【炮制方法】

1. 牛膝 取原药材，除去杂质，洗净，润透，除去残留的芦头，切段，晒干或低温干燥。筛去碎屑。

2. 酒牛膝 取净牛膝段，加入定量黄酒拌匀，在密闭的容器中闷润，待酒被吸尽后，置炒制器具内，文火加热，炒干，取出晾凉。筛去碎屑。

每100kg净牛膝段，用黄酒10kg。

3. 盐牛膝 取净牛膝段，加入定量食盐水拌匀，闷润，待盐水被吸尽后，置炒制器具内，用文火加热，炒干，取出晾凉。筛去碎屑。

每100kg净牛膝段，用食盐2kg。

【成品规格】

1. 牛膝 为呈圆柱形的段。外表皮灰黄色或淡棕色，有微细的纵皱纹及横长皮孔。质硬脆，易折断，受潮变软。切面平坦，淡棕色或棕色，略呈角质样而油润，中心维管束木部较大，黄白色，其外围散有多数黄白色点状维管束，断续排列成2~4轮。气微，味微甜而稍苦涩。牛膝的水分不得过15.0%，总灰分不得过9.0%；醇溶性浸出物不得少于5.0%；含β-蜕皮甾酮（$C_{27}H_{44}O_7$）不得少于0.030%。

2. 酒牛膝 形如牛膝段，表面色略深，偶见焦斑。微有酒香气。酒牛膝的水分不得过15.0%，总灰分不得过9.0%；醇溶性浸出物不得少于4.0%；含β-蜕皮甾酮（$C_{27}H_{44}O_7$）不得少于0.030%。

3. 盐牛膝 形如酒牛膝，微有咸味。

【炮制作用】

1. 牛膝 味苦、酸，性平。归肝、肾经。具有逐瘀通经、补肝肾、强筋骨、利尿通淋、引血下行的作用。生品长于活血祛瘀，引血下行。用于经闭，痛经，腰膝酸痛，筋骨无力，淋证，水肿，头痛，眩晕，牙痛，口疮，吐血，衄血。

2. 酒牛膝 酒炙后，增强活血祛瘀、通经止痛作用。多用于风湿痹痛，肢体活动不利。

3. 盐牛膝 盐炙后，能引药入肾，增强补肝肾、强筋骨、利尿通淋的作用。用于肾虚腰痛，月水不利，湿热痹痛等。

【贮藏】置阴凉干燥处，防潮。

续　断

续断始载于《神农本草经》，其炮制首见于南北朝《雷公炮炙论》。《中国药典》（2015年版）载有续断片、酒续断、盐续断三种炮制品，历代尚有米泔制续断、焙续断、炒续断等。

【处方用名】续断、川断、酒续断、盐续断。

【来源】本品为川续断科植物川续断 Dipsacus asperoides C. Y. Cheng et T. M. Ai 的干燥根。秋季采挖，除去根头及须根，用微火烘至半干，堆置"发汗"，至内部变绿色时，再烘干。

【炮制方法】

1. 续断片 取原药材，除去杂质，洗净，润透，切薄片，干燥。筛去碎屑。

2. 酒续断 取净续断片，加入定量黄酒拌匀，在密闭的容器中闷润，待酒被吸尽后，置炒制器具内，文火加热，炒至微带黑色时，取出晾凉。筛去碎屑。

每100kg净续断片，用黄酒10kg。

3. 盐续断 取净续断片，加入定量食盐水拌匀，闷润，待盐水被吸尽后，置炒制器具内，用文火加热，炒干，取出晾凉。筛去碎屑。

每100kg净续断片，用食盐2kg。

【成品规格】

1. 续断片 类圆形或椭圆形的厚片。外表皮灰褐色至黄褐色，有纵皱。切面皮部墨绿色或棕褐色，木部灰黄色或黄褐色，可见放射状排列的导管束纹，形成层部位多有深色环。气微，味苦、微甜而涩。

2. 酒续断 形如续断片，表面浅黑色或灰褐色，略有酒香气。

3. 盐续断 形如续断片，表面黑褐色，味微咸。

续断片、酒续断、盐续断水分不得过10.0%，总灰分不得过12.0%，酸不溶性灰分不得过3.0%；水溶性浸出物不得少于45.0%；按干燥品计算，含川续断皂苷Ⅵ（$C_{47}H_{76}O_{18}$）不得少于1.5%。

【炮制作用】

1. 续断片 味苦、辛，性微温。归肝、肾经。具有补肝肾、强筋骨、续折伤、止崩漏的作用。用于肝肾不足，腰膝酸软，风湿痹痛，跌扑损伤，筋伤骨折，崩漏，胎漏。

2. 酒续断 酒灸后能增强通血脉、续筋骨、止崩漏的作用。用于风湿痹痛，跌扑损伤，筋伤骨折。

3. 盐续断 盐灸后能引药下行，增强补肝肾、强腰膝作用。多用于腰膝酸软。

【贮藏】置干燥处，防蛀。

乌梢蛇

乌梢蛇始载于《开宝本草》，其炮制首见于唐代《外台秘要》。《中国药典》（2015年版）载有乌梢蛇、乌梢蛇肉和酒乌梢蛇三种炮制品，历代尚有酒煨乌梢蛇、酥制乌梢蛇、药汁制乌梢蛇等。

【处方用名】乌梢蛇、乌蛇、乌梢蛇肉、制乌梢蛇。

【来源】本品为游蛇科动物乌梢蛇 *Zaocys dhumnades*（Cantor）的干燥体。多于夏、秋二季捕捉，剖开腹部或先剥皮留头尾，除去内脏，盘成圆盘状，干燥。

【炮制方法】

1. 乌梢蛇 取原药材，除去头、鳞片及灰屑，切寸段，筛去碎屑。

2. 乌梢蛇肉 取净乌梢蛇，用定量黄酒浸润，闷透，趁湿除去皮骨，切段，干燥，筛去碎屑。

每100kg净乌梢蛇，用黄酒20kg。

3. 酒乌梢蛇 取净乌梢蛇段，加入定量黄酒拌匀，在密闭的容器中闷润，待酒被吸尽后，置炒制器具内，文火加热，炒至微黄色，取出晾凉。筛去碎屑。

每100kg净乌梢蛇段，用黄酒20kg。

【成品规格】

1. 乌梢蛇 为长约30mm的段状。表面乌黑色或黑褐色，无光泽，切面黄白色或灰棕色。质坚硬。气腥，味淡。

2. 乌梢蛇 肉无皮骨，肉厚柔软，黄白色或灰黑色。质韧，气微腥，略有酒气。

3. 酒乌梢蛇 色泽加深，略有酒气。

【炮制作用】

1. 乌梢蛇 味甘，性平。归肝经。具有祛风、通络、止痉的作用。生品以祛风止痒、解痉为主。用于隐疹瘙痒，小儿惊痫，破伤风等。

2. 酒乌梢蛇 酒制后增强祛风通络作用，并能矫臭、防腐，利于服用和贮存。用于风湿顽痹，麻木拘挛，中风口眼㖞斜，半身不遂，抽搐痉挛，破伤风，麻风等。

【贮藏】置干燥处，防潮，防蛀。

> **知识拓展**
>
> 乌梢蛇酒制可提高其脂类成分的溶出率，并提高其抗惊厥作用。同时，可防止乌梢蛇霉烂、变质和虫蛀。

蟾 酥

《药性本草》载有蟾酥眉脂，蟾酥之名见于《本草衍义》，其炮制首见于宋代《太平圣惠方》。《中国药典》（2015 年版）载有蟾酥粉一种炮制品，历代尚有铁上焙焦法和酒炖法等。

【处方用名】蟾酥、酒蟾酥。

【来源】本品为蟾蜍科动物中华大蟾蜍 *Bufo bufo gargarizans* Cantor 或黑眶蟾蜍 *Bufo melanostictus* Schneider 的干燥分泌物。多于夏、秋二季捕捉蟾蜍，洗净，挤取耳后腺及皮肤腺的白色浆液，加工，干燥。

【炮制方法】

1. 蟾酥粉 取蟾酥块捣碎，加入定量白酒浸渍，时常搅动至呈稠膏状，干燥，粉碎。或取蟾酥块，蒸软，切薄片，烤脆后，研为细粉。

每 10kg 净蟾酥，用白酒 20kg。

2. 乳蟾酥 取蟾酥块捣碎，加入定量鲜牛奶浸渍，时常搅动至呈稠膏状，干燥，粉碎。

每 10kg 净蟾酥，用鲜牛奶 20kg。

【成品规格】

1. 蟾酥粉 棕褐色粉末。气微腥，具强烈刺激性，嗅之作嚏，味初甜而后有持久的麻辣感。

2. 乳蟾酥 灰棕色粉末，气味及刺激性较蟾酥粉弱。

【炮制作用】

1. 蟾酥粉 味辛，性温；有毒。归心经。具有解毒、止痛、开窍醒神的作用。蟾酥粉作用峻烈，多制成丸散剂或外用。酒制后能降低毒性，便于粉碎，减少粉尘刺激，增强辛散开窍、消肿止痛作用。用于痈疽疔疮，咽喉肿痛，中暑神昏，痧胀腹痛，吐泻。

2. 乳蟾酥 用鲜牛奶制后，能降低毒性，便于粉碎，减少粉尘刺激。

【贮藏】置干燥处，防潮。按医疗用毒性药品管理。

> **知识拓展**
>
> 蟾酥粉末对人体裸露部分和黏膜有很强的刺激性，在研制和使用蟾酥粉时，要采取适当的防护措施，防止粉末飞扬和吸入体内而中毒。

第二节 醋炙法

将待炮炙品加定量醋拌匀，闷透，置炒制容器内，用文火炒至规定程度的方法称为醋炙法。

（一）适用范围

醋味酸、苦，性温。主入肝经血分，有收敛、解毒、散瘀止痛、矫味的作用。醋是良好的有机溶剂，能与游离生物碱结合成盐，增大其溶解度而易于煎出有效成分；能与具腥膻气味的三甲胺类成分结合成盐而无臭气，以除去药物的腥臭气味，醋有一定的杀菌防腐作用。因此，醋常作为炮制疏肝解郁、散瘀止痛、攻下逐水药物的辅料。常用醋炙的药物有延胡索、甘遂、乳香、五灵脂等。

（二）主要目的

1. 引药入肝，增强活血止痛的作用 乳香、没药、三棱、莪术等药物醋炙后，能增强活血散瘀的作用；柴胡、香附等醋炙后可增强疏肝止痛的作用。

2. 降低毒性，缓和药性 芫花、甘遂、商陆等峻下逐水药，醋炙后能降低毒性，缓和峻下作用。

3. 矫臭矫味 五灵脂、乳香、没药等具有特殊气味的药物，经醋炙后不仅增强活血散瘀作用，而且能矫正不良气味，便于服用。

（三）操作方法

1. 先拌醋后炒药 将待炮炙品加入定量的米醋拌匀，闷润，待醋被吸尽后，置预热的炒制容器内，文火炒至微干，取出，晾凉，筛去碎屑。一般中药采用该法炮制，如甘遂、芫花、柴胡、三棱等。

2. 先炒药后加醋 将待炮炙品置预热的炒制容器内，文火炒至表面熔化发亮（乳香、没药）或炒至表面颜色改变，有腥气逸出（五灵脂）时，喷洒定量米醋，炒至微干，取出，摊开晾凉。该法适用于树脂类和动物粪便类中药，如乳香、没药、五灵脂等。

除另有规定外，每100kg待炮炙品，用醋20kg。

(四)注意事项

1. 若醋的用量较少,不易与药物拌匀时,可加适量水稀释后,再与药物拌润。
2. 树脂类和动物粪便类药物须采用先炒药后加醋的方法,否则会粘结成块,或成松散碎块,致使炒制时受热不均匀,炒不透或出现炒焦现象。
3. 采用先炒药后加醋的方法炮制时,一般炒至药物表面熔化发亮(树脂类),或炒至表面颜色改变,有腥气逸出(动物粪便类)时,喷洒一定量的醋。喷醋时,宜边喷边翻,以便喷洒均匀。
4. 药物醋炙时,一般用文火,勤加翻动,取出后要摊开晾干。

延胡索

延胡索始载于《雷公炮炙论》,炮制首见于南北朝《雷公炮炙论》。《中国药典》(2015年版)载有延胡索和醋延胡索两种炮制品,历代尚有米炒延胡索、炒延胡索、盐延胡索、延胡索炭等。

【处方用名】延胡索、醋延胡索、酒延胡索。

【来源】本品为罂粟科植物延胡索 Corydalis yanhusuo W. T. Wang 的干燥块茎。夏初茎叶枯萎时采挖,除去须根,洗净,置沸水中煮至恰无白心时,取出,晒干。

【炮制方法】

1. 延胡索 取原药材,除去杂质,大小分开,洗净,稍浸,润透,切厚片,干燥,筛去碎屑;或洗净,干燥,用时捣碎。

2. 醋延胡索

(1) 取净延胡索或延胡索片,加入定量醋拌匀,闷润至醋被吸尽后,置炒制器具内,文火加热,炒干,取出晾凉。筛去碎屑。

(2) 取净延胡索,加入定量醋和适量水(以与药面平为宜),置煮制器具内,文火加热,煮至透心、醋液被吸尽时,取出,晾至六成干,切厚片,晒干后筛去碎屑;或干燥后捣碎。

每100kg净延胡索,用醋20kg。

3. 酒延胡索 取延胡索片,加入定量的黄酒拌匀,密闭闷润至酒被吸尽后,置炒制器具内,用文火加热,炒干,取出晾凉。筛去碎屑。

每100kg净延胡索片,用黄酒15kg。

【成品规格】

1. 延胡索 为不规则的圆形厚片。外表皮黄色或黄褐色,有不规则细皱纹。切面黄色,角质样,具蜡样光泽。气微,味苦。

2. 醋延胡索 形如延胡索片,表面和切面黄褐色,质较硬。微具醋香气。

《中国药典》(2015年版)规定:延胡索、醋延胡索中水分不得过15.0%,总灰分不得过4.0%;醇溶性浸出物不得少于13.0%;含延胡索乙素($C_{21}H_{25}O_4$)不得少于0.040%。

【炮制作用】

1. 延胡索 味辛、苦，性温。归肝、脾经。具有活血、利气、止痛的作用。生品中所含的止痛成分难于煎出，效果欠佳，故临床多用醋制品。

2. 醋延胡索 醋制后能提高有效成分的煎出率，增强行气止痛作用。广泛用于身体各部位的多种疼痛证候，如胸胁、脘腹疼痛，经闭痛经，产后瘀阻腹痛，跌扑肿痛等。

3. 酒延胡索 以活血、祛瘀、止痛为主。用于心血瘀滞所致的胸痛、胸闷、心悸，跌扑肿痛，瘀血疼痛。

【贮藏】置干燥处，防蛀。

> **知识拓展**
>
> 延胡索镇痛的有效成分为难溶于水的游离生物碱，醋制可使游离生物碱与醋酸结合生成易溶于水的醋酸盐，提高煎出率，增强其行气止痛作用。

香　附

香附始载于《名医别录》，炮制首见于唐代《仙授理伤续断秘方》。《中国药典》（2015年版）载有香附和醋香附两种炮制品，历代尚有炒香附、蒸香附、盐香附、蜜香附、童便制香附、麸炒香附等。

【处方用名】香附、炙香附、醋香附、四制香附、酒香附、香附炭。

【来源】本品为莎草科植物莎草 *Cyperus rotundus* L. 的干燥根茎。秋季采挖，燎去毛须，置沸水中略煮或蒸透后晒干，或燎后直接晒干。

【炮制方法】

1. 香附 取原药材，除去毛须及杂质，碾成绿豆大颗粒；或润透后切薄片，干燥，筛去碎屑。

2. 醋香附

（1）取净香附颗粒或片，加入定量米醋拌匀，闷润至醋被吸尽后，置炒制器具内，文火加热，炒干，取出晾凉。筛去碎屑。

（2）取净香附，加入定量的米醋，再加与醋等量的水，文火煮至醋液被基本吸尽，再蒸5小时，闷润片刻，取出晾凉，切薄片，干燥后筛去碎屑；或取出干燥后，碾成绿豆大颗粒。

每100kg净香附，用醋20kg。

3. 四制香附 取净香附颗粒或片，加入定量的生姜汁、醋、黄酒、食盐水拌匀，闷润，待汁液被吸尽后，文火炒干，取出晾凉。筛去碎屑。

每100kg净香附颗粒或片，用生姜5kg（取汁），醋、黄酒各10kg，食盐2kg（水溶化）。

4. 酒香附 取净香附颗粒或片，加入定量的黄酒拌匀，密闭闷润，待酒被吸尽后，置炒制器具内，用文火炒干，取出晾凉。筛去碎屑。

每100kg净香附颗粒或片，用黄酒20kg。

5. 香附炭　取净香附，大小分档，置炒制器具内，用中火加热，炒至表面焦黑色、内部焦褐色。有火星时及时喷淋适量饮用水，熄灭火星，取出晾凉。筛去碎屑。

【成品规格】

1. 香附　为不规则厚片或颗粒状。外表皮棕褐色或黑褐色，有时可见环节。切面色白或黄棕色，质硬，内皮层环纹明显。气香，味微苦。香附中的水分不得过13.0%，总灰分不得过4.0%；醇溶性浸出物不得少于11.5%；含挥发油不得少于1.0%（mL/g）。

2. 醋香附　形如香附片（粒），表面黑褐色。微有醋香气，味微苦。醋香附中的水分不得过13.0%，总灰分不得过4.0%；醇溶性浸出物不得少于13.0%；含挥发油不得少于0.8%（mL/g）。

3. 酒香附　形如醋香附，略具酒气。

4. 香附炭　形如香附，表面焦黑色，内部焦褐色。质脆，易碎，气焦香，味苦涩。

【炮制作用】

1. 香附　味辛、微苦、微甘，性平。归肝、脾、三焦经。具有疏肝解郁、理气宽中、调经止痛的作用。生品以理气解郁为主。用于肝郁气滞，胸胁胀痛，疝气疼痛，乳房胀痛，脾胃气滞，脘腹痞闷，胀满疼痛，月经不调，经闭痛经。

2. 醋香附　醋制后专入肝经，增强疏肝止痛作用，并能消积化滞。用于寒凝气滞之胃脘疼痛，伤食腹痛等。

3. 酒香附　酒炙后能通经脉、散结滞。多用于寒疝腹痛和瘰疬流注肿块等。

4. 四制香附　以行气解郁、调经散结为主。多用于治疗胁痛、痛经、月经不调等。

5. 香附炭　味苦、涩，性温。多用于治妇女崩漏不止等。

【贮藏】置阴凉干燥处，防蛀。

芫　花

芫花始载于《神农本草经》，炮制首见于汉代《金匮玉函经》。《中国药典》（2015年版）载有芫花和醋芫花两种炮制品，历代尚有炒芫花、芫花炭、酒芫花等。

【处方用名】芫花、炙芫花、醋芫花。

【来源】本品为瑞香科植物芫花 Daphne genkwa Sieb. et Zucc. 的干燥花蕾。春季花未开放时采收，除去杂质，干燥。

【炮制方法】

1. 芫花　取原药材，除去杂质及梗、叶，筛去灰屑。

2. 醋芫花　取净芫花，加入定量米醋拌匀，闷润至醋被吸尽后，置炒制容器内，文火加热，炒至微干，取出干燥，筛去碎屑。

每100kg净芫花，用醋30kg。

【成品规格】

1. 芫花 呈棒槌状,多弯曲。花被筒表面淡紫色或灰绿色,密被短柔毛,先端4裂,裂片淡紫色或黄棕色。质软,味甘、微辛。芫花的醇溶性浸出物不得少于20%;含芫花素($C_{16}H_{12}O_5$)不得少于0.20%。

2. 醋芫花 形如芫花,表面微黄色。微有醋香气。

【炮制作用】

1. 芫花 味苦、辛,性温;有毒。归肺、脾、肾经。具有泻水逐饮的作用。生芫花有毒,峻泻逐水力较猛,较少内服;外用杀虫疗疮。用于水肿胀满,胸腹积水,痰饮积聚,气逆咳喘,二便不利;外治疥癣秃疮,痈肿,冻疮。

2. 醋芫花 醋炙后降低毒性,缓和泻下作用和腹痛症状。多用于水肿胀满,胸腹积水,痰饮积聚,气逆喘咳,二便不利等。

【贮藏】置通风干燥处,防霉,防蛀。

> **知识拓展**
>
> 芫花中的二萜原甲酸内酯类成分芫花酯甲有较强的毒性,对皮肤、黏膜的刺激作用强烈,并能直接兴奋子宫平滑肌,具有引产作用;芫花挥发油具有泻下和毒副作用,对眼结膜也有一定刺激作用。醋炙后降低了芫花酯甲、挥发油含量,从而缓和泻下作用和腹痛症状,降低刺激性。

甘 遂

甘遂始载于《神农本草经》,炮制首见于南北朝《雷公炮炙论》。《中国药典》(2015年版)载有生甘遂和醋甘遂两种炮制品,历代尚有炒甘遂、焙甘遂、麸炒甘遂、面煨甘遂、水煮甘遂等。

【处方用名】甘遂、炙甘遂、醋甘遂。

【来源】本品为大戟科植物甘遂 *Euphorbia kansui* T. N. Liou ex T. P. Wang 的干燥块根。春季开花前或秋末茎叶枯萎后采挖,撞去外皮,晒干。

【炮制方法】

1. 生甘遂 取原药材,除去杂质,洗净,晒干,大小分档。

2. 醋甘遂 取净甘遂,加入定量米醋拌匀,闷润至醋被吸尽后,置炒制器具内,文火加热,炒至微干,取出晾凉。用时捣碎。

每100kg净甘遂,用醋30kg。

【成品规格】

1. 生甘遂 呈椭圆形、长圆柱形或连珠形,长1~5μm,直径0.5~2.5cm。表面类白色或黄白色,凹陷处有棕色外皮残留。质脆,易折断,断面粉性,白色,木部微显放射状纹理;长圆柱状者纤维性较强。气微,味微甘而辣。

2. 醋甘遂 形如甘遂,表面黄色至棕黄色,有的可见焦斑。微有醋香气,味微酸而辣。

生甘遂、醋甘遂的水分不得过 12.0%，总灰分不得过 3.0%；醇溶性浸出物不得少于 15.0%；按干燥品计算，含大戟二烯醇（$C_{30}H_{50}O$）不得少于 0.12%。

【炮制作用】

1. 生甘遂 味苦，性寒；有毒。归肺、肾、大肠经。具有泻水逐饮的作用。生甘遂药力峻烈，临床多入丸、散剂用，主要用于痈疽疮毒，胸腹积水，二便不通。

2. 醋甘遂 醋炙后降低毒性，缓和泻下作用。用于腹水胀满，痰饮积聚，气逆喘咳，风痰癫痫等。

【贮藏】置通风干燥处，防蛀。生品按医疗用毒性药品管理。

商 陆

商陆始载于《神农本草经》，炮制首见于南北朝《雷公炮炙论》。《中国药典》（2015 年版）载有生商陆和醋商陆两种炮制品，历代尚有炒商陆、酒商陆、黑豆蒸制商陆、清蒸商陆、绿豆制商陆等。

【处方用名】生商陆、醋商陆。

【来源】本品为商陆科植物商陆 *Phytolacca acinosa* Roxb. 或垂序商陆 *Phytolacca americana* L. 的干燥根。秋季至次春采挖，除去须根及泥沙，切成块或片，晒干或阴干。

【炮制方法】

1. 生商陆 取原药材，除去杂质，洗净，润透，切厚片或块，干燥。筛去碎屑。

2. 醋商陆 取净商陆片，加入定量米醋拌匀，闷润至醋被吸尽，置炒制容器内，文火加热，炒干，取出晾凉。筛去碎屑。

每 100kg 净商陆片，用醋 30kg。

【成品规格】

1. 生商陆 为横切或纵切的不规则块片，切面浅黄棕色或黄白色，横片面木部隆起，形成数个突起的同心性环轮。纵片面木部呈平行条状突起。周边灰黄色或灰棕色，边缘皱缩。质硬，味稍甜，久嚼麻舌。

2. 醋商陆 形如商陆片（块）。表面黄棕色，微有醋香气，味稍甜，久嚼麻舌。醋商陆的酸不溶性灰分不得过 2.0%；水溶性浸出物不得少于 15.0%；含商陆皂苷甲（$C_{42}H_{66}O_{16}$）不得少于 0.20%。

【炮制作用】

1. 生商陆 味苦，性寒；有毒。归肺、脾、肾、大肠经。具有逐水消肿、通利二便的作用；外用解毒散结。用于水肿胀满，二便不通；外治痈肿疮毒。

2. 醋商陆 醋制后降低毒性，缓和峻泻作用，以逐水消肿为主。多用于水肿胀满。

【贮藏】置干燥处，防霉，防蛀。

柴 胡

柴胡始载于《神农本草经》，炮制首见于南北朝《雷公炮炙论》。《中国药典》

（2015年版）载有北（南）柴胡和醋北（南）柴胡两种炮制品，历代尚有炒柴胡、蜜柴胡、焙柴胡、酒柴胡、鳖血柴胡等。

【处方用名】柴胡、炙柴胡、醋柴胡。

【来源】本品为伞形科植物柴胡 Bupleurum chinense DC. 或狭叶柴胡 Bupleurum scorzonerifolium Willd. 的干燥根。按性状不同，分别习称"北柴胡"及"南柴胡"。春、秋二季采挖，除去茎叶及泥沙，干燥。

【炮制方法】

1. 北柴胡 除去杂质和残茎，洗净，润透，切厚片，干燥。筛去碎屑。

2. 南柴胡 除去杂质，洗净，润透，切厚片，干燥。筛去碎屑。

3. 醋北柴胡 取北柴胡片，加入定量米醋拌匀，闷润至醋被吸尽后，置炒制容器内，文火加热，炒干，取出晾凉。筛去碎屑。

每100kg净北柴胡片，用醋20kg。

4. 醋南柴胡 取南柴胡片，加入定量米醋拌匀，闷润至醋被吸尽后，置炒制容器内，文火加热，炒干，取出晾凉。筛去碎屑。

每100kg净南柴胡片，用醋20kg。

【成品规格】

1. 北柴胡 本品为不规则厚片。外表皮黑褐色或浅棕色，具纵皱纹和支根痕。切面淡黄白色，纤维性。质硬。气微香，味微苦。北柴胡的水分不得过10.0%，总灰分不得过8.0%，酸不溶性灰分不得过3.0%；醇溶性浸出物不得少于11.0%；含柴胡皂苷 a（$C_{42}H_{68}O_{13}$）和柴胡皂苷 d（$C_{42}H_{68}O_{13}$）的总量不得少于0.30%。

2. 南柴胡 类圆形或不规则片。外表皮红棕色或黑褐色。有时可见根头处具细密环纹或有细毛状枯叶纤维。切面黄白色，平坦。具败油气。

3. 醋北柴胡 形如北柴胡片，表面淡棕黄色，微有醋香气，味微苦。醋北柴胡的水分不得过10.0%，总灰分不得过8.0%，酸不溶性灰分不得过3.0%；醇溶性浸出物不得少于12.0%；含柴胡皂苷 a（$C_{42}H_{68}O_{13}$）和柴胡皂苷 d（$C_{42}H_{68}O_{13}$）的总量不得少于0.30%。

4. 醋南柴胡 形如南柴胡片，微有醋香气。

【炮制作用】

1. 柴胡 味苦，性微寒。归肝、胆经。具有疏散退热、疏肝解郁、升举阳气的作用。用于感冒发热，寒热往来，胸胁胀痛，月经不调，子宫脱垂，脱肛。生品升散作用较强。多用于解表退热。

2. 醋柴胡 醋制后能缓和其升散之性，增强疏肝止痛的作用。多用于肝郁气滞的胁肋胀痛、腹痛和月经不调等。

【贮藏】置通风干燥处，防蛀。

> **知识拓展**
>
> 柴胡生品、醋制品的化学成分及药理实验表明,生品挥发油含量高,解表退热作用强;醋制后挥发油含量下降,不具解热作用,但柴胡皂苷含量相对高,疏肝止痛的作用强。所以临床上解表退热多用生柴胡,疏肝止痛多用醋柴胡。

莪 术

莪术始载于南北朝《雷公炮炙论》,该书载有炮制方法,而没有指出其功用,至唐《药性本草》始载其功用。《中国药典》(2015年版)载有莪术和醋莪术两种炮制品,历代尚有酒莪术、煨莪术、麻油煎制莪术、蒸莪术等。

【处方用名】莪术、醋莪术。

【来源】本品为姜科植物蓬莪术 Curcuma phaeocaulis Val.、广西莪术 Curcuma kwangsiensis S. G. Lee. et C. F. Liang 或温郁金 Curcuma wenyujin Y. H. Chen et C. Ling 的干燥根茎。后者习称"温莪术"。冬季茎叶枯萎后采挖,洗净,蒸或煮至透心,晒干或低温干燥后除去须根及杂质。

【炮制方法】

1. 莪术 取原药材,除去杂质,大小分档,略泡,洗净,蒸软,切薄片,干燥。筛去碎屑。

2. 醋莪术

(1) 取净莪术,置适宜的容器内,加醋及适量水浸没药面,文火煮至醋汁被吸尽,内无白心时,取出,稍晾,切厚片,干燥。筛去碎屑。

(2) 取净莪术片,加入定量米醋拌匀,闷润至醋被吸尽后,置炒制器具内,文火炒干,取出晾凉。筛去碎屑。

每100kg净莪术,用醋20kg。

【成品规格】

1. 莪术 为呈类圆形或椭圆形的厚片。外表皮灰黄色或灰棕色,有时可见环节或须根痕。切面黄绿色、黄棕色或棕褐色,内皮层环纹明显,散在"筋脉"小点。气微香,味微苦而辛。

2. 醋莪术 形如莪术片,色泽加深,角质样,微有醋香气。

莪术、醋莪术水分不得过14.0%,总灰分不得过7.0%,酸不溶性灰分不得过2.0%;醇溶性浸出物不得少于7.0%;含挥发油不得少于1.0%(mL/g)。

【炮制作用】

1. 莪术 味辛、苦,性温。归肝、脾经。具行气破血、消积止痛的作用。生品行气消积、破血祛瘀力强,为气中血药。用于癥瘕痞块,瘀血经闭,胸痹心痛,食积胀痛。

2. 醋莪术 入肝经血分,增强破血消癥作用。多用于瘀滞经闭,胁下癥块等。

【贮藏】置干燥处，防蛀。

三 棱

三棱始载于《本草拾遗》，炮制首见于唐代《经效产宝》。《中国药典》（2015年版）载有三棱和醋三棱两种炮制品，历代尚有炒三棱、煨三棱、酒三棱、炮三棱、蒸三棱等。

【处方用名】三棱、炙三棱、醋三棱。

【来源】本品为黑三棱科植物黑三棱 Sparganium stoloniferum Buch. – Ham. 的干燥块茎。冬季至次年春采挖，洗净，削去外皮，晒干。

【炮制方法】

1. 三棱 取原药材，除去杂质，大小分档，浸泡，润透，切薄片，干燥。

2. 醋三棱 取净三棱片，加入定量米醋拌匀，闷润至醋被吸尽，置炒制器具内，文火加热，炒干，取出晾凉。筛去碎屑。

每100kg净三棱片，用醋15kg。

【成品规格】

1. 三棱 为呈类圆形的薄片。外表皮灰棕色。切面灰白色或黄白色，粗糙，有多数明显的细筋脉点。气微，味淡，嚼之微有麻辣感。三棱的水分不得过15.0%，总灰分不得过6.0%；醇溶性浸出物不得少于7.5%。

2. 醋三棱 形如三棱片，切面黄色至黄棕色，偶见焦黄斑，微有醋香气。醋三棱的水分不得过13.0%，总灰分不得过5.0%；醇溶性浸出物不得少于7.5%。

【炮制作用】

1. 三棱 味辛、苦，性平。归肝、脾经。具有破血行气、消积止痛的作用。生品为血中气药，破血行气、消积作用较强。用于癥瘕痞块，痛经，瘀血经闭，胸痹心痛，食积胀痛等。

2. 醋三棱 醋炙后主入血分，增强其破瘀散结、止痛的作用。用于瘀滞经闭腹痛，癥瘕结聚，心腹疼痛，胁下胀痛等。

【贮藏】置通风干燥处，防蛀。

> **知识拓展**
>
> 1. 药理实验表明，三棱醋炙品、醋煮品、醋蒸品的提取物相对于生品镇痛作用明显增强，其中醋三棱镇痛作用强而持久，这与传统中医理论认为醋制后增强散瘀止血作用相吻合。
>
> 2. 以挥发油、热醇浸出物及黄酮类含量为测定指标，对三棱润切工艺研究结果表明，减压冷浸法优于传统浸泡法、加压温浸法、加压冷浸法及减压温浸法。其中浸出物含量比传统浸泡法高40%~49%，而且该法浸泡时间缩短，还可以防止霉变。

乳 香

乳香始载于《名医别录》，炮制首见于唐代《经效产宝》。《中国药典》（2015年版）载有醋乳香一种炮制品，历代尚有焙乳香、煅乳香、煮乳香、麸炒乳香、灯心草制乳香、黄连制乳香等。

【处方用名】乳香、炒乳香、炙乳香、醋乳香。

【来源】本品为橄榄科植物卡氏乳香树 Boswellia carterii Birdw. 及同属植物 Boswellia bhaw-dajiana Birdw. 树皮渗出的树脂。分为索马里乳香和埃塞俄比亚乳香，每种乳香又分为乳香珠和原乳香。

【炮制方法】

1. **乳香** 取原药材，除去杂质，将大块者砸碎。

2. **醋乳香** 取大小一致的净乳香，置炒制器具内，文火加热，炒至冒烟，表面微熔，喷淋定量的米醋，边喷边炒至表面呈油亮光泽时，取出，摊开晾凉。

每100kg净乳香，用醋5kg。

3. **炒乳香** 取大小一致的净乳香，置炒制器具内，用文火加热，炒至冒烟，表面熔化显油亮光泽时，取出，摊开晾凉。

【成品规格】

1. **乳香** 为不规则乳头状小颗粒或小团块状。表面黄棕色，半透明或不透明，稍有光泽，附有白色粉尘，质坚脆，有黏性。气香，味苦辛。

2. **醋乳香** 表面深黄色，显油亮光泽，略有醋气。

3. **炒乳香** 表面油黄色，微透明，质坚脆，具特异香气。

【炮制作用】

1. **乳香** 生品味辛、苦，性温。归心、肝、脾经。具有活血定痛、消肿生肌的作用。用于胸痹心痛，胃脘疼痛，痛经经闭，产后瘀阻，癥瘕腹痛，风湿痹痛，筋脉拘挛，跌打损伤，痈肿疮疡。生品气味辛烈，对胃有较强的刺激性，容易引起呕吐。

2. **醋乳香** 醋制后能增强其活血止痛、收敛生肌的作用，且除去部分挥发油，缓和刺激性，矫正其不良气味，利于服用，便于粉碎。用于心腹疼痛，痈疽肿痛。

3. **炒乳香** 炒乳香的作用与醋乳香基本相同，但偏于活血。用于治疗产后瘀滞不净，攻刺心腹作痛等。

【贮藏】置阴凉干燥通风处，防潮。

知识拓展

目前对乳香镇痛作用的主要成分是乳香树脂还是乳香挥发油，以及乳香是否炮制后入药，尚无统一认识。但有实验表明，乳香挥发油既是活血止痛的有效成分，又是毒性成分，服用时容易引起恶心、呕吐，因此控制乳香饮片中挥发油含量十分重要。以120℃烘乳香代替炒乳香，既可达到除去大部分挥发油的炮制目的，符合用药要求，又减少了有效成分树脂的损失。

没 药

没药始载于《开宝本草》，炮制首见于唐代《经效产宝》。《中国药典》（2015年版）载有醋没药一种炮制品，历代尚有酒没药、煨没药、煅没药、煮没药等。

【处方用名】没药、炒没药、炙没药、醋没药。

【来源】本品为橄榄科植物地丁树 Commiphora myrrha Engl. 或哈丁树 Commiphora molmol Engl. 的干燥树脂。分为天然没药和胶质没药。

【炮制方法】

1. 没药 取原药材，除去杂质，捣碎或剁碎。

2. 醋没药 取净没药，大小分档，置炒制器具内，文火加热，炒至冒烟、表面微熔，喷淋定量的醋，再炒至表面显油亮光泽时，取出，摊开晾凉。

每100kg净没药，用醋5kg。

3. 炒没药 取净没药，大小分档，置炒制器具内，文火加热，炒至冒烟，表面呈油亮光泽时，取出，摊开晾凉。

【成品规格】

1. 没药 天然没药呈不规则颗粒性团块。表面黄棕色或红棕色，近半透明部分呈棕黑色。质坚脆，破碎面不整齐，无光泽。有特异香气，味苦而微辛。胶质没药呈不规则块状和颗粒。表面棕黄色至棕褐色，不透明，质坚实或疏松，有特异香气，味苦而有黏性。

2. 醋没药 为不规则小块状或类圆形颗粒状，表面棕褐色或黑褐色，有光泽。具特异香气，略有醋香气，味苦而微辛。醋没药酸不溶性灰分不得过8.0%，含挥发油不得少于2.0%（mL/g）。

3. 炒没药 表面黑褐色或棕黑色，有光泽，气微香。

【炮制作用】

1. 没药 味苦，性平。归心、肝、脾经。具有散瘀定痛、消肿生肌的作用。用于胸痹心痛，胃脘疼痛，痛经经闭，产后瘀阻，癥瘕腹痛，风湿痹痛，跌打损伤，痈肿疮疡。生品气味辛烈，对胃有较强的刺激性，容易引起呕吐。

2. 醋没药 醋制后能矫正不良气味，缓和刺激性，便于服用，易于粉碎。增强活血止痛、收敛生肌的作用。用于经闭，痛经，脘腹疼痛，跌打伤痛，痈疽肿痛。

3. 炒没药 炒后缓和其刺激性，便于粉碎，矫正不良气味。

【贮藏】置阴凉干燥通风处，防潮。

> **知识拓展**
>
> 没药含有的挥发油、树脂均为有效成分，同时挥发油又为刺激性成分，醋制或炒制后可降低挥发油的含量，减少刺激性，易于粉碎。

五灵脂

五灵脂始载于《开宝本草》，炮制首见于宋代《太平圣惠方》。历代尚有炒五灵脂、姜五灵脂、五灵脂炭、土炒五灵脂等。

【处方用名】五灵脂、醋五灵脂、酒五灵脂。

【来源】本品为鼯鼠科动物复齿鼯鼠 *Trogopterus xanthipes* Milne – Edwards 的干燥粪便。全年均可采收，除去杂质，干燥。

【炮制方法】

1. 五灵脂 取原药材，除去杂质及灰屑；灵脂块，捣碎。

2. 醋五灵脂 将大小一致的净五灵脂置炒制器具内，文火加热，炒至有腥臭气逸出，表面颜色加深时，趁热均匀喷淋定量米醋，炒至微干、有光泽时，取出晾凉。

每100kg净五灵脂，用醋10kg。

3. 酒五灵脂 按醋五灵脂炮制方法炒至有腥臭气逸出，色泽加深时，趁热均匀喷淋定量黄酒，炒至近干。或趁热均匀喷淋定量黄酒，取出晾凉。

每100kg净五灵脂，用黄酒15kg。

【成品规格】

1. 五灵脂 为长椭圆形颗粒或不规则块状，大小不一。表面黑棕色、红棕色或灰棕色，凹凸不平，微有油润性光泽。易折断，断面黄棕色或棕褐色，不平坦，纤维性。质疏松或有黏性。气腥臭。

2. 醋五灵脂 外表黑褐色，质干硬，略有焦斑，微具醋气。

3. 酒五灵脂 外表黄黑色，微具酒气。

【炮制作用】

1. 五灵脂 五灵脂味咸、甘，性温。归肝经。具活血止痛、化瘀止血的作用，生品因具有腥臭味，不利于内服。多外用于虫蛇咬伤。

2. 醋五灵脂 醋炙后能引药入肝，增强散瘀止痛的作用，并可矫臭矫味，便于内服。用于胃脘疼痛，产后恶露不快，吐血，妇女月经过多。

3. 酒五灵脂 酒炙后能增强活血止痛的作用，并可矫臭矫味。用于经闭腹痛和产后瘀阻腹痛。

【贮藏】置阴凉干燥处，防潮。

第三节 盐炙法

将待炮炙品加盐水拌匀，闷透，置炒制容器内，用文火炒至规定程度的方法称为盐炙法。

（一）适用范围

食盐味咸性寒，有强筋健骨、清热凉血、软坚散结和润燥等作用。因此，盐炙法常用于炮制补肾固精、疗疝、利尿和泻相火的药物。常用盐炙的药物有杜仲、黄柏、泽泻、车前子等。

（二）主要目的

1. 引药下行，增强疗效　杜仲、巴戟天等中药盐炙后，能增强补肝肾的作用；小茴香、荔枝核等盐炙后可增强泄热利尿的作用；益智仁等盐炙后则可增强缩小便和固精的作用。

2. 增强滋阴降火作用　知母、黄柏等中药盐炙后，增强滋阴降火、清热凉血的功效。

3. 缓和药物辛燥之性　补骨脂、益智仁等药物辛温而燥，容易伤阴，盐炙后可缓和辛燥之性，并能增强补肾固精的功效。

（三）操作方法

1. 先拌盐后炒药　将食盐加适量水溶解，与药物拌匀，放置闷润，待盐水被吸尽后，置预热适度的炒制容器内，用文火炒至一定程度，取出，晾凉。大多数药物适用此法，如杜仲、黄柏、泽泻等。

2. 先炒药后拌盐　先将药物置预热适度的炒制容器内，用文火炒至一定程度，再喷洒适量盐水，炒干，取出，晾凉。少数含较多黏液质的药物适用此法，如车前子、知母等。

除另有规定外，每100kg待炮炙品，用食盐2kg。

（四）注意事项

1. 加水溶化食盐时，一定要控制水量。水的用量一般以食盐的4～5倍量为宜。若加水过多，则盐水不能被药吸尽，或者过湿不易炒干；水量过少，又不易与药物拌匀。

2. 含黏液质多的车前子、知母等药物，须采用先炒药后加盐水的方法操作。因该类药物遇水容易发黏，盐水不易渗入，炒时又容易黏锅。须先将药物加热炒去部分水分，并使药物质地变疏松，再喷洒盐水，以利于盐水渗入。

3. 盐炙法火力宜小，若火力过大，加入盐水后，水分迅速蒸发，食盐黏附在锅上，达不到盐炙的目的。

黄　柏

黄柏始载于《神农本草经》，其炮制首见于南北朝《雷公炮炙论》。《中国药典》（2015年版）载有黄柏、盐黄柏和黄柏炭三种炮制品，历代尚有蜜黄柏、童便制黄柏、米泔制黄柏、姜制黄柏等。

【处方用名】黄柏、川黄柏、盐黄柏、酒黄柏、黄柏炭。

【来源】本品为芸香科植物黄皮树 *Phellodendron chinense* Schneid. 的干燥树皮。习称"川黄柏"。剥取树皮后，除去粗皮，晒干。

【炮制方法】

1. 黄柏　取原药材，除去杂质，刮去残留的粗皮，洗净，润透，切丝，干燥，筛去碎屑。

2. 盐黄柏　取净黄柏丝，用盐水拌匀，闷润至盐水被吸尽后，置炒制器具内，文火炒干，取出晾凉。筛去碎屑。

每100kg净黄柏丝，用食盐2kg。

3. 黄柏炭　取净黄柏丝，置炒制器具内，武火加热，炒至表面焦黑色、内部深褐色。有火星时及时喷淋适量饮用水，熄灭火星，略炒，取出晾凉，筛去碎屑。

4. 酒黄柏　取净黄柏丝，加入定量的黄酒拌匀，密闭闷润，待酒被吸尽后，置炒制器具内，文火炒干，取出晾凉。筛去碎屑。

每100kg净黄柏丝，用黄酒10kg。

【成品规格】

1. 黄柏　呈丝条状。外表面黄褐色或黄棕色。内表面暗黄色或淡棕色，具纵棱纹。切面纤维性，呈裂片状分层，深黄色。味极苦。

2. 盐黄柏　形如黄柏丝，表面深黄色，偶有焦斑。味极苦，微咸。

3. 黄柏炭　形如黄柏丝，表面焦黑色，内部深褐色或棕黑色。体轻，质脆，易折断。味苦涩。

4. 酒黄柏　形如黄柏，略具酒气，味苦。

黄柏、盐黄柏的水分不得过12.0%，总灰分不得过8.0%；醇溶性浸出物不得少于14.0%；含盐酸小檗碱（$C_{20}H_{17}NO_4 \cdot HCl$）不得少于3.0%，黄柏碱（$C_{20}H_{23}NO_4 \cdot HCl$）不得少于0.34%。

【炮制作用】

1. 黄柏　味苦，性寒。归肾、膀胱经。具有清热燥湿、泻火除蒸、解毒疗疮的作用。生品性寒苦燥而沉，长于清热，燥湿，解毒。用于湿热泻痢，黄疸尿赤，带下阴痒，热淋涩痛，脚气痿躄，骨蒸劳热，盗汗，遗精，疮疡肿毒，湿疹湿疮。

2. 盐黄柏　盐炙后可引药入肾，缓和苦燥之性，有滋阴降火的作用。用于阴虚火旺，盗汗骨蒸。

3. 黄柏炭　清湿热之中兼具涩性，长于止血。多用于便血，崩漏下血，尿血。

4. 酒黄柏　酒炙后可缓和苦寒之性，免伤脾阳，增强清湿热利关节作用，并能借酒升腾之力，引药上行，清上焦之热。用于热壅上焦诸证及足痿。

【贮藏】　置通风干燥处，防潮。

> **知识拓展**
>
> 1. 黄柏含生物碱，以小檗碱含量较高。此外还含挥发油、黄酮类化合物等成分。研究表明，黄柏经浸润切丝和炮制后，小檗碱含量高低顺序是黄柏（只除去粗皮）＞黄柏丝＞盐黄柏＞酒黄柏＞黄柏炭，说明小檗碱的损失与水处理时间、炮制温度和加热时间有关。

> **知识拓展**
>
> 2. 以小檗碱和水浸出物为指标，比较烘制与炒制黄柏工艺，结果表明，盐黄柏和酒黄柏的烘制品与炒制品中的小檗碱及水浸出物含量无明显差异，仅黄柏炭小檗碱含量低于炒制品1/2。

巴戟天

巴戟天始载于《神农本草经》，炮制首见于晋代《肘后备急方》。《中国药典》(2015年版）载有巴戟天、巴戟肉、盐巴戟天和制巴戟天四种炮制品，历代尚有酒煮巴戟天、酒焙巴戟天、糯米炒巴戟天、甘草汁煮巴戟天等。

【处方用名】巴戟天、巴戟肉、巴戟、盐巴戟天、制巴戟天。

【来源】本品为茜草科植物巴戟天 Morinda officinalis How 的干燥根。全年均可采挖，洗净，除去须根，晒至六七成干，轻轻捶扁，晒干。

【炮制方法】

1. **巴戟天** 取原药材，除去杂质，洗净，干燥。

2. **巴戟肉** 取净巴戟天置蒸制容器内蒸透，趁热除去木心，切段，干燥后筛去碎屑。

3. **盐巴戟天** 取净巴戟天段，用盐水拌匀，闷润，待盐水被吸尽后，置炒制器具内，文火炒干。或取净巴戟天，用盐水拌匀，蒸透，趁热除去木心，切段，干燥后筛去碎屑。

每100kg净巴戟天段，用食盐2kg。

4. **制巴戟天** 取净甘草捣碎，加水（水量为甘草量的5倍）煎汤两次，去渣，合并两次煎液。将净巴戟天与甘草煎液拌匀，置锅内，用文火加热煮透，并使甘草液基本吸尽，取出，趁热抽去木心，切段，干燥后筛去碎屑。

每100kg净巴戟天，用甘草6kg，煎汤约50kg。

【成品规格】

1. **巴戟天** 为扁圆柱形，略弯曲，长短不等，直径0.5~2cm。表面灰黄色或暗灰色，具纵纹和横裂纹，有的皮部横向断离露出木部；质韧，断面皮部厚，紫色或淡紫色，易与木部剥离；木部坚硬，黄棕色或黄白色，直径1~5mm。气微，味甘而微涩。

2. **巴戟肉** 呈扁圆柱形短段或不规则块。表面灰黄色或暗灰色，具纵纹和横裂纹。切面皮部厚，紫色或淡紫色，中空。气微，味甘而微涩。

3. **盐巴戟天** 扁圆柱形短段或不规则块。表面灰黄色或暗灰色，具纵纹和横裂纹。切面皮部厚，紫色或淡紫色，中空。气微，味甘、咸而微涩。

4. **制巴戟天** 呈扁圆柱形短段或不规则块。表面灰黄色或暗灰色，具纵纹和横裂纹。切面皮部厚，紫色或淡紫色，中空。气微，味甘而微涩。

巴戟天、巴戟肉、盐巴戟天和制巴戟天水分不得过15.0%，总灰分不得过6.0%；

含水溶性浸出物不得少于 50.0%；按干燥品计算，含耐斯糖（$C_{24}H_{42}O_{21}$）不得少于 2.0%。

【炮制作用】

1. 巴戟天、巴戟肉 味甘、辛，性微温。归肾、肝经。具有补肾阳、强筋骨、祛风湿的作用。生品以补肝肾、祛风湿为主，适用于肾虚而兼风湿之证。多用于风冷腰痛，脚气水肿，肌肉萎缩无力等。

2. 盐巴戟天 盐制后专入肾经，温而不燥，增强补肾助阳作用。多服久服无伤阴之弊。常用于肾中元阳不足，阳痿早泄，腰膝酸软无力，宫冷不孕，月经不调等。

3. 制巴戟天 甘草制后增强补益作用，偏于补肾助阳，益气养血。用于脾肾亏损，胸中短气，身重无力，腰脚疼痛等。

【贮藏】置通风干燥处，防霉，防蛀。

杜 仲

杜仲始载于《神农本草经》，炮制首见于梁代《本草经集注》。《中国药典》（2015年版）载有杜仲和盐杜仲两种炮制品，历代尚有蜜炙杜仲、糯米制杜仲、姜汁炙杜仲、姜酒制杜仲、醋杜仲等。

【处方用名】杜仲、川杜仲、炒杜仲、盐杜仲。

【来源】本品为杜仲科植物杜仲 Eucommia ulmoides Oliv. 的干燥树皮。4～6月剥取，刮去粗皮，堆置"发汗"至内皮呈紫褐色，晒干。

【炮制方法】

1. 杜仲 取原药材，刮去残留粗皮，洗净，切丝或块，干燥，筛去碎屑。

2. 盐杜仲 取杜仲丝或块，用盐水拌匀，闷润至盐水被吸尽，置炒制器具内，中火炒至断丝、表面焦黑色时，取出晾凉。筛去碎屑。

每100kg 净杜仲块或丝，用食盐2kg。

【成品规格】

1. 杜仲 呈小方块或丝状。外表面淡棕色或灰褐色，有明显的皱纹。内表面暗紫色，光滑。断面有细密、银白色、富弹性的橡胶丝相连。气微，味稍苦。杜仲醇溶性浸出物不得少于 11.0%，含松脂醇二葡萄糖苷（$C_{32}H_{42}O_{16}$）不得少于 0.10%。

2. 盐杜仲 形如杜仲块或丝，表面黑褐色，内表面褐色，折断时胶丝弹性较差。味微咸。盐杜仲的水分不得过 13.0%，总灰分不得过 10.0%；含醇溶性浸出物不得少于 12.0%；含松脂醇二葡萄糖苷（$C_{32}H_{42}O_{16}$）不得少于 0.10%。

【炮制作用】

1. 杜仲 味甘，性温。归肝、肾经。具有补肝肾、强筋骨、安胎的作用。用于肝肾不足，腰膝酸痛，筋骨无力，头晕目眩，妊娠漏血，胎动不安。临床多用制品。

2. 盐杜仲 盐炙后直达下焦，专入肾经，温而不燥，增强其补肝肾的作用。用于肾虚腰痛，阳痿滑精，胎元不固等。

【贮藏】置通风干燥处。

> **知识拓展**
>
> 1. 杜仲所含的杜仲胶（硬性橡胶）能阻碍有效成分的溶出，有实验证实，杜仲切制规格总成分的煎出率高低为：横丝＞纵丝＞丁＞块＞带粗皮块。说明按橡胶丝生长方向垂直切断，最有利于总成分的溶出，故应切制成0.5cm的横丝为好。还有实验证实，杜仲不同炮制品水溶性浸出物含量高低为：盐炙杜仲＞砂烫盐杜仲＞生杜仲。说明盐制能破坏杜仲胶，有利于成分的煎出。
> 2. 盐炙杜仲能破坏其所含的胶丝，要达到丝易断而不炭化，关键是控制好炮制温度和时间，传统的炒法很难控制，而烘法工艺客观，易于控制。

泽 泻

泽泻始载于《神农本草经》，炮制首见于南北朝《雷公炮炙论》。《中国药典》（2015年版）载有泽泻和盐泽泻两种炮制品，历代尚有炒泽泻、煨泽泻、酒泽泻、蒸泽泻、米泔水制泽泻等。

【处方用名】泽泻、淡泽泻、炒泽泻、麸炒泽泻、盐泽泻。

【来源】本品为泽泻科植物泽泻 *Alisma orientalis* (Sam.) Juzep. 的干燥块茎。冬季茎叶开始枯萎时采挖，洗净，干燥，除去须根及粗皮。

【炮制方法】

1. 泽泻 取原药材，除去杂质，大小分档，洗净，润透，切厚片，干燥。筛去碎屑。

2. 盐泽泻 取净泽泻片，用盐水拌匀，闷润至盐水被吸尽，置炒制器具内，文火炒至微黄色，取出晾凉。筛去碎屑。

每100kg净泽泻片，用食盐2kg。

3. 麸炒泽泻 将麸皮撒入热锅中，用中火加热，待冒浓烟时投入泽泻片，翻炒至药物呈黄色时取出，筛去麸皮，晾凉。

每100kg净泽泻片，用麸皮10kg。

【成品规格】

1. 泽泻 呈圆形或椭圆形厚片。外表皮黄白色或淡黄棕色，可见细小突起的须根痕。切面黄白色，粉性，有多数细孔。气微，味微苦。泽泻的水分不得过12.0%，总灰分不得过5.0%；醇溶性浸出物不得少于10.0%；含23-乙酰泽泻醇B（$C_{32}H_{50}O_5$）不得少于0.050%。

2. 盐泽泻 形如泽泻片，表面淡黄棕色或黄褐色，偶见焦斑。味微咸。麸炒泽泻表面黄色，略见焦斑，微有焦香气。盐泽泻水分不得过13.0%，总灰分不得过6.0%；醇溶性浸出物不得少于10.0%；含23-乙酰泽泻醇B（$C_{32}H_{50}O_5$）分别不得少于0.040%。

【炮制作用】

1. 泽泻 味甘，性寒。归肾、膀胱经。具有利水渗湿、泄热、化浊降脂的作用。生品以利水渗湿为主，用于小便不利，水肿，淋浊，湿热黄疸，湿热带下等。

2. 盐泽泻 盐炙后引药下行，并能增强滋阴、泄热、利尿作用，利尿而不伤阴。用于小便淋漓，腰部重痛等。

3. 麸炒泽泻 麸炒后缓和寒性，以渗湿和脾、降浊升清为主。用于脾虚泄泻，痰湿眩晕等。

【贮藏】置通风处，防蛀。

补骨脂

补骨脂始载于南北朝《雷公炮炙论》，炮制首见于南北朝《雷公炮炙论》。《中国药典》（2015年版）载有补骨脂和盐补骨脂两种炮制品，历代尚有酒补骨脂、酒盐补骨脂、芝麻制补骨脂、麸炒补骨脂、面炒补骨脂等。

【处方用名】补骨脂、破故纸、盐补骨脂、盐骨脂。

【来源】本品为豆科植物补骨脂 *Psoralea corylifolia* L. 的干燥成熟果实。秋季果实成熟时采收果序，晒干，搓出果实，除去杂质。

【炮制方法】

1. 补骨脂 取原药材，除去杂质。

2. 盐补骨脂 取净补骨脂，用盐水拌匀，闷润至盐水被吸尽，置炒制器具内，文火炒至微鼓起、迸裂并有香气逸出时，取出晾凉。筛去碎屑。

每100kg净补骨脂，用食盐2kg。

【成品规格】

1. 补骨脂 呈肾形，略扁，长3~5mm，宽2~4mm，厚约1.5mm。表面黑色、黑褐色或灰褐色，具细微网状皱纹。顶端圆钝，有一小突起，凹侧有果梗痕。质硬。果皮薄，与种子不易分离；种子1枚，子叶2，黄白色，有油性。气香，味辛、微苦。补骨脂的水分不得过9.0%，总灰分不得过8.0%，酸不溶性灰分不得过2.0%；含补骨脂素（$C_{11}H_6O_3$）和异补骨脂素（$C_{11}H_6O_3$）的总量不得少于0.70%。

2. 盐补骨脂 形如补骨脂。表面黑色或黑褐色，微鼓起。气微香，味微咸。盐补骨脂的水分不得过7.5%，总灰分不得过8.5%；含补骨脂素（$C_{11}H_6O_3$）和异补骨脂素（$C_{11}H_6O_3$）的总量不得少于0.70%。

【炮制作用】

1. 补骨脂 味辛、苦，性温。归肾、脾经。具有温肾助阳、纳气平喘、温脾止泻的作用。生品辛热而燥，温肾助阳力强，长于温补脾肾、止泻痢。多用于脾肾阳虚，五更泄泻，外用治白癜风，银屑病。

2. 盐补骨脂 盐炙后能缓和辛窜温燥之性，避免伤阴，并专入肾经，增强补肾纳气作用。多用于阳痿，肾虚腰痛，滑精，遗尿等。

【贮藏】置干燥处。

> **知识拓展**
>
> 　　实验证实，补骨脂盐炙后对其所含成分没有明显影响。仅盐炙品中的补骨脂素和异补骨脂素的含量较生品略有降低，但不明显，而盐炙品的煎出率则明显高于生品。同时，Cu、Zn、Mn 等微量元素的溶出增多。另外，盐炙能破坏补骨脂中的部分挥发油，缓和其辛燥之性，避免服药后出现口干、舌燥、咽痛等现象。

砂　仁

　　砂仁始载于《药性本草》，炮制首见于宋代《太平圣惠方》。《中国药典》(2015 年版) 载有砂仁一种炮制品，历代尚有酒砂仁、姜汁拌砂仁、熟地汁拌蒸砂仁等。

【处方用名】　砂仁、缩砂仁、阳春砂、盐砂仁。

【来源】　本品为姜科植物阳春砂 *Amomum villosum* Lour.、绿壳砂 *Amomum villosum* Lour. var. *xanthioides* T. L. Wu et Senjen 或海南砂 *Amomum longiliguare* T. L. Wu 的干燥成熟果实。夏、秋间果实成熟时采收，晒干或低温干燥。

【炮制方法】

1. 砂仁　取原药材，除去杂质，用时捣碎。

2. 盐砂仁　取净砂仁，用盐水拌匀，闷润，待盐水被吸尽后，置炒制器具内，用文火炒干，取出，晾凉。筛去碎屑。

　　每 100kg 净砂仁，用食盐 2kg。

【成品规格】

1. 砂仁

(1) 阳春砂、绿壳砂　为椭圆形或卵圆形，有不明显的三棱。表面棕褐色，密生刺状突起。果皮薄而软。种子集结成团，具三钝棱，种子为不规则的多面体，表面棕红色或暗褐色，有细皱纹。气芳香浓烈，味辛凉、微苦。

(2) 海南砂　为长椭圆形或卵圆形，有明显的三棱。表面被片状、分枝的软刺，果皮厚而硬。气味稍淡。

2. 盐砂仁　颜色加深，辛香气略减，味微咸。

【炮制作用】

1. 砂仁　味辛，性温。归脾、胃、肾经。具有化湿开胃，温脾止泻，理气安胎的作用。生品辛香，长于化湿行气，醒脾和胃。用于湿浊中阻，脘痞不饥，脾胃虚寒，呕吐泄泻，妊娠恶阻，胎动不安。

2. 盐砂仁　盐炙后辛燥之性略减，温而不燥，并能引药下行，温肾缩尿。可用于胎动不安，妊娠恶阻，小便频数，遗尿等。

【贮藏】　贮于干燥器内，密闭，置阴凉干燥处。

车前子

车前子始载于《神农本草经》,炮制首见于宋代《圣济总录》。《中国药典》(2015年版)载有车前子和盐车前子两种炮制品,历代尚有酒车前子、米泔制车前子等。

【处方用名】车前子、车前仁、盐车前子、炒车前子。

【来源】本品为车前科植物车前 Plantago asiatica L. 或平车前 Plantago depressa Willd. 的干燥成熟种子。夏、秋二季种子成熟时采收果穗,晒干,搓出种子,除去杂质。

【炮制方法】

1. 车前子 取原药材,除去杂质,筛去灰屑。

2. 盐车前子 取净车前子,置炒制器具内,文火加热,炒至略有爆裂声时,均匀喷淋盐水,炒干,取出晾凉。筛去碎屑。

每100kg净车前子,用食盐2kg。

3. 炒车前子 取净车前子,置炒制器具内,用文火加热,炒至略有爆裂声,并有香气逸出时,取出晾凉。筛去碎屑。

【成品规格】

1. 车前子 呈椭圆形、不规则长圆形或三角状长圆形,略扁,长约2mm,宽约1mm。表面黄棕色至黑褐色,有细皱纹,一面有灰白色凹点状种脐。质硬。气微,味淡。车前子水分不得过12.0%,总灰分不得过6.0%,酸不溶性灰分不得过2.0%;膨胀度应不低于4.0;含京尼平苷酸($C_{16}H_{22}O_{10}$)不得少于0.50%,毛蕊花糖苷($C_{29}H_{36}O_{15}$)不得少于0.40%。

2. 盐车前子 形如车前子,表面黑褐色。气微香,味微咸。炒车前子形如车前子,表面黑褐色或黄棕色,有香气。盐车前子水分不得过10.0%,总灰分不得过9.0%,酸不溶性灰分不得过3.0%;膨胀度应不低于3.0;含京尼平苷酸($C_{16}H_{22}O_{10}$)不得少于0.40%,毛蕊花糖苷($C_{29}H_{36}O_{15}$)不得少于0.30%。

【炮制作用】

1. 车前子 味甘,性微寒。归肝、肾、肺、小肠经。具有清热利尿通淋、渗湿止泻、明目、祛痰的作用。生品长于利水通淋,清肺化痰,清肝明目。用于水肿,淋证,暑湿泄泻,痰热咳嗽。

2. 盐车前子 盐制后泻热作用较强,利尿而不伤阴,能益肝明目。常用于目暗昏花,视力减退等。

3. 炒车前子 炒后寒性稍减,并能提高煎出效果,作用与生品相似。长于渗湿止泻。多用于湿浊泄泻,小便短少。

【贮藏】置通风干燥处,防潮。

知 母

知母始载于《神农本草经》,炮制首见于宋代《太平圣惠方》。《中国药典》(2015

年版）载有知母和盐知母两种炮制品，历代尚有酒知母、焙知母、炒知母、煨知母、蜜知母等。

【处方用名】知母、肥知母、知母肉、炒知肉、盐知母。

【来源】本品为百合科植物知母 *Anemarrhena asphodeloides* Bge. 的干燥根茎。春、秋二季采挖，除去须根及泥沙，晒干，习称"毛知母"；或除去外皮，晒干。

【炮制方法】

1. 知母　取原药材，除去毛状物及杂质，洗净，润透，切厚片，干燥。筛去毛屑。

2. 盐知母　取净知母片，置炒制器具内，文火加热，炒至变色，边炒边喷淋盐水，炒至近干，取出晾凉。筛去碎屑。

每100kg净知母片，用食盐2kg。

【成品规格】

1. 知母　呈不规则类圆形的厚片。外表皮黄棕色或棕色，可见少量残存的黄棕色叶基纤维和凹陷或突起的点状根痕。切面黄白色至黄色。气微，味微甜、略苦，嚼之带黏性。知母的水分不得过12.0%，总灰分不得过9.0%，酸不溶性灰分不得过2.0%；含芒果苷（$C_{19}H_{18}O_{11}$）不得少于0.50%，含知母皂苷 BⅡ（$C_{45}H_{76}O_{19}$）不得少于3.0%。

2. 盐知母　形如知母片，色黄或微带焦斑。味微咸。盐知母的水分不得过12.0%，总灰分不得过9.0%，酸不溶性灰分不得过2.0%；含芒果苷（$C_{19}H_{18}O_{11}$）不得少于0.40%，含知母皂苷 BⅡ（$C_{45}H_{76}O_{19}$）不得少于2.0%。

【炮制作用】

1. 知母　味苦、甘，性寒。归肺、胃、肾经。具有清热泻火、滋阴润燥的作用。生品苦寒滑利，善于清热泻火、生津润燥。用于外感热病，高热烦渴，肺热燥咳，骨蒸潮热，内热消渴，肠燥便秘等。

2. 盐知母　盐炙后可引药下行，专入肾经，增强滋阴降火的作用，善清虚热。常用于肝肾阴亏，虚火上炎，骨蒸潮热，盗汗遗精等。

【贮藏】置通风干燥处，防潮。

第四节　蜜炙法

将待炮炙品加定量炼蜜拌匀，闷透，置炒制容器内，用文火炒至规定程度的方法称为蜜炙法。

（一）适用范围

蜂蜜性平，味甘。生则性偏凉，能清热、滑肠；熟则性温，有甘缓益脾、润肺止咳、矫味等作用。炮制中药须用炼蜜，一般作为炮制止咳平喘、补脾益气等药物的辅料，如甘草、黄芪、麻黄等中药。

（二）主要目的

1. 增强润肺止咳的作用 百部、款冬花、枇杷叶等中药蜜炙后，能增强润肺止咳作用。故有"蜜炙甘缓而润肺"之说。

2. 增强补脾益气的作用 黄芪、甘草、党参等中药蜜炙后，增强其补中益气的功效。

3. 缓和药性 麻黄发汗作用较猛，蜜炙后能缓解其发汗作用，并增强其止咳平喘的功效。

4. 矫味和消除副作用 如马兜铃，其味苦劣，对胃有一定刺激性，蜜炙除能增强其止咳作用外，还能矫味，以免引起呕吐。

（三）操作方法

1. 先拌蜜后炒药 先取一定量的炼蜜，加适量沸水稀释，与待炮炙品拌匀，放置闷润，使蜜渗入药物组织内部，然后置炒制容器内，用文火炒至颜色加深、不黏手时，取出，摊晾，凉后及时收贮。

2. 先炒药后加蜜 先将药物置炒置容器内，用文火炒至颜色加深，再加入一定量的炼蜜，迅速翻动，使蜜与药物拌匀，炒至不黏手时，取出摊晾，凉后及时收贮。

蜜炙药物多采用先拌蜜后炒药的方法炮制，如甘草、黄芪、紫菀等。但当药物质地致密时，蜜不易被吸收，须采用先炒药后加蜜炮制，通过加热除去部分水分，使质地略变酥脆，使蜜较易被吸收，如百合等。

炼蜜的用量，除另有规定外，每100kg待炮炙品，用炼蜜25kg。

（四）注意事项

1. 蜜炙药物所用的炼蜜不宜过老，否则黏性太强，不容易与药物拌匀。
2. 炼蜜的用量视药物的性质而定。一般质地疏松、纤维多的药物用蜜量宜大；质地坚实、黏性较强、油分较多的药物用蜜量宜小。
3. 炼蜜用沸水稀释时，要严格控制水量，以蜜汁能与药物拌匀而又无剩余的蜜液为宜。若加水量过多，则药物过湿，不易炒干，成品容易发霉。
4. 药物拌蜜闷润时，要经常搅拌翻动。
5. 炼蜜时，火力不宜过大，以免溢出锅外或焦化。此外，若炼蜜过于浓稠，可加适量开水稀释。
6. 蜜炙时，火力一定要小，以免焦化。炙的时间可稍长，要尽量将水分除去，避免发霉。
7. 蜜炙药物须凉后密闭贮藏，以免吸潮发黏或发酵变质；贮藏的环境除应通风干燥外，还应置阴凉处，不宜受日光直接照射。
8. 质地致密的药物（如百合）蜜炙时，宜采用先炒药后加蜜的方法操作，除去药物部分水分，使其质地略变酥脆，以便蜜被吸收。

甘 草

甘草始载于《神农本草经》，炮制首见于汉代《金匮玉函经》。《中国药典》（2015年版）载有甘草和炙甘草两种炮制品，历代尚有酒甘草、醋甘草、盐甘草、姜汁炒甘草、煨甘草等。

【处方用名】甘草、炙甘草、蜜甘草。

【来源】本品为豆科植物甘草 *Glycyrrhiza uralensis* Fisch.、胀果甘草 *Glycyrrhiza inflata* Bat. 或光果甘草 *Glycyrrhiza glabra* L. 的干燥根及根茎。春、秋二季采挖，除去须根，晒干。

【炮制方法】

1. 甘草片 取原药材，除去杂质，粗细分档，洗净，润透，切厚片，干燥，筛去碎屑。

2. 炙甘草 取净甘草片，将定量炼蜜加适量沸水稀释，淋入甘草片中拌匀，闷润，至蜜汁被吸尽，置炒制器具内，文火加热，炒至黄色至深黄色、不黏手时，取出晾凉。筛去碎屑。

每100kg净甘草片，用炼蜜25kg。

【成品规格】

1. 甘草片 呈类圆形或椭圆形的厚片。外表皮红棕色或灰棕色，具纵皱纹。切面略显纤维性，中心黄白色，有明显放射状纹理及形成层环。质坚实，具粉性。气微，味甜而特殊。甘草片的水分含量不得过12.0%，总灰分不得过5.0%；含铅不得过5mg/kg，镉不得过 0.3mg/kg，砷不得过 2mg/kg，汞不得过 0.2mg/kg，铜不得过 0.2mg/kg；含甘草苷（$C_{21}H_{22}O_9$）不得少于 0.45%，甘草酸（$C_{12}H_{62}O_{16}$）不得少于1.8%。

2. 炙甘草 形如甘草，外表皮红棕色或灰棕色，微有光泽。切面黄色至深黄色，形成层环明显，射线放射状。略有黏性。具焦香气，味甜。含水量不得过10.0%，总灰分不得过5.0%；含甘草苷（$C_{21}H_{22}O_9$）不得少于0.50%，甘草酸（$C_{12}H_{62}O_{16}$）不得少于 1.0%。

【炮制作用】

1. 甘草 味甘，性平。归心、肺、脾、胃经。具有补脾益气、清热解毒、祛痰止咳、缓急止痛、调和诸药的作用。生品长于清热解毒，祛痰止咳。用于咽喉肿痛，肺热咳嗽，痈肿疮毒，药物中毒、食物中毒等。

2. 炙甘草 长于补脾和胃、益气复脉。用于脾胃虚弱，倦怠乏力，心动悸，脉结代。

【贮藏】置通风干燥处，防蛀。

> **知识拓展**
>
> 对烘法与炒法炮制的蜜炙甘草进行研究比较，两者甘草酸含量没明显差异。在同等剂量下，两者有相同的促肾上腺皮质激素样作用和拮抗地塞米松对下丘脑-垂体-肾上腺皮质轴的抑制作用，且烘制蜜甘草的急性毒性低于炒制蜜甘草的毒性。故认为现代化大生产可用烘法代替炒法，有利于统一工艺标准。

麻 黄

麻黄始载于《神农本草经》，炮制首见于汉代《金匮玉函经》。《中国药典》（2015年版）载有麻黄和蜜麻黄两种炮制品，历代尚有酒麻黄、炒麻黄、姜麻黄、醋麻黄等。

【处方用名】麻黄、麻黄绒、炙麻黄、蜜麻黄、炙麻黄绒、蜜麻黄绒。

【来源】本品为麻黄科植物草麻黄 *Ephedra sinica* Stapf、中麻黄 *Ephedra intermedia* Schrenk et C. A. Mey. 或木贼麻黄 *Ephedra equisetina* Bge. 的干燥草质茎。秋季采割绿色的草质茎，晒干。

【炮制方法】

1. **麻黄** 取原药材，除去木质茎、残根及杂质，切段；或洗净后稍润，切段，干燥。

2. **蜜麻黄** 取净麻黄段，将定量炼蜜加适量沸水稀释，淋入麻黄段中拌匀，闷润至蜜汁被吸尽，置炒制器具内，文火炒至不黏手时，取出晾凉。筛去碎屑。

每 100kg 净麻黄，用炼蜜 20kg。

3. **麻黄绒** 取麻黄段，碾绒，筛去粉末。

4. **蜜麻黄绒** 取炼蜜，加适量沸水稀释后，淋入麻黄绒内拌匀，闷润至蜜汁被吸尽，置炒制器具内，用文火加热，炒至深黄色、不黏手时，取出晾凉。筛去碎屑。

每 100kg 净麻黄绒，用炼蜜 25kg。

【成品规格】

1. **麻黄** 呈圆柱形的段。表面淡黄绿色至黄绿色，粗糙，有细纵脊线，节上有细小鳞叶。切面中心显红黄色。气微香，味涩、微苦。麻黄的水分不得过 9.0%，总灰分不得过 10.0%；含盐酸麻黄碱（$C_{10}H_{15}NO·HCl$）和盐酸伪麻黄碱（$C_{10}H_{15}NO·HCl$）的总量不得少于 0.80%。

2. **蜜麻黄** 形如麻黄段。表面深黄色，微有光泽，略具黏性。有蜜香气，味甜。麻黄绒呈松散的绒团状，黄绿色，体轻。蜜麻黄的水分不得过 9.0%，总灰分不得过 8.0%；含盐酸麻黄碱（$C_{10}H_{15}NO·HCl$）和盐酸伪麻黄碱（$C_{10}H_{15}NO·HCl$）的总量不得少于 0.80%。

3. **麻黄绒** 呈松散的绒团状，黄绿色，体轻。

4. **蜜麻黄绒** 为黏结的绒团状，深黄色，有焦斑，稍带黏性，味微甜。

【炮制作用】

1. 麻黄 味辛、微苦，性温。归肺、膀胱经。具有发汗散寒、宣肺平喘、利水消肿的作用。生品发汗解表和利水消肿力强。用于风寒表实证，风水浮肿。

2. 蜜麻黄 蜜炙后性温偏润，辛散发汗作用缓和，以宣肺平喘力胜。具有润肺止咳作用，多用于表证较轻，而肺气壅闭、咳嗽气喘较重的患者。

3. 麻黄绒 作用缓和，适于患有风寒感冒的老人、幼儿及体虚者。用法与麻黄相同。

4. 蜜麻黄绒 作用更缓和，适于表证已解而喘咳未愈的老人、幼儿及体虚患者。用法与蜜炙麻黄相似。

【贮藏】置通风干燥处，防潮。

> **知识拓展**
>
> 蜜炙后，其发汗成分挥发油（麻黄油）含量下降，辛散发汗作用得以缓和，而对其止咳平喘的主要成分（麻黄碱）的含量影响不大，且蜜能与麻黄的止咳平喘功效起协同作用，从而增强宣肺平喘止咳的效力。因此蜜麻黄多用于表证较轻，而肺气壅阻、咳嗽气喘较重的患者。

黄 芪

黄芪始载于《神农本草经》，炮制首见于汉代《金匮玉函经》。《中国药典》（2015年版）载有黄芪和炙黄芪两种炮制品，历代尚有酒黄芪、醋黄芪、盐黄芪、姜黄芪、米泔水制黄芪、乳汁制黄芪等。

【处方用名】黄芪、炙黄芪、蜜黄芪。

【来源】本品为豆科植物蒙古黄芪 *Astragalus membranaceus*（Fisch.）Bge. var. *mongholicus*（Bge.）Hsiao 或膜荚黄芪 *Astragalus membranaceus*（Fisch.）Bge. 的干燥根。春、秋二季采挖，除去须根及根头，晒干。

【炮制方法】

1. 黄芪 取原药材，除去杂质，粗细分档，洗净，润透，切厚片，干燥，筛去碎屑。

2. 炙黄芪 取净黄芪片，将定量炼蜜加适量沸水稀释，淋入黄芪中拌匀，闷润至蜜汁被吸尽，置炒制器具内，文火加热，炒至深黄色、不黏手时，取出晾凉。筛去碎屑。

每 100kg 净黄芪片，用炼蜜 25kg。

【成品规格】

1. 黄芪 呈类圆形或椭圆形的厚片，外表皮黄白色至淡棕褐色，可见纵皱纹或纵沟。切面皮部黄白色，木部淡黄色，有放射状纹理及裂隙，有的中心偶有枯朽状，黑褐色或呈空洞。气微，味微甜，嚼之有豆腥味。黄芪水分不得过 10.0%，总灰分不得过

5.0%；铅不得过5mg/kg，镉不得过0.3mg/kg，砷不得过2mg/kg，汞不得过0.2mg/kg；；含总六六六不得过0.2mg/kg，总滴滴涕不得过0.2mg/kg，五氯硝基苯不得过0.1mg/kg；水溶性浸出物不得少于17.0%；含黄芪甲苷（$C_{41}H_{68}O_{14}$）不得少于0.040%，含毛蕊异黄酮葡萄糖苷（$C_{22}H_{22}O_{10}$）不得少于0.020%。

2. 炙黄芪 形如黄芪。外表皮淡棕黄色或淡棕褐色，略有光泽，可见纵皱纹或纵沟。切面皮部黄白色，木部淡黄色，有放射状纹理和裂隙，有的中心偶有枯朽状，黑褐色或呈空洞。具蜜香气，味甜，略带黏性，嚼之微有豆腥味。炙黄芪水分不得过10.0%，总灰分不得过4.0%；含黄芪甲苷（$C_{41}H_{68}O_{14}$）不得少于0.030%，含毛蕊异黄酮葡萄糖苷（$C_{22}H_{22}O_{10}$）不得少于0.020%。

【炮制作用】

1. 黄芪 味甘，性温。归肺、脾经。具有补气升阳、固表止汗、利水消肿、生津养血、行滞通痹、托毒排脓、敛疮生肌作用。用于气虚乏力，食少便溏，中气下陷，久泻脱肛，便血崩漏，表虚自汗，气虚水肿，内热消渴，血虚萎黄，半身不遂，痹痛麻木，痈疽难溃，久溃不敛。

2. 炙黄芪 味甘，性温。归肺、脾经。具有益气补中作用。用于气虚乏力，食少便溏。

【贮藏】置通风干燥处，防潮，防蛀。

> **知识拓展**
>
> 药理实验证实，炙黄芪在对人体受损伤的红细胞变形能力的保护作用、补气效用、提高机体免疫能力等方面均好于生品。说明古人"蜜炙黄芪用于补中益气"的论述是正确的。对黄芪蜜炙前后皂苷成分变化研究表明，蜜炙（120℃高温处理）过程中，一部分黄芪皂苷发生了糖苷键的断裂和乙酰基的脱落，初步阐明蜜炙黄芪补气作用的增强，可能是由于皂苷成分的脱乙酰化和糖苷的水解所致。

百 部

百部始载于《名医别录》，炮制首见于南北朝《雷公炮炙论》。《中国药典》（2015年版）载有百部和蜜百部两种炮制品，历代尚有炒百部、焙百部、酒洗百部等。

【处方用名】百部、蜜百部、炙百部。

【来源】本品为百部科植物直立百部 Stemona sessilifolia（Miq.）Miq.、蔓生百部 Stemona japonica（Bl.）Miq. 或对叶百部 Stemona tuberosa Lour. 的干燥块根。春、秋二季采挖，除去须根，洗净，置沸水中略烫或蒸至无白心，取出，晒干。

【炮制方法】

1. 百部 取原药材，除去杂质，洗净，润透，切厚片，干燥。筛去碎屑。

2. 蜜百部 取净百部片，将定量炼蜜加适量开水稀释，淋入百部中拌匀，闷润至蜜汁被吸尽，置炒制器具内，文火炒至不黏手时，取出晾凉。筛去碎屑。

每100kg净百部片，用炼蜜12.5kg。

【成品规格】

1. 百部 呈不规则厚片，或不规则条形斜片；表面灰白色、棕黄色，有深纵皱纹；切面灰白色、淡黄棕色或黄白色，角质样；皮部较厚，中柱扁缩。质韧软。气微，味甘、苦。

2. 蜜百部 形同百部片，表面棕黄色或褐棕色，略带焦斑，稍有黏性。味甜。

【炮制作用】

1. 百部 味甘、苦，性微温。归肺经。具有润肺下气止咳、杀虫灭虱的作用。生品长于止咳化痰、灭虱杀虫。用于新久咳嗽，肺痨咳嗽，顿咳；外用于头虱，体虱，蛲虫病，阴痒。生品有小毒，对胃有一定刺激性，内服用量不宜过大。

2. 蜜百部 蜜炙后可缓和对胃的刺激性，并增强润肺止咳的作用。用于阴虚劳嗽。

【贮藏】置通风干燥处，防潮。

款冬花

款冬花始载于《神农本草经》，炮制首见于南北朝《雷公炮炙论》。《中国药典》（2015年版）载有款冬花和蜜款冬花两种炮制品，历代尚有炒款冬花、焙款冬花、甘草水浸款冬花等。

【处方用名】款冬花、冬花、炙冬花、炙款冬花、蜜冬花、蜜款冬花。

【来源】本品为菊科植物款冬 *Tussilago farfara* L. 的干燥花蕾。12月或地冻前当花尚未出土时采挖，除去花梗及泥沙，阴干。

【炮制方法】

1. 款冬花 取原药材，除去杂质及残梗，筛去灰屑。

2. 蜜款冬花 取净款冬花，将定量炼蜜加适量开水稀释后，淋入款冬花内拌匀，闷润至蜜汁被吸尽，置炒制器具内，文火炒至微黄色、不黏手时，取出，晾凉。筛去碎屑。

每100kg净款冬花，用炼蜜25kg。

【成品规格】

1. 款冬花 呈长圆棒状。单生或2~3个基部连生，长1~2.5cm，直径0.5~1cm。上端较粗，下端渐细或带有短梗，外面被有多数鱼鳞状苞片。苞片外表面紫红色或淡红色，内表面密被白色絮状茸毛。体轻，撕开后可见白色茸毛。气香，味微苦而辛。款冬花的醇溶性浸出物不得少于20.0%，款冬酮（$C_{23}H_{34}O_5$）不得少于0.070%。

2. 蜜款冬花 形如款冬花，表面棕黄色或棕褐色，稍带黏性。具蜜香气，味微甜。蜜款冬花的醇溶性浸出物不得少于20.0%；蜜款冬花含醇溶性浸出物不得少于22.0%，含款冬酮（$C_{23}H_{34}O_5$）不得少于0.070%。

【炮制作用】

1. 款冬花 味辛、微苦，性温。归肺经。具有润肺下气、止咳化痰的作用。生品长于散寒止咳。用于新久咳嗽，喘咳痰多，劳嗽咳血。

2. 蜜款冬花 蜜炙后药性温润，能增强润肺止咳的作用。多用于肺虚久咳或阴虚燥咳。

【贮藏】置干燥处，防霉，防蛀。

枇杷叶

枇杷叶始载于《名医别录》，炮制首见于晋朝《肘后备急方》。《中国药典》（2015年版）载有枇杷叶和蜜枇杷叶两种炮制品，历代尚有枣汁炙枇杷叶、姜炙枇杷叶、姜汁涂炭等。

【处方用名】枇杷叶、炙枇杷叶、蜜枇杷叶。

【来源】本品为蔷薇科植物枇杷 *Eriobotrya japonica* (Thunb.) Lindl. 的干燥叶。全年均可采收，晒至七八成干时，扎成小把，再晒干。

【炮制方法】

1. 枇杷叶 取原药材，除去绒毛，用水喷润，切丝，干燥。

2. 蜜枇杷叶 取净枇杷叶丝，将定量炼蜜加适量沸水稀释，淋入枇杷叶丝内拌匀，闷润至蜜汁被吸尽，置炒制器具内，文火炒至不黏手为度，取出晾凉。筛去碎屑。

每 100kg 净枇杷叶丝，用炼蜜 20kg。

【成品规格】

1. 枇杷叶 呈丝条状。先端尖，基部楔形，边缘有疏锯齿，近基部全缘。上表面灰绿色、黄棕色或红棕色，较光滑；下表面被黄色绒毛，主脉于下表面显著突起，侧脉羽状；叶柄极短，被棕黄色绒毛。革质而脆，易折断。气微，味微苦。枇杷叶的水分不得过 10.0%，总灰分不得过 7.0%；醇溶性浸出物不得少于 16.0%；含齐墩果酸（$C_{30}H_{48}O_3$）和熊果酸（$C_{30}H_{48}O_3$）的总量不得少于 0.70%。

2. 蜜枇杷叶 形如枇杷叶丝，表面黄棕色或红棕色，微显光泽，略带黏性。具蜜香气，味微甜。蜜枇杷叶的水分不得过 10.0%，总灰分不得过 7.0%；含齐墩果酸（$C_{30}H_{48}O_3$）和熊果酸（$C_{30}H_{48}O_3$）的总量不得少于 0.70%。

【炮制作用】

1. 枇杷叶 味苦，性微寒。归肺、胃经。具有清肺止咳、降逆止呕的作用。生品长于清肺止咳、降逆止呕。多用于肺热咳嗽，气逆喘急，胃热呕逆等。

2. 蜜枇杷叶 蜜炙后能增强润肺止咳的作用，多用于肺燥咳嗽。

【贮藏】置干燥处。

百 合

百合始载于《神农本草经》，炮制首见于汉代《金匮要略》。《中国药典》（2015年版）载有百合和蜜百合两种炮制品，历代尚有炒百合、蒸百合、煮百合、酒蒸百合等。

【处方用名】百合、炙百合、蜜百合。

【来源】本品为百合科植物卷丹 *Lilium lancifolium* Thunb.、百合 *Lilium brownii*

F. E. Brown var. *viridulum* Baker 或细叶百合 *Lilium pumilum* DC. 的干燥肉质鳞叶。秋季采挖，洗净，剥取鳞叶，置沸水中略烫，干燥。

【炮制方法】

1. 百合 取原药材，除去杂质，筛净灰屑。

2. 蜜百合 取净百合，置炒制器具内，文火加热，炒至颜色加深时，加入适量沸水稀释过的炼蜜，迅速翻炒均匀，并继续用文火炒至微黄色、不黏手时，取出，晾凉。筛去碎屑。

每 100kg 净百合，用炼蜜 5kg。

【成品规格】

1. 百合 呈长椭圆形，长 2~5cm，宽 1~2cm，中部厚 1.3~4mm。表面类白色、淡棕黄色或微带紫色，有数条纵直平行的白色维管束。顶端稍尖，基部较宽，边缘薄，微波状，略向内弯曲。质硬而脆，断面较平坦，角质样。气微，味微苦。

2. 蜜百合 表面黄色，有焦斑，稍带黏性，味甜。

【炮制作用】

1. 百合 味甘，性寒。归心、肺经。具有养阴润肺、清心安神的作用。生品以清心安神力胜。用于阴虚燥咳，劳嗽咳血，虚烦惊悸，失眠多梦，精神恍惚。

2. 蜜百合 蜜炙后增强其润肺止咳作用。多用于肺虚久咳，肺痨咯血，肺阴亏损，虚火上炎等。

【贮藏】置通风干燥处。

第五节 姜炙法

将待炮炙品加定量姜汁拌匀，闷透，置炒制容器内，用文火炒至规定程度的方法称为姜炙法。

（一）适用范围

姜汁为生姜榨汁去渣后的黄白色液体。具姜的香辣味，主要含有挥发油、姜辣素（姜烯酮、姜酮、姜萜酮混合物），此外尚有氨基酸、淀粉等成分。姜味辛，性温。有发汗解表、温中散寒、降逆止呕和化痰止咳等作用。因此姜汁多作为炮制祛痰止咳、降逆止呕等药物的辅料。姜炙法常用于炮制竹茹、厚朴等药物。

（二）主要目的

1. 制其寒性，增强和胃 黄连姜炙后可制其苦寒性，免伤脾阳，并增强止呕作用。

2. 缓和副作用，增强疗效 厚朴对咽喉有一定的刺激性，姜炙后可缓和其刺激性，并增强温中化湿除胀的功效。

（三）姜汁的制备方法

将适量净生姜切碎，置适宜器具内捣烂，加适量水，压榨取汁，残渣再加适量水压榨一次，合并2次汁液即为"姜汁"。

除另有规定外，每100kg待炮炙品用生姜10kg，制备姜汁10kg，即姜汁与生姜的比例为1∶1。

（四）操作方法

将生姜与一定量的姜汁拌匀，放置闷润，使姜汁逐渐渗入药物的内部，然后置预热适度的炒制容器内，用文火炒至一定程度，取出晾凉。或者将药物与姜汁拌匀，待姜汁被吸尽后，进行干燥。

（五）注意事项

1. 制备姜汁时，水的用量不宜过多，最后所得姜汁与生姜的比例以1∶1为宜。
2. 药物与姜汁拌匀后，需充分闷润，待姜汁完全被吸尽后，再用文火炒干，否则，达不到姜炙的目的。

厚 朴

厚朴始载于《神农本草经》，炮制首见于《伤寒论》。《中国药典》（2015年版）载有厚朴和姜厚朴两种炮制品，历代尚有炒厚朴、醋厚朴、盐厚朴、煮厚朴等。

【处方用名】厚朴、川厚朴、姜厚朴。

【来源】本品为木兰科植物厚朴 Magnolia officinalis Rehd. et Wils. 或凹叶厚朴 Magnolia officinalis Rehd. et Wils. var. biloba Rehd. et Wils. 的干燥干皮、根皮及枝皮。4~6月剥取，根皮及枝皮直接阴干，干皮置沸水中微煮后，堆置阴湿处，"发汗"至内表面变紫褐色或棕褐色时，蒸软，取出，卷成筒状，干燥。

【炮制方法】

1. 厚朴 取原药材，刮去粗皮，洗净，润透，切丝，干燥。筛去碎屑。

2. 姜厚朴

（1）**姜汁炙** 取厚朴丝，加姜汁拌匀，闷润至姜汁被吸尽，置炒制容器内，文火炒干，取出晾凉。筛去碎屑。

（2）**姜汁煮** 取生姜切片，加水煮汤，另取刮净粗皮的厚朴，扎成捆，置姜汤中，文火加热，煮至姜液被吸尽，取出，切丝，干燥。筛去碎屑。

每100kg净厚朴，用生姜10kg。

【成品规格】

1. 厚朴 呈弯曲的丝条状或单、双卷筒状。外表面灰褐色，有时可见椭圆形皮孔或纵皱纹。内表面紫棕色或深紫褐色，较平滑，具细密纵纹，划之显油痕。切面颗粒性，有油性，有的可见小亮星。气香，味辛辣、微苦。厚朴的水分不得过10.0%，总灰分不得过5.0%，酸不溶性灰分不得过3.0%；含厚朴酚（$C_{18}H_{18}O_2$）与和厚朴酚（$C_{18}H_{18}O_2$）的总量不得少于2.0%。

2. 姜厚朴 形如厚朴丝，表面灰褐色，偶见焦斑。略有姜辣气。姜厚朴的水分不得过10.0%，总灰分不得过5.0%，酸不溶性灰分不得过3.0%；含厚朴酚（$C_{18}H_{18}O_2$）与和厚朴酚（$C_{18}H_{18}O_2$）的总量不得少于1.6%。

【炮制作用】

1. 厚朴 味苦、辛，性温。归脾、胃、肺、大肠经。具有燥湿消痰、下气除满的作用。用于湿滞伤中，脘痞吐泻，食积气胀，腹胀便秘，痰饮喘咳。生品辛辣峻烈，对咽喉有刺激性，故一般内服不用生品。

2. 姜厚朴 姜制后能消除对咽喉的刺激性，并可增强宽中和胃的作用。

【贮藏】置阴凉干燥处。

> **知识拓展**
>
> 同株厚朴的树皮，经产地煮、"发汗"和蒸加工后，有效成分厚朴酚及和厚朴酚含量比未经产地加工品稍高；去粗皮的比未去粗皮的稍高。厚朴粗皮中基本不含厚朴酚与和厚朴酚，净制中要求去除粗皮是合理的。

竹 茹

竹茹始载于《金匮要略》，其炮制首见于宋代《太平圣惠方》。《中国药典》（2015年版）载有竹茹和姜竹茹两种炮制品，历代尚有炒竹茹、焦竹茹、醋竹茹等。

【处方用名】竹茹、淡竹茹、姜竹茹。

【来源】本品为禾本科植物青秆竹 *Bambusa tuldoides* Munro、大头典竹 *Sinocalamus beecheyanus*（Munro） McClure var. *pubescens* P. F. Li 或淡竹 *Phyllostachys nigra*（Lodd.）Munro var. *henonis*（Mitf.） Stapf ex Rendle 的茎秆的干燥中间层。全年均可采制，取新鲜茎，除去外皮，将稍带绿色的中间层刮成的丝条，或削成薄片，捆扎成束，阴干。前者称"散竹茹"，后者称"齐竹茹"。

【炮制方法】

1. 竹茹 取原药材，除去杂质和硬皮，切段或揉成松紧适度的小团。

2. 姜竹茹 取竹茹段或团，加姜汁拌匀，稍润，待姜汁被吸尽后，置炒制容器内，文火加热，如烙饼法将两面烙至微黄色，取出晾凉。筛去碎屑。

每100kg净竹茹，用生姜10kg。

【成品规格】

1. 竹茹 为卷曲成团的不规则的丝条状小段或小团。浅绿色或黄绿色。体轻松，质柔韧，有弹性。气微，味淡。

2. 姜竹茹 形如竹茹，表面黄色。微有姜香气。

竹茹、姜竹茹水分不得过7.0%，水溶性浸出物不得少于4.0%。

【炮制作用】

1. 竹茹 味甘，性微寒。归肺、胃经。具清热化痰、除烦、止呕作用。用于痰热咳嗽，胆火夹痰，惊悸不宁，心烦失眠，中风痰迷，舌强不语，胃热呕吐，妊娠恶阻。

2. 姜竹茹　姜制后能增强降逆止呕的作用，多用于恶心呕吐。

【贮藏】置干燥处，防霉，防虫。

第六节　油炙法

将待炮炙品与一定量的食用油脂共同加热处理的方法，称为油炙法，又称酥炙法。依其操作方法不同，可分为油炒法、油炸法和油脂涂酥烘烤法。

（一）适用范围

炮制药物所用油脂一般为麻油、酥油和羊脂油。麻油为脂麻科植物脂麻的干燥成熟种子经冷榨或热榨所得的油脂，主要含有亚油酸甘油酯、芝麻素等成分。其味甘，性微寒，有清热、润燥、生肌的作用。麻油因沸点较高，常用以炮制质地坚硬（如三七）或有毒（如马钱子）等药物，使之酥脆，降低毒性。羊脂油由羊脂炼制而成，含饱和脂肪酸甘油酯，其味甘性温，能温散寒邪，补肾壮阳。

（二）主要目的

1. 增强疗效　淫羊藿等补肾助阳药物，油炙后可增强其疗效。

2. 利于粉碎，便于制剂和服用　质地坚硬或坚韧的药物，如三七、蛤蚧等经油炸和油脂涂酥烘烤后，能使其质地酥脆。

（三）操作方法

1. 油炒法　先将羊脂油置炒制容器内，加热熔化，投入待炮炙品，用文火炒至油被吸尽，药物表面微黄色，显油亮光泽时取出，摊开晾凉。

2. 油炸法　将植物油置炒制容器内，微火加热至沸腾时，投入待炮炙品，文火炸至色黄、酥脆后取出，沥去油，粉碎。

3. 油脂涂酥烘烤法　将待炮炙品（多为骨质类药物）置烤炙容器上，用无烟炉火烘烤，待全体烤热时，用酥油涂布，继续烘烤，烤至酥油渗入骨内后，再涂再烤，反复操作，直至骨质酥脆，取出。其他药物直接涂油烘烤至酥脆。

（四）注意事项

1. 油炸时，因温度较高，操作时要控制好温度和时间，以防将药物炸焦。
2. 油炒时，应控制好火力和炮制时间，以免药物炒焦。
3. 油脂涂酥药物时，除防止烤焦药物外，还需要反复操作直至酥脆为度。
4. 当油有酸败气味时，不能用于油炙辅料。

淫羊藿

淫羊藿始载于《神农本草经》，炮制首见于《雷公炮炙论》。《中国药典》（2015年版)载有淫羊藿和炙淫羊藿两种炮制品,历代尚有酒煮淫羊藿、蜜淫羊藿、酒焙淫羊藿等。

【处方用名】淫羊藿、羊藿、仙灵脾、炙淫羊藿、炙羊藿。

【来源】本品为小檗科植物淫羊藿 Epimedium brevicornum Maxim.、箭叶淫羊藿 Epimedium sagittatum（Sieb. et Zucc.）Maxim.、柔毛淫羊藿 Epimedium pubescens Maxim. 或朝鲜淫羊藿 Epimedium koreanum Nakai 的干燥叶。夏、秋季茎叶茂盛时采收,晒干或阴干。

【炮制方法】

1. **淫羊藿** 取原药材,除去杂质,摘取叶片,喷淋清水,稍润,切丝,干燥。

2. **炙淫羊藿** 取羊脂油置锅内加热熔化,加入淫羊藿丝,文火炒至油脂被吸尽,均匀有光泽,表面微黄色,微显光泽时,取出晾凉。筛去碎屑。

每 100kg 净淫羊藿丝,用羊脂油(炼油)20kg。

【成品规格】

1. **淫羊藿** 呈丝片状。上表面绿色、黄绿色或浅黄色,下表面灰绿色,网脉明显,中脉及细脉凸出,边缘具黄色刺毛状细锯齿。近革质。气微,味微苦。淫羊藿水分不得过 12.0%,总灰分不得过 8.0%;含淫羊藿苷（$C_{33}H_{40}O_{15}$）不得少于 0.40%。

2. **炙淫羊藿** 形如淫羊藿丝。表面浅黄色显油亮光泽。炙淫羊藿的水分不得过 8.0%;含淫羊藿苷（$C_{33}H_{40}O_{15}$）和宝藿苷Ⅰ（$C_{27}H_{30}O_{10}$）的总量不得少于 0.60%。

【炮制作用】

1. **淫羊藿** 味辛、甘,性温。归肝、肾经。具有补肾阳、强筋骨、祛风湿的作用。生品长于祛风湿、强筋骨。用于肾阳虚衰,阳痿遗精,筋骨痿软,风湿痹痛,麻木拘挛。

2. **炙淫羊藿** 羊脂油炙后能增强其温肾助阳作用。多用于肾阳不足之阳痿、不孕、早泄等。

【贮藏】置通风干燥处。

蛤 蚧

蛤蚧始载于《雷公炮炙论》,炮制首见于《雷公炮炙论》。《中国药典》(2015 年版)载有蛤蚧和酒蛤蚧两种炮制品,历代尚有醋蛤蚧、蜜蛤蚧、煅蛤蚧等。

【处方用名】蛤蚧、酒蛤蚧、酥蛤蚧。

【来源】本品为壁虎科动物蛤蚧 Gekko gecko Linnaeus 的干燥体。全年均可捕捉,除去内脏,拭净,用竹片撑开,使全体扁平顺直,低温干燥。

【炮制方法】

1. **蛤蚧** 取原药材,去除竹片,洗净,除去鳞片及头足,切成小块,干燥。

2. **酒蛤蚧** 取蛤蚧块,用黄酒拌匀,闷润至酒被吸尽,烘干;或置炒制容器内,用文火炒干。

每 100kg 净蛤蚧,用黄酒 10kg。

3. 酥蛤蚧 取蛤蚧，涂以麻油，于无烟火上烤至稍黄质脆，除去头足及鳞片，切成小块。

【成品规格】

1. 蛤蚧 呈不规则的片状小块。表面灰黑色或银灰色，有棕黄色的斑点及鳞甲脱落的痕迹。切面黄白色或灰黄色。脊椎骨和肋骨突起。气腥，味微咸。醇溶性浸出物不得少于8.0%。

2. 酒蛤蚧 形如蛤蚧块，微有酒香气，味微咸。

3. 酥蛤蚧 色稍黄，质较脆，具香酥气味。

【炮制作用】

1. 蛤蚧、酥蛤蚧 味咸，性平。归肺、肾经。具有补肺益肾、纳气定喘、助阳益精的作用。用于肺肾不足，虚喘气促，劳嗽咯血，阳痿，遗精。酥蛤蚧以补肺益精、纳气定喘为长。常用于肺虚咳嗽，肾虚作喘等。酥制后腥气减弱，且易粉碎。

2. 酒蛤蚧 酒炙后质酥易碎，腥气减弱，并增强其补肾壮阳的作用。用于肾阳不足，精血亏损的阳痿。

【贮藏】用木箱严密封装，常与花椒伴存，置阴凉干燥处，防蛀。

> **知识拓展**
>
> 古人有"毒在眼，效在尾"之说，故历代用蛤蚧都要去除头足。据报道，对蛤蚧眼和头足做猴急性和亚急性实验，结果均未见不良反应，认为蛤蚧"毒在眼"缺乏科学性。现代研究发现，蛤蚧含有丰富的 Zn、Fe、Mg、Ca 等微量元素均与中医"肾"关系密切，测定结果表明，蛤蚧尾 Zn、Fe 含量最高，蛤蚧身 Mg 含量高，头部 Ca 含量高。如能将蛤蚧头、足作为药用部位用于临床，可以缓解药源的不足，扩大用药部位，提高蛤蚧的利用率。

三 七

三七始载于《本草纲目》，炮制首见于明代《万氏女科》。《中国药典》（2015年版）载有三七粉一种炮制品，历代尚有焙三七。

【处方用名】三七、田七、三七粉、熟三七。

【来源】本品为五加科植物三七 Panax notoginseng（Burk.）F. H. Chen 的干燥根及根茎。秋季花开前采挖，洗净，分开主根、支根及根茎，干燥。支根习称"筋条"，根茎习称"剪口"。

【炮制方法】

1. 三七 取原药材，洗净，干燥，用时捣碎。

2. 三七粉 取三七，洗净，干燥，碾细粉。

3. 熟三七 取净三七，打碎，分开大小块，用麻油炸至表面棕黄色，取出，沥去油，晾凉，碾细粉。或取三七，洗净，蒸透，取出，及时切片，干燥。

【成品规格】

1. 三七 呈类圆锥形或圆柱形,表面灰褐色或灰黄色,有断续的纵皱纹及支根痕,顶端有茎痕,周围有瘤状突起。体重,质坚实。断面灰绿色、黄绿色或灰白色,木部微呈放射状排列。味苦回甜。

2. 三七粉 为灰黄色粉末。气微,味苦回甜。熟三七粉为浅黄色细粉,略有油气,味微苦。水分不得过14.0%,总灰分不得过6.0%,酸不溶性灰分不得过3.0%;醇溶性浸出物不得少于16.0%;含人参皂苷Rg_1、人参皂苷Rb_1及三七皂苷R_1的总量不得少于5.0%。

3. 熟三七 为类圆形薄片,表面棕黄色,角质样,有光泽,质坚硬,易折断。味苦回甜。

【炮制作用】

1. 三七 味甘、微苦,性温。归肝、胃经。具有散瘀止血、消肿定痛的作用。有止血而不留瘀,化瘀而不伤正的特点。用于咯血、吐血、衄血、便血、崩漏、外伤出血、胸腹刺痛、跌扑肿痛等。

2. 三七粉 与三七相同,多吞服或外敷用于创伤出血。

3. 熟三七 止血化瘀作用较弱,偏于滋补。可用于身体虚弱,气血不足的患者。

【贮藏】置阴凉干燥处,防蛀。

知识检测

1. 哪些药物须采用"先炒药后加液体辅料法"?解释其原因。
2. 比较炙法与加辅料炒法在炮制方法、加热火力、时间及成品质量方面的异同点。
3. 麻黄蜜炙后,为什么发汗解表的作用减弱,而润肺止咳平喘的作用增强?
4. 什么叫油炙法?操作方法有哪几种?
5. 酒大黄、熟大黄、大黄炭的泻下作用与生大黄有何不同?为什么?

实训七 炙 制

一、实训目的

1. 能进行盐水、姜汁、炼蜜、羊脂油等辅料的制备。
2. 能正确进行药物酒炙、醋炙、盐炙、姜汁炙、蜜炙、油炙手工操作,并熟悉常见药物的成品规格及炮制作用。
3. 能正确使用炒药机,按照工艺要求进行酒炙、醋炙、盐炙、姜汁炙、蜜炙、油炙操作。
4. 能结合现行《中国药典》和《中药饮片质量标准通则(试行)》对成品质量正确评断。

二、实训设备及材料

1. 设备　煤气灶、不锈钢锅、铲子、刷子、盛药器具、天平、量筒、喷壶。

2. 材料

（1）**药物**　白芍、大黄、五灵脂、芫花、三棱、乳香、没药、补骨脂、杜仲、知母、车前子、甘草、枇杷叶、百合、厚朴、竹茹、淫羊藿等。

（2）**辅料**　黄酒、米醋、盐水、炼蜜、姜汁、羊脂油。

三、实训内容及步骤

（一）准备

1. 制备辅料

（1）**盐水**　将食盐加适量饮用水溶解，即食盐：水 = （1:4） ~ （1:5）。除另有规定外，每100kg待炮炙品，用食盐2kg。

（2）**姜汁**　将适量净生姜切碎，置适宜器具内捣烂，加适量饮用水，压榨取汁，残渣再加水压榨取汁，合并姜汁即可。

除另有规定外，每100kg待炮炙品，用生姜10kg，制备姜汁10kg，即姜汁与生姜的比例为1:1。

（3）**炼蜜**　先将蜂蜜置不锈钢锅内，加入适量饮用水，加热煮沸，捞去浮沫，用三号筛或四号筛滤去死蜂、杂质及泡沫，再入锅内继续加热至116℃~118℃，并不断搅拌，捞去浮沫，至锅内出现沸腾均匀有光泽的鱼眼泡，手捻有黏性，两手指分开无长白丝出现时即为炼蜜（含水量14%~16%，相对密度1.37），迅速出锅。

（4）**羊脂油**　将羊脂切碎，置不锈钢锅内加热，炼油去渣即得。

2. 药物分档　将待炮炙品进一步去除杂质、非药用部位，进行大小分档，备用。

3. 药物润制　将分档后的白芍、大黄、麻黄、甘草、香附、杜仲、补骨脂、厚朴等药物置盛药器具内，加入一定量的液体辅料（酒炙每100kg待炮炙品，用黄酒10~20kg；醋炙每100kg净药材，用醋20~30kg；盐炙每100kg待炮炙品，用食盐2kg；蜜炙每100kg待炮炙品，用炼蜜25kg；姜炙每100kg待炮炙品，用姜汁10kg），与药物拌匀，密闭，润透。

（二）实训操作

1. 酒炙

（1）**酒白芍**　将炒制容器预热，调节火力至文火，投入润好的白芍，加热翻炒；炒至白芍色泽加深，有少许焦斑，一折即断时出锅；筛去药屑。将酒白芍放在洁净的盛药器具内，摊开晾凉。清洗不锈钢锅和铲子。

（2）**酒大黄**　将炒制容器预热，调节火力至文火，投入润好的大黄，加热翻炒；炒至大黄色泽加深，有少许焦斑，手捏有柔韧感，近干时出锅；筛去药屑。将酒大黄放在洁净的盛药器具内，摊开晾凉。清洗不锈钢锅和铲子。

(3) 酒（醋）五灵脂　调节火力至文火，将净五灵脂投入已预热好的炒制容器内，加热翻炒；炒至五灵脂逸出腥臭味时，喷洒适量的酒（醋），再炒至五灵脂近干时出锅；筛去药屑。将酒（醋）五灵脂放在洁净的盛药器具内，摊开晾凉。清洗不锈钢锅和铲子。

2. 醋炙

(1) 醋三棱　将炒制容器预热，调节火力至文火，投入润好的三棱，加热翻炒；炒至三棱色泽加深，有少许焦斑，手捏有坚韧感时出锅；筛去药屑。将醋三棱放在洁净的盛药器具内，摊开晾凉。清洗不锈钢锅和铲子。

(2) 醋芫花　将炒制容器预热，调节火力至文火，投入润好的芫花，加热翻炒；炒至芫花色泽加深，有少许焦斑，手捏即碎时出锅；筛去药屑。将醋芫花放在洁净的盛药器具内，摊开晾凉。清洗不锈钢锅和铲子。

(3) 醋乳香（没药）　调节火力至文火，将净乳香（没药）投入已预热好的不锈钢锅内加热翻炒，炒至乳香（没药）冒烟，表面熔化，有油亮光泽时，喷洒适量的醋，再炒至乳香（没药）表面显油亮光泽时关火，在锅内继续翻炒至凉后出锅；筛去药屑。将醋乳香（没药）放在洁净的盛药器具内，摊开晾凉。清洗不锈钢锅和铲子。

3. 蜜炙

(1) 炙甘草　将炒制容器预热，调节火力至文火，投入润好的甘草，加热翻炒；炒至甘草色泽加深，稍有黏手感时出锅；筛去药屑。将炙甘草放在洁净的盛药器具内，摊开晾凉。清洗不锈钢锅和铲子。

(2) 蜜枇杷叶　将炒制容器预热，调节火力至文火，投入润好的枇杷叶，加热翻炒；炒至枇杷叶由团块散开，稍有黏手感时出锅；筛去药屑。将蜜枇杷叶放在洁净的盛药器具内，摊开晾凉。清洗不锈钢锅和铲子。

(3) 蜜百合　将炒制容器预热，调节火力至文火，投入百合，加热翻炒；炒至表面色泽加深，略有焦斑，手可以任意折叠百合片时，喷洒适量的炼蜜，再炒至百合由团状散开，稍有黏手感时出锅；筛去药屑。将蜜百合放在洁净的盛药器具内，摊开晾凉。清洗不锈钢锅和铲子。

4. 盐炙

(1) 补骨脂　将炒制容器预热，调节火力至文火，投入润好的补骨脂，加热翻炒；炒至补骨脂的爆裂声由急变得稀疏时出锅；筛去药屑。将盐补骨脂放在洁净的盛药器具内，摊开晾凉。清洗不锈钢锅和铲子。

(2) 盐杜仲　将炒制容器预热，调节火力至文火，投入润好的杜仲，加热翻炒；炒至杜仲色泽加深，丝易断（两手横拉杜仲时，丝易断），弹性减小时出锅；筛去药屑。将盐杜仲放在洁净的盛药器具内，摊开晾凉。清洗不锈钢锅和铲子。

(3) 盐知母　将炒制容器预热，调节火力至文火，投入润好的知母，加热翻炒；炒至知母表面色泽加深，略有焦斑，手可以任意折断时，喷洒适量的盐水，再炒至近干时出锅；筛去药屑。将盐知母放在洁净的盛药器具内，摊开晾凉。清洗不锈钢锅和铲子。

(4) **盐车前子** 调节火力至文火，将净车前子投入已预热好的炒制容器内加热翻炒；炒至车前子的爆裂声由急变得稀疏时，喷洒适量盐水，再炒至车前子由团状散开时出锅；筛去药屑。将盐车前子放在洁净的盛药器具内，摊开晾凉。清洗不锈钢锅和铲子。

5. 姜炙

(1) **姜厚朴** 将炒制容器预热，调节火力至文火，投入润好的厚朴，加热翻炒；炒至厚朴一折即断时出锅；筛去药屑。将姜厚朴放在洁净的盛药器具内，摊开晾凉。清洗不锈钢锅和铲子。

(2) **姜竹茹** 将竹茹置姜汁中润制片刻，挤去多余的姜汁后，置炒制容器内如烙饼状加热；上下翻动至干，去除药屑。将姜竹茹放在洁净的盛药器具内，摊开晾凉。清洗不锈钢锅和铲子。

6. 油炙

炙淫羊藿 将羊脂油（为药物量的20%）放入已预热好的热锅内，待油熔化后投入淫羊藿用文火加热翻炒；炒至淫羊藿表面为黄绿色，有油亮光泽时出锅；筛去药屑。将炙淫羊藿放在洁净的盛药器具内，摊开晾凉。清洗不锈钢锅和铲子。

技能检测

1. 牛膝的炮制品有牛膝、酒牛膝、盐牛膝三种，如需增强牛膝活血祛瘀、通经止痛的功效，应选用哪种炮制品？设计所选用炮制品的炮制工艺流程，说明炮制的关键环节，并进行炮制。

2. 黄柏的炮制品有黄柏、盐黄柏、酒黄柏、黄柏炭四种，如需增强黄柏滋阴降火的功效，应选用哪种炮制品？设计所选用炮制品的炮制工艺流程，说明炮制的关键环节，并进行炮制。

3. 麻黄的炮制品有麻黄、蜜麻黄、麻黄绒、蜜麻黄绒四种，如需增强麻黄润肺止咳的功效，应选用哪种炮制品？设计所选用炮制品的炮制工艺流程，说明炮制的关键环节，并进行炮制。

4. 厚朴的炮制品有厚朴、姜厚朴两种，如需增强厚朴宽中和胃的功效，应选用哪种炮制品？设计所选用炮制品的炮制工艺流程，说明炮制的关键环节。

第八章 煅制法

学习目标

知识目标
1. 掌握煅法、明煅法、煅淬法、扣锅煅法等含义；3种煅法的适用范围、炮制目的、操作方法、成品质量要求和注意事项。
2. 熟悉白矾、石膏、牡蛎、石决明、瓦楞子、阳起石、花蕊石、自然铜、炉甘石、磁石、赭石、煅炭、血余炭、棕榈等药物的炮制方法、成品规格和炮制作用。
3. 了解白矾等药物的炮制原理。

技能目标
1. 能进行淬液的制备。
2. 能进行明煅、煅淬、扣锅煅的手工操作和机器操作，并能从外观上判断药物煅后的成品质量。

将净药物直接放于无烟炉火上或置于适宜的耐火容器内，在有氧或缺氧的条件下煅烧至所需程度的方法，称为煅法。

煅法多适用于矿物类、动物贝壳类、化石类药物。依据操作方法和要求的不同，将煅法分为明煅法、煅淬法和煅炭法。

第一节 明煅法

将待炮炙品砸成小块，直接放于无烟炉火上或置于适宜的耐火容器内，煅烧至所需程度的方法，称为明煅法。前者称直接煅或直火煅，后者称间接煅。

（一）适用范围

明煅法多用于煅制矿物类、质地坚硬的贝壳类及化石类药物。根据煅制时所用的设备不同分为敞锅煅、平炉煅和反射炉煅。

（二）主要目的

1. 使药物质地酥脆，利于煎出有效成分　石决明等质地坚硬的药物受热后，质地变得酥脆，利于调剂、煎煮、粉碎和制剂。在煅制过程中还能除去药粒间的吸附水和部分硫、砷等易挥发性物质，使一些成分发生氧化、分解等反应，减少或消除副作用。

2. 增强药物收敛作用　白矾、石膏、硼砂等含结晶水的矿物药在煅制过程中除去结晶水，增强药物的收敛作用。

（三）操作方法

1. 准备

（1）检查耐火容器和盛药器具是否洁净，必要时进行清洁。

（2）除去药物中的杂质，砸成小块，大小分档，分别置洁净的煅锅内。

2. 煅制

（1）敞锅煅　将待煅制品直接放入煅锅内，用武火加热煅制。该法适用于含结晶水的易熔矿物类药物、贝壳类、化石类及粒度细小或煅后易碎、煅时爆裂的矿物类药物。

（2）平炉煅　将待煅制品置于炉膛内，武火加热。在煅制过程中，可根据要求适当翻动，使药物受热均匀，煅至药物发红或红透，取出。该法适用于煅制质地坚实的矿物类药物，可用于大量生产。

（3）反射炉煅　将炉内温度升高到所需程度，密封燃料口。从投料口投入待煅制品后，再将投料口密封。煅制过程中要适当翻动，使药物受热均匀，煅红后停止鼓风，继续保温煅烧至所需程度，稍后取出，晾凉。该法适用于煅制质地坚实的矿物类药物，可用于大量生产。

3. 出锅　当药物酥脆或红透时取出，放凉，碾碎。含有结晶水的盐类药物，不要求煅红，但需使结晶水蒸发至尽，或全部形成蜂窝状的块状固体时，停火，晾后出锅。置洁净的容器内。

4. 成品规格　质松脆，手捻易碎。药屑、杂质含量不得超过2.0%，未煅透及灰化者不得超过3.0%（《中药饮片质量标准通则（试行）》）。

5. 贮藏　将符合煅制成品规格的药物，经包装后及时贮藏。

6. 清场　按要求清洁相关器具、工作台面及灶具，将相关器具和清洁用具归放原位。

（四）注意事项

1. 药物应大小分档，以免煅制品生熟不匀。

2. 药物宜一次煅透，中途不得停火，以免出现夹生现象。

3. 煅制温度和时间应根据药物的性质而定。一般主含云母类（金精石、云母、礞石）、石棉类、石英类（紫石英等）的矿物药，煅制温度宜高，时间应长，煅烧时即使煅至"红透"，短时间内其理化性质也很难改变。而对主含硫化物类和硫酸盐类矿物药，煅时温度不一定太高，后者煅制时间宜长，以使结晶水完全除去。

4. 煅制时要注意使药物受热均匀，严格掌握煅至"存性"的质量要求。

5. 煅制时如遇易爆溅的药物时，应加盖（不密闭）以确保安全。

白 矾

白矾始载于《神农本草经》，炮制首见于《五十二病方》。《中国药典》（2015年版）载有白矾和枯矾两种炮制品，历代尚有巴豆制白矾、姜制白矾等。

【处方用名】白矾、明矾、枯矾。

【来源】本品为硫酸盐类矿物明矾石经加工提炼而成，主含含水硫酸铝钾 $[KAl(SO_4)_2 \cdot 12H_2O]$。

【炮制方法】

1. **白矾（明矾）** 取原药材，除去杂质，用时捣碎。

2. **枯矾** 取净白矾，砸成小块，置煅锅内，用武火加热至熔化，继续煅至质地松脆，呈白色蜂窝状固体，停火，晾凉后取出，研成细粉。

【成品规格】

1. **白矾** 呈不规则的块状或粒状。无色或淡黄白色，透明或半透明。表面略平滑或凹凸不平，具细密纵棱，有玻璃样光泽。质硬而脆，味酸、微甘而极涩。白矾含重金属不得过20mg/kg；白矾含水硫酸铝钾 $[KAl(SO_4)_2 \cdot 12H_2O]$ 不得少于99.0%。

2. **枯矾** 为白色不透明的蜂窝状或海绵状固体块状物或细粉，体轻，质松脆，手捻易碎。味酸涩，有颗粒感。

【炮制作用】

1. **白矾** 味酸、涩，性寒。归肺、脾、肝、大肠经。外用解毒杀虫、燥湿止痒；内服止血止泻、祛除风痰。外治用于湿疹，疥癣，脱肛，痔疮，聍耳流脓；内服用于久泻不止，便血，崩漏，癫痫发狂。

2. **枯矾** 白矾煅后降低酸寒之性，减弱了涌吐作用，增强了收湿敛疮、止血化腐作用。用于湿疹湿疮，脱肛，痔疮，聍耳流脓，阴痒带下，鼻衄齿衄，鼻息肉。

【贮藏】置干燥处。

知识拓展

1. 白矾煅制时若进行搅拌，会使表面温度下降，结晶水不易除去，内热不断积蓄，传热性能降低，局部温度过高，使煅制品呈枯黄色。在煅制时中途停火、投药过多或煅锅底部太小，加热后锅底层白矾先熔化、失水形成质地疏松的海绵状枯矾，具有较强的隔热能力，上部液态状的白矾难以获得较高温度，结晶水不能很快蒸发，形成凉后的"僵块"，即出现煅不透现象。若选用铁锅煅制，白矾高温加热时与铁生成 $FeSO_4$，进一步氧化成 $Fe(SO_4)_3$，它能与 Al(OH)₃ 生成 Fe(OH)₃，Fe(OH)₃ 再氧化成红色的 Fe_2O_3，使得接触枯矾的铁锅处附有红褐色锅垢，也使枯矾中铁盐含量超出检查限度。

2. 抑菌作用研究表明，180℃~260℃之间煅制的枯矾对金黄色葡萄球菌、痢疾杆菌、变形杆菌等的抑制作用与生品间没有差异，300℃煅制品与生品间有差异，500℃~900℃的煅制品与生品有显著差异，较生品抑菌作用明显降低。故煅制温度应控制在180℃~260℃之间。

石 膏

石膏始载于《神农本草经》，炮制首见于汉代《金匮玉函经》。《中国药典》（2015年版）载有石膏和煅石膏两种炮制品，历代尚有煨石膏、甘草制石膏、火煅醋淬石膏等。

【处方用名】石膏、生石膏、煅石膏。

【来源】本品为硫酸盐类矿物硬石膏族石膏，主含含水硫酸钙 $CaSO_4·2H_2O$。采挖后，除去泥沙及杂石。

【炮制方法】

1. 生石膏 取原药材，打碎，除去杂石，粉碎成粗粉。

2. 煅石膏 取净石膏块，置无烟炉火上或耐火容器内，用武火加热，煅至红透，取出，凉后碾碎。

【成品规格】

1. 生石膏 为纤维状的集合体，呈长块状、板块状或不规则块状。白色，灰白色或淡黄色，有的半透明，体重，质软，纵断面具绢丝样光泽。气微，味淡。石膏含重金属不得过 10mg/kg，含砷量不得过 2mg/kg；含硫酸（$CaSO_4·2H_2O$）不得少于 95.0%。

2. 煅石膏 为白色粉末或酥松块状物，表面透出微红色的光泽，不透明，体较轻，质软，易碎，捏之成粉。味淡。煅石膏含重金属不得过 10mg/kg，含砷量不得过 2mg/kg；含硫酸钙（$CaSO_4$）不得少于 92.0%。

【炮制作用】

1. 生石膏 味甘、辛，性大寒。归肺、胃经。具有清热泻火、除烦止渴的作用。用于外感热病，高热烦渴，肺热喘咳，胃火亢盛，头痛，牙痛等。

2. 煅石膏 味甘、辛、涩，性寒。具有收湿、生肌、敛疮、止血的作用。外用于溃疡不敛，湿疹瘙痒，水火烫伤，外伤出血等。

【贮藏】置干燥处。

> **知识拓展**
>
> 经研究，石膏的最优煅制工艺是：粒度100目~直径0.5cm，铺置1~4cm，煅制温度为650℃，煅制时间为1.5小时。

牡 蛎

牡蛎始载于《神农本草经》,炮制首见于汉代《金匮玉函经》。《中国药典》(2015年版)载有牡蛎和煅牡蛎两种炮制品,历代尚有炒牡蛎、煨牡蛎、醋煅牡蛎、酒煅牡蛎等。

【处方用名】牡蛎、生牡蛎、煅牡蛎。

【来源】本品为牡蛎科动物长牡蛎 Ostrea gigas Thunberg、大连湾牡蛎 Ostrea talienwhanensis Crosse 或近江牡蛎 Ostrea rivularis Gould 的贝壳。全年均可捕捞,去肉,洗净,晒干。

【炮制方法】

1. **牡蛎** 取原药材,洗净,干燥,碾碎。

2. **煅牡蛎** 取净牡蛎,置无烟炉火上或置适宜耐火容器内用武火加热,煅至酥脆,取出晾凉。碾碎。

【成品规格】

1. **牡蛎** 为不规则的碎块。白色。质硬,断面层状。气微,味微咸。

2. **煅牡蛎** 为不规则的碎块或粗粉。灰白色。质酥脆,断面层状。

牡蛎、煅牡蛎含碳酸钙($CaCO_3$)不得少于 94.0%。

【炮制作用】

1. **牡蛎** 味咸,性微寒。归肝、胆、肾经。具有重镇安神、潜阳补阴、软坚散结的作用。用于惊悸失眠,眩晕耳鸣,瘰疬痰核,癥瘕痞块。

2. **煅牡蛎** 煅后质地酥脆,便于粉碎和煎出有效成分,同时增强了收敛固涩、制酸止痛的作用。用于自汗盗汗,遗精滑精,崩漏带下,胃痛吞酸。

【贮藏】置干燥处。

石决明

石决明始载于《名医别录》,其炮制首见于南北朝《雷公炮炙论》。《中国药典》(2015年版)载有石决明和煅石决明两种炮制品,历代尚有煨石决明、盐煮石决明、蜜炙石决明、醋煅决明等。

【处方用名】石决明、煅石决明。

【来源】本品为鲍科动物杂色鲍 Haliotis diversicolor Reeve、皱纹盘鲍 Haliotis discus hannai Ino、羊鲍 Haliotis ovina Gmelin、澳洲鲍 Haliotis ruber (Leach)、耳鲍 Haliotis asinina Linnaeus 或白鲍 Haliotis laevigata (Donovan) 的贝壳。夏、秋二季捕捉,去肉,洗净,干燥。

【炮制方法】

1. **石决明** 取原药材,除去杂质,洗净,干燥,碾碎。

2. **煅石决明** 取净石决明,置无烟炉火上或耐火容器内,用武火加热,煅至灰白色或青灰色、易碎时,取出晾凉。碾碎。

【成品规格】

1. 石决明 呈不规则的碎块状。灰白色，有珍珠样彩色光泽。质坚硬。气微，味微咸。石决明含碳酸钙（$CaCO_3$）不得少于93.0%。

2. 煅石决明 为不规则的碎块或粗粉，灰白色无光泽，质酥脆。断面呈层状。煅石决明含碳酸钙（$CaCO_3$）不得少于95.0%。

【炮制作用】

1. 石决明 味咸，性寒。归肝经。具有平肝潜阳、清肝明目的作用。生品偏于平肝潜阳。用于头痛眩晕，惊痫抽搐。

2. 煅石决明 煅后咸寒之性降低，平肝潜阳作用缓和，增强了固涩收敛、明目作用，且煅后质地疏松，利于粉碎和煎出有效成分。常用于目赤翳障，视物昏花，青盲雀目。

【贮藏】置干燥处。

瓦楞子

瓦楞子始载于《名医别录》，炮制首见于唐代《食疗本草》。《中国药典》（2015年版）载有瓦楞子和煅瓦楞子两种炮制品，历代尚有盐瓦楞子、火煅醋淬瓦楞子等。

【处方用名】瓦楞子、煅瓦楞子。

【来源】本品为蚶科动物毛蚶 *Arca subcrenata* Lischke、泥蚶 *Arca granosa* Linnaeus 或魁蚶 *Arca inflata* Reeve 的贝壳。秋、冬至次年春捕捞，洗净，置沸水中略煮，去肉，干燥。

【炮制方法】

1. 瓦楞子 取原药材，洗净，干燥，碾碎。

2. 煅瓦楞子 取净瓦楞子，置耐火容器内，武火加热，煅至酥脆，取出，晾凉，碾碎或研粉。

【成品规格】

1. 瓦楞子 呈不规则碎片或粒状。较大碎块仍显瓦楞线，具光泽，质坚硬，研粉后呈白色粉末。

2. 煅瓦楞子 为不规则碎片或颗粒，灰白色，光泽消失，质地酥脆，研粉后为灰白色粉末。

【炮制作用】

1. 瓦楞子 味咸，性平。归肺、胃、肝经。具有消痰化瘀，软坚散结，制酸止痛的作用。生品长于消痰化瘀，软坚散结。用于顽痰胶结，黏稠难咯，瘿瘤，瘰疬，癥瘕痞块。

2. 煅瓦楞子 煅制后质地酥脆，便于粉碎，长于制酸止痛。多用于胃痛泛酸。

【贮藏】置干燥处。

阳起石

阳起石始载于《神农本草经》，炮制首见于唐代《千金翼方》。《中国药典》（2015

年版）未收载该药，历代尚有酒煮阳起石、酒浸阳起石、火煅醋淬阳起石、驴鞭汁制阳起石等。

【处方用名】阳起石、煅阳起石、酒阳起石。

【来源】本品为单斜晶系硅酸盐类矿物透闪石（主含含水硅酸镁钙）或阳起石（主含含水硅酸铁镁钙）。采挖后，除去沉沙及杂石。

【炮制方法】

1. 阳起石 取原药材，除去杂质，洗净，干燥，砸成小块。

2. 煅阳起石 取净阳起石小块，置耐火容器内，用武火加热煅至红透，取出，晾凉。研碎。

3. 酒阳起石 取净阳起石小块，置耐火容器内，用武火加热煅到红透，趁热投入黄酒中浸淬，如此反复煅淬至药物酥脆，酒尽为度，取出，晾干，研碎。

每100kg净阳起石，用黄酒20kg。

【成品规格】

1. 阳起石 为不规则碎块。白色、灰白色或淡绿色，通常呈绢丝光泽，体重，较坚硬，味淡。

2. 煅阳起石 为青褐色粉末，纤维明显分离，质较酥，用手可捻碎，纤维有光滑感。酒阳起石略有酒气。

【炮制作用】

1. 阳起石 味咸，性微温。归肾经。具有温肾壮阳、暖下焦、除冷痹的作用。本品临床均煅用。

2. 煅阳起石、酒阳起石 煅后质地酥脆，易于粉碎和煎出有效成分。酒淬能进一步使其质地酥脆，利于加工成细粉，并可增强其壮阳作用。用于下焦虚寒，腰膝酸软，遗精，阳痿，宫冷不孕，崩漏等。

【贮藏】置干燥处。

花蕊石

花蕊石始载于《嘉祐本草》，炮制首见于宋代《嘉祐本草》。《中国药典》（2015年版）载有花蕊石和煅花蕊石两种炮制品，历代尚有火煅醋淬花蕊石、硫黄煅花蕊石、童便煅花蕊石等。

【处方用名】花蕊石、煅花蕊石。

【来源】本品为变质岩类岩石蛇纹大理岩。主含碳酸钙（$CaCO_3$）。采挖后，除去杂石及泥沙。

【炮制方法】

1. 花蕊石 取原药材，洗净，干燥，砸成碎块。

2. 煅花蕊石 取净花蕊石碎块，置耐火容器内，用武火加热煅至红透，取出，晾凉。碾碎。

3. 醋煅花蕊石 取净花蕊石，置耐火容器内，用武火加热煅至红透，趁热倾于醋液中淬制，冷后研碎。

每100kg净花蕊石，用醋25kg。

【成品规格】

1. 花蕊石 为粒状和致密块状的集合体，呈不规则的块状，具棱角而不锋利。白色或浅灰白色，其中夹有点状或条状的蛇纹石，呈浅绿色或淡黄色，习称"彩晕"，对光观察有闪星状光泽。体重，质硬，不易破碎。气微，味淡。

2. 煅花蕊石 呈大小不等的颗粒状碎粒，色泽变黯，仍可见亮星，质地松脆，轻砸可碎。醋煅花蕊石无光泽，略有醋味。含碳酸钙（$CaCO_3$）不得少于40.0%。

【炮制作用】

1. 花蕊石 味酸、涩，性平。归肝经。具有化瘀止血的作用。用于咯血，吐血，外伤出血，跌扑伤痛。临床上多煅用。

2. 煅花蕊石、醋煅花蕊石 煅制后使其质地疏松，易于粉碎，且能缓和酸涩之性，消除伤脾伐胃的副作用，有利于内服。

【贮藏】置干燥处。

第二节 煅淬法

将待炮炙品按明煅法煅烧至红透后，立即投入定量的液体辅料中使药物骤然冷却，如此反复操作至其质地疏松的方法，称为煅淬法。所用的液体辅料称为淬液。常用的淬液有醋、酒、药汁等。

（一）适用范围

煅淬法适用于质地坚硬，经高温煅烧仍不能疏脆易碎的矿物类药物，以及临床上因特殊需要而煅淬的药物。

（二）主要目的

1. 使药物质地酥脆，易于粉碎，利于煎出有效成分 药物经高温煅烧至红透，立即投入淬液中骤然冷却，可使药物中所含的各类成分因胀缩比例不同而产生裂隙，从而使质地变得酥脆易碎。如磁石、自然铜、赭石等。

2. 改变药物的理化性质，减少副作用，增强疗效 一些矿物药在煅淬后，其矿物组分和化学成分会发生多方面的变化，既有单一的晶体结构变化，也有晶体结构、化学成分的改变，最常见的是局部矿物药中的成分发生氧化和醋淬过程中的醋酸化等。如赭石煅淬后有利于赭石中亚铁离子的煎出，由于亚铁离子与肠道内硫化氢的结合，减少了高价铁离子对肠道的刺激，降低了副作用。

3. 除去杂质，洁净药物 一些矿物药如炉甘石，煅淬后还能除去所夹杂的杂质，提高药物质量。

（三）操作方法

1. 准备

（1）检查马弗炉、坩埚、煅钳和盛药器具是否洁净，必要时进行清洁。

（2）打开马弗炉电源开关，将温控仪温度调整至适宜温度，启动加热开关按钮，加热。

（3）将待煅制品大小分档，置坩埚内。

（4）称取醋（为药量的30%）置洁净的容器内。

2. 煅淬

（1）达到规定煅制温度时，打开煅炉门，用煅钳夹住盛有药物的坩埚放入煅炉内，关闭煅炉。

（2）煅至药物红透时，打开煅炉门，用煅钳夹住坩埚，趁热倒入盛有醋液的容器中。

（3）冷却后将未煅透的药物再放置到坩埚内进行煅制，如此反复3~4次，直至煅透为止。

3. 干燥 将煅淬后的药物置洁净的容器内干燥。

4. 碾碎 将煅好的药物碾碎或研成粗粉。

5. 成品规格 成品质地酥脆，有醋气。药屑、杂质含量不得超过2.0%，未煅透及灰化者不得超过3.0%（《中药饮片质量标准通则（试行）》）。

6. 贮藏 将符合煅制成品规格的药物，经包装后及时收贮。

7. 清场 按要求清洁相关器具、工作台面及灶具，将相关器具和清洁用具归放原位。

（四）注意事项

1. 药物应砸成小块，大小分档。
2. 煅淬应反复进行数次，使液体辅料吸尽，药物全部酥脆为度。
3. 煅淬时所用淬液的种类及用量应视药物的性质和煅淬目的要求而定。

自然铜

自然铜始载于《雷公炮炙论》，炮制首见于南北朝《雷公炮炙论》。《中国药典》（2015年版）载有自然铜和煅自然铜两种炮制品，历代尚有甘草、醋制自然铜、火煅水飞自然铜、火煅酒淬自然铜等。

【处方用名】自然铜、煅自然铜。

【来源】本品为硫化物类矿物黄铁矿族黄铁矿。主含二硫化铁（FeS_2）。采挖后，除去杂石。

【炮制方法】

1. 自然铜 取原药材，除去杂质，洗净，干燥，用时砸碎。

2. 煅自然铜 取净自然铜小块，置耐火容器内，武火煅至红透，立即取出，投入醋液中淬制，待冷却后，继续煅烧醋淬数次，至黑褐色，光泽消失，质地酥脆，取出。干燥后碾碎。

每100kg净自然铜，用醋30kg。

【成品规格】

1. 自然铜 晶形多为立方体，集合体呈致密块状。表面亮淡黄色，有金属光泽；有的呈黄棕色或棕褐色，无金属光泽。具条纹，条痕绿黑色或棕红色。体重，质坚硬或稍脆，易砸碎，断面黄白色，有金属光泽；或断面棕褐色，可见银白色亮星。

2. 煅自然铜 为不规则碎粒，呈黑褐色或黑色，光泽消失，质地酥脆，有醋气。

【炮制作用】

1. 自然铜 味辛，性平。归肝经。具有散瘀止痛，续接筋骨的作用。用于跌打损伤，筋骨折伤，瘀肿疼痛。因质地坚硬，临床多煅淬用。

2. 煅自然铜 煅淬后使其质地酥脆，便于粉碎和煎出有效成分，并增强散瘀止痛的作用。用于跌扑肿痛，筋骨折伤。

【贮藏】置干燥处。

> **知识拓展**
>
> 自然铜主要含二硫化铁，煅制后二硫化铁分解生成硫化亚铁（FeS），经醋淬后表面部分生成醋酸亚铁，且药物质地酥脆易碎，提高了铁离子的溶出率，有利于机体吸收。且自然铜中锌、铁、锰较生品为高，锌、铁能加速创伤组织愈合，增强机体抗感染力，锰能影响骨骼的正常生长和发育，说明自然铜煅淬后入药具有一定的科学性。有实验证实，自然铜煅后砷含量较生品降低约10倍，因此煅自然铜能降低其毒性。

炉甘石

炉甘石始载于《外丹本草》，炮制首见于宋代《博济方》。《中国药典》（2015年版）载有炉甘石和煅炉甘石两种炮制品，历代尚有龙胆制炉甘石、童便、灰、火硝制炉甘石等。

【处方用名】炉甘石、煅炉甘石、制炉甘石。

【来源】本品为碳酸盐类矿物方解石族菱锌矿，主含碳酸锌（$ZnCO_3$）。采挖后，洗净，晒干，除去杂石。

【炮制方法】

1. 炉甘石 取原药材，除去杂质，打碎。

2. 煅炉甘石 取净炉甘石小块，置耐火容器内，武火加热煅至红透，取出，立即投入水中浸淬，研磨，搅拌，倾出上层混悬液；残渣继续煅淬3~4次，至不能混悬为度，合并混悬液，静置。待澄清后倾去上层清水，干燥。

3. 制炉甘石

（1）**黄连汤制炉甘石**　取黄连加水煎汤 2~3 次，过滤去渣，合并药汁，浓缩，加入煅炉甘石细粉中拌匀，吸尽后，干燥。

每 100kg 煅炉甘石细粉，用黄连 12.5kg。

（2）**三黄汤制炉甘石**　取黄连、黄芩、黄柏加水煎汤 2~3 次，过滤去渣，加入煅炉甘石细粉中拌匀，吸尽后，干燥。

每 100kg 煅炉甘石细粉，用黄连、黄芩、黄柏各 12.5kg。

【成品规格】

1. 炉甘石　呈不规则碎块状。表面灰白色或淡红色，粉性，无光泽，凹凸不平，多孔，似蜂窝状。体轻，易碎。味微涩。

2. 煅炉甘石　呈白色、淡黄色或粉红色的粉末；体轻，质松软而细腻光滑。气微，味微涩。煅炉甘石含氧化锌（ZnO）不得少于 56.0%。

3. 制炉甘石　呈黄色或深黄色极细粉，质轻松，味苦。

【炮制作用】

1. 炉甘石　味甘，性平。归胃经。具有解毒明目退翳、收湿止痒敛疮的作用。一般不生用，也不作内服，多作外敷剂使用。

2. 煅炉甘石、制炉甘石　经煅淬后，质地纯洁细腻，消除了对黏膜、创面的刺激性，适用于眼科及外敷用。采用黄连或三黄汤制炉甘石，可增强其清热明目、收湿敛疮的作用。用于目赤肿痛，睑弦赤烂，翳膜遮睛，胬肉攀睛，溃疡不敛，脓水淋漓，湿疮瘙痒。

【贮藏】置干燥处。

> **知识拓展**
>
> 炉甘石主要成分为碳酸锌（$ZnCO_3$），煅后生成氧化锌（ZnO），氧化锌内服不吸收，外敷于黏膜疮疡面有收敛吸湿消炎等作用，在眼内吸收还可参与维生素 A 还原酶的构成，可用于治疗暗适应能力下降等症。有实验表明，炉甘石在 700℃（煅烧"红透"的最低温度）煅制 30 分钟，水淬 1 次，氧化锌含量增高 20%。

磁　石

磁石始载于《神农本草经》，炮制首见于《名医别录》。《中国药典》（2015 年版）载有磁石和煅磁石两种炮制品，历代尚有火煅水飞磁石、煅磁石、火煅酒淬磁石、醋煮磁石等。

【处方用名】磁石、灵磁石、煅磁石。

【来源】本品为氧化物类矿物尖晶石族磁铁矿，主含四氧化三铁（Fe_3O_4）。采挖后，除去杂石。

【炮制方法】

1. 磁石 取原药材,除去杂质,砸碎。

2. 煅磁石 取净磁石小块,置耐火容器内,武火煅至红透,立即取出,投入醋液中淬制,冷却后取出,反复煅淬至酥脆,取出干燥。碾成粗粉。

每100kg净磁石,用醋30kg。

【成品规格】

1. 磁石 为不规则的碎块。灰黑色或褐色,条痕黑色,具金属光泽。质坚硬。具磁性。有土腥气,味淡。磁石含铁(Fe)不得少于50.0%。

2. 煅磁石 为不规则的碎块或颗粒。表面黑色。质硬而酥。无磁性。有醋香气。煅磁石含铁(Fe)不得少于45.0%。

【炮制作用】

1. 磁石 味咸,性寒。归肝、心、肾经。具有镇惊安神,平肝潜阳,聪耳明目,纳气平喘的作用。生品长于平肝潜阳,镇惊安神。用于头晕目眩,惊悸失眠,视物昏花等。

2. 煅磁石 煅磁石长于聪耳明目,纳气平喘,并且质地酥脆,易于粉碎和煎出有效成分。用于耳鸣耳聋,视物昏花,肾虚气喘等。

【贮藏】置干燥处。

> **知识拓展**
>
> 磁石煅淬后,铁含量显著增加,砷含量显著降低,比生品降低5~25倍,且颗粒越小,表面积越大,除砷效果越好。采用原子发射光谱分析磁石炮制前后微量元素的变化,发现磁石中含有钛、锰、铝、铬、钡、锶等有害元素,煅制后这些元素均有变化,尤其锶在煅制后未检出,说明磁石煅制对降低有害元素具有一定意义。

赭 石

赭石始载于《神农本草经》,炮制首见于汉代《金匮玉函经》。《中国药典》(2015年版)载有赭石和煅赭石两种炮制品,历代尚有水飞赭石、火煅水飞赭石等。

【处方用名】赭石、代赭石、生赭石、煅赭石。

【来源】本品为氧化物类矿物刚玉族赤铁矿,主含三氧化二铁(Fe_2O_3)。采挖后,除去杂石。

【炮制方法】

1. 赭石 取原药材,除去杂质,砸碎。

2. 煅赭石 取净赭石小块,置耐火容器内,武火煅至红透,立即取出,投入醋液中淬制,如此反复煅淬至质地酥脆,淬液用尽为度,取出,放凉,干燥。碾成粗粉。

每100kg净赭石,用醋30kg。

【成品规格】

1. 赭石 为鲕状、豆状、肾状集合体，多呈不规则的扁平块状。呈暗棕红色或灰黑色，条痕樱红色或红棕色，有的有金属光泽。一面多有圆形的突起，习称"钉头"；另一面与突起相对应处有同样大小的凹窝。体重，质硬，砸碎后断面显层叠状。气微，味淡。

2. 煅赭石 为粗粉，呈暗褐色或紫褐色，光泽消失，质地酥脆，略有醋气。

【炮制作用】

1. 赭石 味苦，性寒。归肝、心、肺、胃经。具有平肝潜阳，重镇降逆，凉血止血的作用。生品偏于平肝潜阳、降逆止呕、凉血止血。用于眩晕耳鸣，呃逆，呕吐，噫气喘息，吐血、衄血，崩漏。

2. 煅赭石 经煅淬后，使其质地酥脆，易于粉碎和煎出有效成分，同时降低了苦寒之性，具有养血益肝、收敛止血的作用。用于吐血，衄血，崩漏下血。

【贮藏】置干燥处。

第三节 煅炭法

药物在高温缺氧条件下煅烧成炭的方法，称为煅炭法，又称密闭煅法、暗煅法、闷煅法、扣锅煅法。

（一）适用范围

煅炭法适用于质地疏松、炒炭易灰化的药物，以及某些中成药在制备过程中需要综合制炭的药物。

（二）炮制目的

1. 增强或产生止血作用 头发不入药，煅制成血余炭后能产生止血作用；荷叶煅炭后能增强止血作用。

2. 降低毒性或刺激性 干漆等有毒性和刺激性的药物，煅炭后毒性降低或消除。

（三）操作方法

1. 准备

（1）检查煅锅、盖锅（扣锅）和盛药器具是否洁净，必要时进行清洁。

（2）除去药物中所含的杂质，将药物置煅锅内，高度不超过锅高度的2/3，松紧适度。

（3）在锅上加盖，或放一较小的无耳盖锅，将锅与盖间或两锅接合处用盐泥封严。

（4）在锅盖顶部或盖锅底部贴一白纸或几粒大米，在盖锅上压一重物。

2. 煅制 将煅锅置炉火上加热，先文火后武火，待盐泥稍干后，改为武火，煅至大米或纸呈焦黄色，关火。

3. 出锅 待煅锅冷却后启锅取药，盛放在洁净的容器内，晾凉。

4. 成品规格 成品表面黑色。药屑、杂质含量不得超过 2.0%，未煅透及灰化者不得超过 3.0%（《中药饮片质量标准通则（试行）》）。

5. 贮藏 将符合煅制成品规格的药物，经包装后及时收藏。

6. 清场 按要求清洁相关器具、工作台面和灶具，将相关器具和清洁用具归放原位。

（四）注意事项

1. 煅锅内药料不宜放置过多，以锅容积 2/3 为宜；松紧适度，以免出现煅不透现象，影响煅炭质量。

2. 在盖锅上压一重物，防止锅内气体膨胀而冲开盖锅。

3. 在煅烧过程中，由于药物受热炭化，产生大量气体，浓烟从锅缝中喷出，为防止空气进入锅内致使药物灰化，应随时用湿泥封堵。

4. 药物煅透后应放置冷却方能启锅取炭，以免药物遇空气后燃烧灰化。

5. 判断药物是否煅透，除观察米和纸的色泽变化外，还可采用"滴水成珠法"来判断，即将水滴于锅盖顶端或盖锅底部，水立即沸腾并成珠落下，煅锅内药物即煅至要求。

血余炭

血余炭始载于《五十二病方》。《中国药典》（2015 年版）载有血余炭，历代尚有燔制、烧灰、炙制、焙制等方法加工血余炭。

【处方用名】血余炭。

【来源】本品为人头发制成的炭化物。

【炮制方法】取人头发，除去杂质，用碱水洗去油垢，清水漂净，晒干，装入锅内，上盖一个口径较小的锅，两锅结合处用盐泥封固，上压重物，盖锅底部贴一白纸或放数粒大米，武火加热煅至白纸或大米呈焦黄色为度，离火，待锅凉后取出。剁成小块。

【成品规格】本品为不规则块状，乌黑光亮，有多数细孔。体轻，质脆，用火烧之有焦发气，味苦。

【炮制作用】人发不入药，入药必须煅制成血余炭。血余炭味苦，性平。归肝、胃经。具有收敛止血，化瘀，利尿的作用。用于吐血，咯血，衄血，血淋，尿血，便血，崩漏，外伤出血，小便不利。

【贮藏】置干燥处。

> **知识拓展**
>
> 1. 临床及药理实验均证明，血余炭可显著缩短实验动物的出血、凝血时间，有良好的止血作用。在血余炭中，除去钙、铁离子后，其凝血时间延长，说明血余炭的止血作用可能与其所含的钙、铁离子有关。
> 2. 血余炭的质量与人发的来源、炮制工艺的控制有关。实验表明，以缩短凝血时间为指标，结果以青、中年人的头发最佳，男性老年者最差。

棕 榈

棕榈始载于《本草拾遗》，炮制首见于唐代《外台秘要》。《中国药典》（2015年版）载有棕榈和棕榈炭两种炮制品，历代尚有炒棕榈、焦棕榈等。

【处方用名】棕榈、棕榈炭、陈棕炭、棕板炭。

【来源】本品为棕榈科植物棕榈 Trachycarpus fortunei (Hook.) H. Wendl. 的干燥叶柄。采棕时割取旧叶柄下延部分及鞘片，除去纤维状的棕毛，晒干。

【炮制方法】

1. **棕榈** 取原药材，除去杂质，洗净，干燥。
2. **棕榈炭** 取净棕榈段，置锅内，上扣一较小锅，两锅结合处用盐泥封固，盖锅上压一重物，并贴一白纸条或放数粒大米，武火煅至白纸或大米呈焦黄色时，离火，待锅凉后取出。

【成品规格】

1. **棕榈** 呈长条板状，一端较窄而厚，另一端较宽而稍薄，大小不等。表面红棕色，粗糙，有纵直皱纹；一面有明显的凸出纤维，纤维的两侧着生多数棕色茸毛。质硬而韧，不易折断，断面纤维性。气微，味淡。
2. **棕榈炭** 形如棕榈，表面黑褐色至黑色，有光泽，有纵直条纹；触之有黑色炭粉。内部焦黄色，纤维性。略具焦香气，味苦涩。

【炮制作用】生棕榈不入药。棕榈炭味苦、涩，性平。归肺、肝、大肠经。具有收涩止血的作用。用于吐血、衄血、尿血、便血、崩漏。

【贮藏】置干燥处。

灯心草

灯心草始载《开宝本草》，炮制首见于宋代《证类本草》。《中国药典》（2015年版）载有灯心草和灯心炭两种炮制品，历代尚有朱砂拌灯心，青黛拌灯心。

【处方用名】灯心、灯心草、灯芯草、灯心炭。

【来源】本品为灯心草科植物灯心草 Juncus effuses L. 的干燥茎髓。夏末至秋季割取茎，晒干，取出茎髓，理直，扎成小把。

【炮制方法】

1. 灯心草 取原药材，除去杂质，剪（或切）成段。

2. 灯心炭 取净灯心草段置煅锅内，上扣一口径较小的锅，接合处用盐泥封固，在盖锅上压一重物，并贴白纸或放数粒大米，武火煅至纸条或大米呈深黄色时，离火，待锅凉后取出。

3. 朱砂拌灯心 取净灯心草段，置盆内，喷淋少许清水，微润，加朱砂细粉，撒布均匀，并随时翻动，至表面挂匀朱砂为度，取出晾干。

每100kg 净灯心草，用朱砂 6.25kg。

4. 青黛拌灯心 采用朱砂拌灯心的方法进行操作。

每100kg 净灯心草，用青黛 15kg。

【成品规格】

1. 灯心草 细圆柱形，直径 0.1~0.3cm。表面白色或淡黄白色，有细纵纹。体轻，质软，略有弹性，易拉断，断面白色。气微，味淡。

2. 灯心炭 呈细圆柱形的段。表面黑色。体轻，质松脆，易碎。气微，味微涩。朱砂拌灯心全体披朱砂细粉。青黛拌细粉全体披青黛细粉。

【炮制作用】

1. 灯心草 味甘、淡，性微寒。归心、肺、小肠经。具有清心火、利小便的作用。本品生用擅于利水通淋。多用于热淋，水肿，心烦失眠，口舌生疮。

2. 灯心炭 长于凉血止血、清热敛疮。外用治喉痹，乳蛾，阴疳。

3. 朱砂拌灯心 长于降火安神。多用于心烦失眠，小儿夜啼。

4. 青黛拌灯心 偏于清热凉血。多用于尿血。

【贮藏】置干燥处。

知识检测

1. 什么是煅法？分为哪几种？
2. 明煅法、煅淬法、煅炭法的主要目的是什么？分别适用于炮制哪些药物？
3. 如何判断药物是否煅透？煅制时应注意什么？
4. 扣锅煅时，如何判断药物的程度是否适中？

实训八　煅　制

一、实训目的

1. 能对药物进行明煅、煅淬、煅炭等方法的手工操作，并熟悉常见药物的成品规格及炮制作用。

2. 能结合现行《中国药典》和《中药饮片质量标准通则（试行）》从外观上对成品质量进行评断。

二、实训设备及材料

1. 设备　炉子、锅、坩埚、盛药器具、天平、量筒、火钳、马弗炉、烧杯、搪瓷盘等。

2. 材料

（1）药物　明矾、石膏、石决明、自然铜、磁石、牡蛎、炉甘石、棕榈、人头发等。

（2）辅料　盐泥、米醋等。

三、实训内容及步骤

（一）明煅法

1. 操作方法

（1）煅枯矾　取净白矾，砸成小块，置煅锅内，用武火加热至熔化，继续煅至质地松脆，呈白色蜂窝状固体，停火，晾凉后取出，研成细粉。

（2）煅石膏　取净石膏块，置无烟炉火上或耐火容器内，用武火加热，煅至红透，取出，凉后碾碎。

（3）煅牡蛎　取净牡蛎块，置无烟炉火上或置适宜耐火容器内用武火加热，煅至酥脆，取出晾凉。碾碎。

（4）煅石决明　取净石决明块，置无烟炉火上或耐火容器内，用武火加热，煅至灰白色或青灰色、易碎时，取出晾凉。碾碎。

2. 成品规格

（1）枯矾　本品为白色不透明的蜂窝状或海绵状固体块状物或细粉，体轻，质松脆，手捻易碎。味酸涩，有颗粒感。

（2）煅石膏　本品为白色粉末或酥松块状物，表面透出微红色的光泽，不透明，体较轻，质软，易碎，捏之成粉。味淡。

（3）煅牡蛎　本品为不规则的碎块或粗粉。灰白色。质酥脆，断面层状。

（4）煅石决明　本品为不规则的碎块或粗粉，灰白色无光泽，质酥脆。断面呈层状。

（二）煅淬法

1. 操作方法

（1）煅自然铜　取净自然铜小块，置耐火容器内，武火煅至红透，立即取出，投入醋液中淬制，待冷却后，继续煅烧醋淬数次，至黑褐色，光泽消失，质地酥脆，取出，干燥后碾碎。

（2）煅炉甘石　取净炉甘石小块，置耐火容器内，武火加热煅至红透，取出，立即投入水中浸淬，研磨，搅拌，倾出上层混悬液；残渣继续煅淬3~4次，至不能混悬为度，合并混悬液，静置。待澄清后倾去上层清水，干燥。

（3）煅磁石 取净磁石小块，置耐火容器内，武火煅至红透，立即取出，投入醋液中淬制，冷却后取出，反复煅淬至酥脆，取出，干燥。碾成粗粉。

2. 成品规格

（1）煅自然铜 本品为不规则碎粒，呈黑褐色或黑色，光泽消失，质地酥脆，有醋气。

（2）煅炉甘石 本品为白色、淡黄色或粉红色的粉末；体轻，质松软而细腻光滑。气微，味微涩。

（3）煅磁石 本品为不规则的碎块或颗粒。表面黑色。质硬而酥。无磁性。有醋香气。

（三）煅炭法

1. 操作方法 取净棕榈或净头发，装入锅内，上盖一个口径较小的锅，两锅结合处用盐泥封固，上压重物，盖锅底部贴一白纸或放数粒大米，武火加热煅至白纸或大米呈焦黄色为度，离火，待锅凉后取出。剁成小块。

2. 成品规格

（1）棕榈炭 形如棕榈，表面黑褐色至黑色，有光泽，有纵直条纹；触之有黑色炭粉。内部焦黄色，纤维性。略具焦香气，味苦涩。

（2）血余炭 本品为不规则块状，乌黑光亮，有多数细孔。体轻，质脆，用火烧之有焦发气，味苦。

技能检测

1. 试述明煅法的操作要点、成品规格，设计所选用炮制品的炮制工艺流程，并进行炮制。

2. 试述煅淬法的操作要点、成品规格，设计所选用炮制品的炮制工艺流程，并进行炮制。

3. 试述煅炭法的操作要点、成品规格，设计所选用炮制品的炮制工艺流程，并进行炮制。

第九章　蒸煮燀法

学习目标

知识目标
1. 掌握蒸法、煮法、燀法等含义；蒸法、煮法、燀法的适用范围、炮制目的、操作方法、成品质量要求和注意事项。
2. 熟悉何首乌、地黄、黄精、肉苁蓉、山茱萸、桑螵蛸、天麻、川乌、附子、远志、吴茱萸、苦杏仁、桃仁等药物的炮制方法、成品规格和炮制作用。
3. 了解何首乌、地黄、黄芩、川乌、苦杏仁等药物的炮制原理。

技能目标
1. 能进行蒸法、煮法、燀法的手工操作，并对其成品质量进行判断。
2. 学会使用不锈钢夹层锅蒸制药物，成品符合质量要求，并对其成品质量进行评判。

蒸、煮、燀法是将待炮炙品加辅料或不加辅料，利用水或辅料做传媒介质，对待炮炙品进行加热炮制的方法，属于"水火共制"法。

第一节　蒸　法

将待炮炙品加入规定的辅料（酒、醋、药汁等）或不加辅料，放入一定的蒸制容器内，隔水加热至规定程度的炮制方法，称为蒸法。蒸法根据药物在蒸制前是否加入辅料，分为清蒸法和加辅料蒸法；依据蒸制条件或蒸制操作分为直接蒸法（又称"蒸汽蒸"）和间接蒸法（又称"炖法"或"隔水炖法"）。

（一）主要目的

1. 改变药物性能，扩大用药范围　如生地黄性寒，具有清热凉血的作用；蒸制后药性由寒转温，作用由清变补，具有滋阴补血，益精填髓的作用。

2. 减少副作用　如大黄生品气味重浊，泻下作用峻猛，易伤胃气，酒蒸后泻下作用减弱,能减轻腹痛等副作用;黄精生品具有麻味,刺激咽喉,蒸后可除去麻味,减弱对咽喉的刺激性,消除副作用。

3. 保存药效,利于贮存 如黄芩蒸后能破坏与苷共存的水解酶,利于保存苷类有效成分;桑螵蛸蒸后杀死虫卵,便于贮存。

4. 便于软化切片 如木瓜、天麻质地坚硬,冷水软化水分难以渗入,久泡其有效成分又容易流失,并易出现腐烂现象。采用蒸法能使水蒸气直接穿透药材使其软化,提高药材软化效果,易于切片和干燥。

(二)操作方法

1. 清蒸法 将待蒸的药物净制并进行大小分档,一些质地坚硬的药物,先用水浸润1~2小时,再置笼屉内直接蒸制到所需程度,取出,趁热切片或干燥。

2. 加辅料蒸法 将待蒸的药物净制并进行大小分档,用规定的辅料将药物润透或将辅料与药物拌匀,置一定的蒸制容器内,隔水加热(蒸或炖)至一定程度,凉后取出,干燥。

根据所用的液体辅料不同,分为酒蒸、醋蒸、黑豆汁蒸、豆腐蒸。除另有规定外,酒蒸每100kg净药物,用黄酒20~30kg;醋蒸每100kg净药物,用米醋20kg;黑豆汁蒸每100kg净药物,用黑豆10kg;豆腐蒸每100kg净药物,用豆腐300kg。

(三)注意事项

1. 蒸前需将药物大小分档。
2. 用液体辅料拌蒸的药物应待辅料被药材吸尽后再蒸。
3. 蒸制时间一般视药物的性质及炮制目的而定,时间过短达不到蒸制目的,过久则影响药效。蒸时应从"圆气"开始计时,炖时应以水沸时开始计时。
4. 蒸时一般先用武火,待"圆气"或水沸后改为文火,保持锅内有足够的蒸汽。但在非密闭容器中酒蒸时,要先用文火,防止酒很快挥发,达不到酒蒸的目的。
5. 需长时间蒸者要不断添加开水,以免将水蒸干,导致蒸汽中断,影响药物质量。
6. 加辅料蒸制完毕后,若容器内有剩余的液体辅料,应将药物晾至4~6成干,再拌入剩余的辅料,使之吸尽后再进行干燥,以免药物的有效成分损失而药效降低。

何首乌

何首乌始载于《日华子本草》,炮制首见于唐代《仙授理伤续断秘方》。《中国药典》(2015年版)载有何首乌和制何首乌两种炮制品。历代尚有醋煮何首乌、水煮何首乌、酒炒何首乌、酒煮何首乌、米泔制何首乌等。《重修政和经史证类备用本草》提出"忌铁器"的要求。

【处方用名】何首乌、首乌、生首乌、制首乌。

【来源】本品为蓼科植物何首乌 *Polygonum multiflorum* Thunb. 的干燥块根。秋、冬二季叶枯萎时采挖,削去两端,洗净,个大的切成块,干燥。

【炮制方法】

1. 何首乌 取原药材,除去杂质,洗净,稍浸,润透,切厚片或块,干燥。筛去碎屑。

2. 制何首乌

(1) 黑豆汁蒸 取何首乌片或块,用黑豆汁拌匀,置非铁质的容器内,密闭,炖或蒸至汁液被吸尽、内外均呈棕褐色时,取出干燥。筛去碎屑。

每100kg净何首乌片(块),用黑豆10kg。

黑豆汁制备:取黑豆10kg,加水适量,煮约4小时,熬汁约15kg,豆渣再加水煮约3小时,熬汁约10kg,合并得黑豆汁约25kg。

(2) 清蒸 取何首乌片或块,加适量的水润透,置非铁质的适宜容器内,蒸至内外均呈棕褐色时,取出干燥。筛去碎屑。

【成品规格】

1. 何首乌 呈不规则的厚片或块。外表皮红棕色或红褐色,皱缩不平,有浅沟,并有横长皮孔样突起及细根痕。切面浅黄棕色或浅红棕色,显粉性;横切面有的皮部可见云锦状花纹,中央木部较大,有的呈木心。气微,味微苦而甘涩。何首乌的水分不得过10.0%,总灰分不得过5.0%;按干燥品计算,含2,3,5,4′-四羟基二苯乙烯-2-$O-\beta-D$-葡萄糖苷($C_{20}H_{22}O_9$)不得少于1.0%,含结合蒽醌以大黄素($C_{15}H_{10}O_5$)和大黄素甲醚($C_{16}H_{12}O_5$)的总量计,不得少于0.05%。

2. 制何首乌 为不规则皱缩的块片,表面黑褐色或棕褐色,凹凸不平。质坚硬,断面角质样,棕褐色或黑色。气微,味微甘而苦涩。制何首乌水分不得过12.0%,总灰分不得过9.0%;醇溶性浸出物不得少于5.0%;含2,3,5,4′-四羟基二苯乙烯-2-$O-\beta-D$-葡萄糖苷($C_{20}H_{22}O_9$)不得少于0.70%;含游离蒽醌以大黄素($C_{15}H_{10}O_5$)和大黄素甲醚($C_{16}H_{12}O_5$)的总量计,不得少于0.10%。

【炮制作用】

1. 何首乌 味苦、甘、涩,性温。归肝、心、肾经。具有补肝肾、益精血、乌须发、强筋骨的作用。生品苦泄性平兼发散,有解毒、消痈、润肠通便的功效。用于瘰疬疮痈,风疹瘙痒,肠燥便秘。现代还用于治疗高脂血症。

2. 制何首乌 经清蒸或黑豆汁拌蒸后,增强了补肝肾、益精血、乌须发、强筋骨的作用。用于血虚萎黄,眩晕耳鸣,须发早白,腰膝酸软,肢体麻木。同时消除了生首乌滑肠致泻的副作用,慢性病患者长期服用不会引起腹泻。

【贮藏】置干燥处,防蛀。

> **知识拓展**
>
> 通过对生首乌、黑豆汁拌蒸32小时何首乌、黑豆汁拌九蒸九晒何首乌中所含主要成分蒽醌类衍生物做定性、定量分析,结果表明,黑豆汁拌蒸32小时,成品色泽乌黑,外观较传统的"九蒸九晒"为好,成分适中。免疫药理

> 指标表明，三种何首乌对小鼠免疫器官的重量、正常白细胞总数及对抗免疫抑制剂作用等影响，以黑豆汁拌蒸32小时何首乌最好，黑豆汁拌九蒸九晒何首乌次之，生首乌无影响。以游离型蒽醌和二苯乙烯苷为指标，也以32小时炮制品为好。

地 黄

地黄始载于《神农本草经》，炮制首见于汉代《金匮玉函经》。《中国药典》（2015年版）载有生地黄和熟地黄两种炮制品，历代尚有炒生地黄、醋炒生地黄、酒炒生地黄等。

【处方用名】 鲜地黄、生地黄、熟地黄、生地炭、熟地炭。

【来源】 本品为玄参科植物地黄 Rehmannia glutinosa Libosch. 的新鲜或干燥块根。秋季采挖，除去芦头、须根及泥沙，鲜用；或将地黄缓缓烘焙至约八成干。前者习称"鲜地黄"，后者习称"生地黄"。

【炮制方法】

1. 鲜地黄 取鲜药材，洗净泥土，除去杂质，贮藏于湿砂中。用时切厚片或捣烂绞汁。

2. 生地黄 取干地黄，除去杂质，洗净，闷润，切厚片，干燥。筛去碎屑。

3. 熟地黄

（1）酒蒸 取净生地黄，置适宜的容器内，用定量黄酒拌匀，密闭，隔水加热，蒸或炖至酒被吸尽、内外乌黑色、有光泽、味转甜时，取出。晾晒至外皮黏液稍干时，切厚片或块，干燥。筛去碎屑。

每100kg净生地黄，用黄酒30~50kg。

（2）清蒸 取净生地黄，置适宜的容器内，隔水蒸至内外黑色、有光泽、味甜时取出。晾晒至八成干，切厚片或块，干燥。筛去碎屑。

4. 生地炭 取净生地黄片，置预热好的炒制器具中，武火炒至焦黑色、发泡鼓起。有火星时及时喷洒适量饮用水，熄灭火星，炒干，取出晾凉。筛去碎屑。或用煅炭法煅制成炭。

5. 熟地炭 取熟地黄片，置预热好的炒制器具中，武火炒至外表焦褐色。有火星时及时喷洒适量饮用水，熄灭火星，炒干，取出晾凉。筛去碎屑。或用煅炭法煅制成炭。

【成品规格】

1. 鲜地黄 呈纺锤形或条状，长8~24cm，直径2~9cm。外皮薄，表面浅红黄色，具弯曲的纵皱纹、芽痕、横长皮孔样突起及不规则疤痕。肉质，易断，断面皮部淡黄白色，可见橘红色油点，木部黄白色，导管呈放射状排列。气微，味微甜、微苦。

2. 生地黄 呈类圆形或不规则的厚片。外表皮棕黑色或棕灰色，极皱缩，具不规则的横曲纹。切面棕黑色或乌黑色，有光泽，具黏性。气微，味微甜。

3. 熟地黄 形如地黄，表面乌黑色，有光泽，黏性大。质柔软而带韧性，不易折断，断面乌黑色，有光泽。气微，味甜。

4. 生地炭 表面焦黑色，质轻松鼓胀，外皮焦脆，中心部呈棕黑色并有蜂窝状裂隙。有焦苦味。

5. 熟地炭 较生地炭色深，表面有光泽，质脆，味甜，微苦涩。

生地黄、熟地黄水分不得过15.0%，总灰分不得过8.0%，酸不溶性灰分不得过3.0%；水溶性浸出物不得少于65.0%；含毛蕊花糖苷（$C_{29}H_{36}O_{15}$）不得少于0.020%，生地黄含梓醇（$C_{15}H_{22}O_{10}$）不得少于0.20%。

【炮制作用】

1. 鲜地黄 味甘、苦，性寒。归心、肝、肾经。具有清热生津、凉血、止血的作用。用于热病伤阴，舌绛烦渴，发斑发疹，吐血，衄血，咽喉肿痛。

2. 生地黄 味甘，性寒。归心、肝、肾经。具清热凉血、养阴生津的作用。用于热病舌绛烦躁，阴虚内热，骨蒸劳热，内热消渴，吐血，衄血，发斑发疹。

3. 熟地黄 味甘，性微温。归肝、肾经。蒸制成熟地黄后可使药性由寒转温，味由苦转甜，由清转补，具有滋阴补血、益精填髓的作用。用于肝肾阴虚，腰膝酸软，骨蒸潮热，盗汗遗精，内热消渴，血虚萎黄，心悸怔忡，月经不调，崩漏下血，眩晕，耳鸣，须发早白。

4. 生地炭 主入血分，以凉血止血为主。用于血热引起的吐血，衄血，尿血，崩漏等各种出血证。

5. 熟地炭 以补血止血为主。用于崩漏或虚损性出血。

【贮藏】鲜地黄埋在砂土中，防冻；生地黄置通风干燥处，防霉，防蛀。熟地黄及其他炮制品置通风干燥处。

> **知识拓展**
>
> 1. 研究表明，生地黄制成熟地黄后，总糖量没有发生明显变化，由于长时间的蒸制，生地黄中的部分多糖、低聚糖、单糖苷、双糖苷水解形成单糖，使得单糖含量比生地黄多2倍以上。单糖类物质在体内易于吸收，有利于更好地发挥其作用。
>
> 2. 采用高压蒸制法制备熟地黄，能克服传统蒸制熟地黄时间长，污染率高，燃料消耗多等不足，改用加压蒸制4小时，能达到"黑如漆，甜如饴"的传统质量标准，且5-羟基糠醛含量在0.2%~0.3%之间。

黄 精

黄精始载于《名医别录》，炮制首见于南北朝《雷公炮炙论》。《中国药典》（2015年版）载有黄精和酒黄精两种炮制品，历代尚有蔓荆子水蒸黄精、黑豆煮黄精、焙黄精、乳浸晒黄精等。

【处方用名】黄精、蒸黄精、酒黄精。

【来源】本品为百合科植物滇黄精 Polygonatum kingianum Coll. et Hensl.、黄精 Polygonaturn sibiricum Red. 或多花黄精 Polygonatum cyrtonema Hua 的干燥根茎。按形状不同，习称"大黄精""鸡头黄精""姜形黄精"。春、秋二季采挖，除去须根，洗净，置沸水中略烫或蒸至透心，干燥。

【炮制方法】

1. 黄精　取原药材，除去杂质，洗净，稍润，切厚片，干燥。筛去碎屑。

2. 酒黄精　取净黄精，置适宜的容器内，用定量黄酒拌匀，密闭，隔水加热，炖或蒸至酒被吸尽、内外均呈黑色、口尝无麻味时，取出。稍晾，切厚片，干燥。筛去碎屑。

每100kg净黄精，用黄酒 20kg。

3. 蒸黄精　将净黄精润透，置适宜的蒸制容器内加热，蒸至内外均呈黑色、口尝无麻味时取出。切厚片，干燥。筛去碎屑。

【成品规格】

1. 黄精　为不规则厚片。切面淡黄色至黄棕色，角质。周边淡黄色至黄棕色，偶见"鸡眼"状的茎痕。质硬而韧，味甜，嚼之有黏性。含黄精多糖以无水葡萄糖（$C_6H_{12}O_6$）计，不得少于7.0%。

2. 酒黄精　形如黄精，表面棕褐色至黑色，有光泽，中心棕色至浅褐色，可见筋脉小点。质较柔软，味甜，微有酒气。含黄精多糖以无水葡萄糖（$C_6H_{12}O_6$）计，不得少于4.0%。

3. 蒸黄精　形如黄精，表面棕黑色，有光泽，质柔软，味甜。

黄精、酒黄精的水分含量不得过 15.0%，总灰分不得过 4.0%；醇溶性浸出物不得少于 45.0%。

【炮制作用】

1. 黄精　味甘，性平。归脾、肺、肾经。具有补气养阴、健脾、润肺、益肾的作用。用于脾胃气虚，体倦乏力，胃阴不足，口干食少，肺虚燥咳，劳嗽咳血，精血不足，腰膝酸软，须发早白，内热消渴。生品具麻味，刺人咽喉，临床多蒸用。

2. 酒黄精、蒸黄精　蒸后能消除麻味，以免刺激咽喉，增强补脾润肺益肾作用。酒制能助其药势，使之滋而不腻，更好地发挥补肾益血作用。

【贮藏】置通风干燥处，防霉，防蛀。

知识拓展

实验结果表明，黄精蒸制后，水浸出物、醇浸出物和游离氨基酸组分有大幅度提高，总糖含量有所下降，而还原糖含量增加 80% 以上，是由于黏多糖大量水解成低聚糖、单糖，有利于有效成分的煎出和药效的发挥。但随着蒸制次数的增加，还原糖、浸出物含量呈递减趋势，外观性状及成品率也下降。进一步证实，酒黄精、蒸黄精以蒸一次为宜。

肉苁蓉

肉苁蓉始载于《神农本草经》，炮制首见于汉代《中藏经》。《中国药典》（2015年版）载有肉苁蓉片和酒苁蓉两种炮制品，历代尚有酒酥肉苁蓉、焙肉苁蓉、面煨肉苁蓉等。

【处方用名】肉苁蓉、淡苁蓉、大芸、淡大芸、酒苁蓉、酒大芸。

【来源】本品为列当科植物肉苁蓉 Cistanche deserticola Y. C. Ma 或管花肉苁蓉 Cistanche tubulosa (Schrenk) Wight 的干燥带鳞叶的肉质茎。多于春季苗未出土或刚出土时采挖，除去花序，切段，晒干。

【炮制方法】

1. 肉苁蓉片 取原药材（淡肉苁蓉），除去杂质，洗净，润透，切厚片，干燥。盐肉苁蓉先用饮用水漂净盐分，晒至七八成干，润透，切厚片，干燥。筛去碎屑。

2. 酒苁蓉 取净肉苁蓉片，置适宜的容器内，用定量黄酒拌匀，密闭，隔水加热，炖或蒸至酒被吸尽、表面呈黑色或灰黄色时取出，干燥。筛去碎屑。

每 100kg 净肉苁蓉片，用黄酒 30kg。

【成品规格】

1. 肉苁蓉片 为不规则形厚片。切面黄棕色、灰棕色或棕褐色，有淡棕色或棕黄色点状维管束，排列成不规则波状环纹，或排列成条状而散列。周边棕褐色或灰棕色，有的可见肉质鳞叶。管花肉苁蓉片周边棕褐色至黑褐色，切面散生点状维管束。味甜、微苦。

2. 酒苁蓉 形如肉苁蓉片，表面黑棕色，质柔软，味微甜，微有酒气。

管花肉苁蓉片和酒苁蓉水分不得过 10.0%，总灰分不得过 8.0%；醇溶性浸出物肉苁蓉不得少于 35.0%，管花肉苁蓉不得少于 25.0%；肉苁蓉含松果菊苷（$C_{35}H_{46}O_{20}$）和毛蕊花糖苷（$C_{29}H_{36}O_{15}$）的总量不得少于 0.30%；管花肉苁蓉松果菊苷（$C_{35}H_{46}O_{20}$）和毛蕊花糖苷（$C_{29}H_{36}O_{15}$）的总量不得少于 1.5%。

【炮制作用】

1. 肉苁蓉片 味甘、咸，性温。归肾、大肠经。具有补肾阳、益精血、润肠通便的作用。用于肾阳不足，精血亏虚，阳痿不孕，腰膝酸软，筋骨无力，肠燥便秘。

2. 酒苁蓉 酒制后增强补肾助阳的作用。多用于阳痿，腰痛，不孕。

【贮藏】置通风干燥处，防蛀。

知识拓展

1. 药理实验证实，肉苁蓉和酒肉苁蓉均可明显增加大小鼠的精囊、前列腺及睾丸的重量，具有促激素样作用，均能显著提高小鼠的非特异性免疫功能，二者间无显著性差异。另外，通过对生品及其炮制品的通便作用比较研究，结果表明，生品的通便作用较强，炮制后通便作用减弱。

2. 对生片、酒炖片、浸泡片、清炖片、清蒸片及高压酒炖片六种不同炮制品进行比较研究，以具有补肾壮阳、润肠通便功效的活性成分甜菜碱、甘露醇、麦角甾苷、氨基酸的含量为考察指标，结果表明，加黄酒常压炖的方法最佳。

山茱萸

山茱萸始载于《神农本草经》，其炮制首见于南北朝《雷公炮炙论》。《中国药典》（2015年版）载有山萸肉和酒萸肉两种炮制品，历代尚有麸炒山萸肉、炮山萸肉、炒山萸肉、羊油炙山萸肉等。

【处方用名】 山茱萸、山萸肉、酒萸肉。

【来源】 本品为山茱萸科植物山茱萸 Cornus officinalis Sieb. et Zucc. 的干燥成熟果肉。秋末冬初果皮变红时采收果实，用文火烘或置沸水中略烫后，及时除去果核，干燥。

【炮制方法】

1. **山萸肉** 取原药材，洗净，除去杂质及残留果核，干燥。

2. **酒萸肉** 取净山萸肉，用黄酒拌匀，置适宜的容器内，密闭，隔水蒸或炖至酒被吸尽、色变黑润时，取出干燥。

每100kg净山萸肉，用黄酒20kg。

3. **蒸萸肉** 取净山萸肉，置笼屉或适宜的蒸制容器内，先用武火加热，待"圆气"改用文火，蒸至外皮呈紫黑色时，熄火后闷过夜，取出，干燥。

【成品规格】

1. **山萸肉** 呈不规则片状或囊状，表面紫红色至紫黑色，皱缩，有光泽。顶端有的有圆形宿萼痕，基部有果梗痕。质柔软，味酸、涩、微苦。山萸肉的水分不得过16.0%，总灰分不得过6.0%；含莫诺苷和马钱苷的总量不得少于1.2%。

2. **酒萸肉** 形如山茱萸，表面紫黑色或黑色，质滋润柔软。微有酒香气。酒萸肉的水分不得过16.0%，总灰分不得过6.0%；水溶性浸出物不得少于50.0%；含莫诺苷和马钱苷的总量不得少于0.70%。

【炮制作用】

1. **山茱萸** 味酸、涩，性微温。归肝、肾经。具有补益肝肾、涩精固脱的作用。生品长于敛汗固脱。多用于眩晕耳鸣，腰膝酸痛，阳痿遗精，遗尿尿频等。

2. **酒萸肉、蒸萸肉** 蒸制后补肾涩精、固精缩尿力胜，酒制后借酒力温通，助药势，降低其酸性，滋补作用较蒸山萸肉为好。常用于眩晕耳鸣，阳痿遗精，遗尿尿频，崩漏带下，腰膝酸痛。

【贮藏】 置干燥处，防蛀。

> **知识拓展**
>
> 山茱萸去核之说始于《雷公炮炙论》，之后的一些医药著作中也提出了不同看法，认为果核与果肉可一并入药。从果肉和果核的化学成分来看，二者均含有没食子酸、苹果酸等成分，在某些营养成分方面，果核优于果肉。果肉和果核对金黄色葡萄球菌、痢疾杆菌等均显示出相当的抑菌作用。近代一些研究结果倾向于果肉与果核一起入药，有果核可打碎入药的本草记载。因此有建议山茱萸可含核入药，但剂量应适当加大。

女贞子

女贞子始载于《神农本草经》，炮制首见于宋代《疮疡经验全书》。《中国药典》（2015年版）载有女贞子和酒女贞子两种炮制品，历代尚有旱莲草及地黄制女贞子、黑豆制女贞子、盐炒女贞子等。

【处方用名】女贞子、酒女贞子。

【来源】本品为木犀科植物女贞 Ligustrum lucidum Ait. 的干燥成熟果实。冬季果实成熟时采收，除去枝叶，稍蒸或置沸水中略烫后干燥；或直接干燥。

【炮制方法】

1. 女贞子 取原药材，除去梗叶及杂质，洗净，干燥。用时捣碎。

2. 酒女贞子 取净女贞子，置适宜的容器内，用定量黄酒拌匀，密闭，稍闷，隔水加热，炖或蒸至酒完全吸尽、色泽黑润时，取出干燥。用时捣碎。

每100kg净女贞子，用黄酒20kg。

【成品规格】

1. 女贞子 呈卵形、椭圆形或肾形，长6~8.5mm，直径3.5~5.5mm。表面黑紫色或灰黑色，皱缩不平，基部有果梗痕或具宿萼及短梗。体轻。外果皮薄，中果皮较松软，易剥离，内果皮木质，黄棕色，具纵棱，破开后种子通常为1粒，肾形，紫黑色，油性。气微，味甘、微苦涩。女贞子杂质不得过3.0%。

2. 酒女贞子 形如女贞子，表面黑褐色或灰黑色，常附有白色粉霜。微有酒香气。女贞子和酒女贞子水分不得过8.0%，总灰分不得过5.5%；醇溶性浸出物不得少于25.0%；含特女贞苷（$C_{31}H_{42}O_7$）不得少于0.70%。

【炮制作用】

1. 女贞子 味甘、苦，性凉。归肝、肾经。具有滋补肝肾、明目乌发的作用。生品以清肝明目、滋阴润燥为主。多用于肝热目赤，肠燥便秘。

2. 酒女贞子 酒制后增强补肝肾作用。多用于肝肾阴虚，眩晕耳鸣，目暗不明，须发早白等。

【贮藏】置干燥处。

> **知识拓展**
>
> 有实验表明，女贞子酒蒸制后表面析出的白色粉霜，其主要成分为齐墩果酸，这可能是由于酒制后改变了细胞壁的通透性，产生某些助溶作用或脱吸附作用，提高了齐墩果酸的溶出率。另有实验证实，用黄酒、醋等辅料处理过的女贞子中的微量元素含量、水解氨基酸含量均较生品为高。药理实验表明，酒蒸女贞子在降低血清中 SGPT（谷丙转氨酶）值、保护肝脏及升高白细胞、增强非特异性免疫功能、抗炎、抑菌等方面均优于生品，且无滑肠作用。

五味子

五味子始载于《神农本草经》，炮制首见于汉代《金匮玉函经》。《中国药典》（2015 年版）载有五味子和醋五味子两种炮制品，历代尚有蜜蒸五味子、炒五味子、焙五味子等。

【处方用名】五味子、醋五味子、酒五味子、蜜五味子。

【来源】本品为木兰科植物五味子 Schisandra chinensis (Turcz.) Baill. 的干燥成熟果实。习称"北五味子"。秋季果实成熟时采摘，晒干或蒸后晒干，除去果梗及杂质。

【炮制方法】

1. **五味子** 取原药材，除去果梗及杂质，用时捣碎。

2. **醋五味子** 取净五味子，置适宜的容器内，用定量醋拌匀，稍闷，蒸至醋被吸尽、表面呈紫黑色时，取出干燥。

每 100kg 净五味子，用米醋 20kg。

3. **酒五味子** 取净五味子，置适宜的容器内，用定量黄酒拌匀，密闭，稍闷，隔水加热，炖或蒸至酒被吸尽、表面呈乌黑色时，取出干燥。

每 100kg 净五味子，用黄酒 20kg。

4. **蜜五味子** 取炼蜜用适量开水稀释后，加入净五味子中，拌匀，闷透，置适宜的炒制器具内，文火加热，炒至不黏手时，取出晾凉。

每 100kg 净五味子，用炼蜜 10kg。

【成品规格】

1. **五味子** 呈不规则球形或扁球形。表面红色、紫红色或暗红色，皱缩，显油性；有的表面呈黑红色或出现"白霜"。果肉柔软，味酸。种子 1~2 粒，肾形，表面棕黄色，有光泽，种皮薄而脆。种子破碎后有香气，味辛、微苦。杂质不得过 1.0%。

2. **醋五味子** 形如五味子，表面乌黑色，油润，稍有光泽。有醋香气。醇溶性浸出物不得少于 28.0%。

3. **酒五味子** 形如醋五味子，微具酒气。

4. **蜜五味子** 色泽加深，略显光泽，味酸，兼有甘味。

五味子和醋五味子水分不得过 16.0%，总灰分不得过 7.0%；含五味子醇甲（$C_{24}H_{32}O_7$）不得少于 0.40%。

【炮制作用】

1. 五味子 味酸、甘，性温。归肺、心、肾经。具有收敛固涩、益气生津、补肾宁心的作用。生品长于敛肺止咳、生津敛汗。用于咳喘，体虚多汗，津伤口渴等。

2. 醋五味子 醋制后增强其酸涩收敛的作用，涩精止泻作用更强。多用于遗精滑泄，久泻不止等。

3. 酒五味子 酒制后能增强其益肾固精作用。用于肾虚遗精，心悸失眠等。

4. 蜜五味子 蜜炙后能增强其补肾益肺作用。用于久咳虚喘。

【贮藏】置通风干燥处，防霉。

黄 芩

黄芩始载于《神农本草经》，炮制首见于唐代《外台秘要》。《中国药典》（2015 年版）载有黄芩片和酒黄芩两种炮制品，历代尚有炒黄芩、醋炒黄芩，童便制黄芩、土炒黄芩、姜汁炒黄芩、猪胆汁炒黄芩等。

【处方用名】黄芩、酒黄芩、黄芩炭。

【来源】本品为唇形科植物黄芩 *Scutellaria baicalensis* Georgi 的干燥根。春、秋二季采挖，除去须根及泥沙，晒后撞去粗皮，晒干。

【炮制方法】

1. 黄芩片 取原药材，除去杂质。将大小分档的黄芩置蒸笼内，蒸制 30 分钟，趁热切薄片，干燥，筛去碎屑。或将净黄芩置沸水中煮 10 分钟，取出，闷润至内外湿度一致时，切薄片，干燥（避免暴晒）。筛去碎屑。

2. 酒黄芩 取净黄芩片于适宜的容器内，加黄酒拌匀，密闭闷润至酒被吸尽，文火炒至深黄色时，取出晾凉。筛去碎屑。

每 100kg 净黄芩片，用黄酒 10kg。

3. 黄芩炭 取净黄芩片，置预热好的炒制器具内，武火炒至黄芩外表黑褐色，里面深黄色。有火星时及时喷洒适量饮用水，熄灭火星，取出。筛去碎屑。

【成品规格】

1. 黄芩片 为类圆形或不规则形薄片。外表皮黄棕色或棕褐色。切面黄棕色或黄绿色，具放射状纹理。

2. 酒黄芩 形如黄芩片。略带焦斑，微有酒香气。

3. 黄芩炭 表面黑褐色，体轻，质松，易断，有焦炭气味。

黄芩片、酒黄芩含黄芩苷（$C_{21}H_{18}O_{11}$）不得少于 8.0%。

【炮制作用】

1. 黄芩 味苦，性寒。归肺、胆、脾、大肠、小肠经。具有清热燥湿、泻火解毒、止血、安胎的作用。用于温、暑湿，胸闷呕恶，湿热痞满，泻痢，黄疸，肺热咳嗽，高热烦渴，血热吐衄，痈肿疮毒，胎动不安。蒸或煮后能灭酶保苷，便于切片。

2. 酒黄芩 能缓和黄芩的苦寒之性，以免伤害脾阳，导致腹泻，并可引药入血分，借黄酒向上升腾之力，以清上焦肺热及四肢肌表之湿热。用于目赤肿痛，瘀血壅盛，上部积血失血，上焦肺热咳嗽等。

3. 黄芩炭 具清热止血作用。用于崩漏下血，吐血，衄血等。

【贮藏】置通风干燥处，防潮。

> **知识拓展**
>
> 1. 黄芩含有多种黄酮类衍生物，黄芩苷和汉黄芩苷是其主要的活性成分。在采用冷水软化过程中，所含的黄芩苷酶和汉黄芩苷酶可使黄芩苷和汉黄芩苷水解生成相应的苷元（黄芩素和汉黄芩素），而黄芩素不溶于水，易沉积在黄芩表面，且性质不稳定，容易被氧化成绿色的醌类衍生物。有药理实验表明，黄芩苷和汉黄芩苷水解后形成的醌类化合物无抗菌作用。因此黄芩饮片变绿，使其疗效降低。蒸制或沸水煮后，可杀灭酶的活性，既可保存有效成分，又可使药材软化，便于切片，保证了饮片的质量和原有的色泽。
>
> 2. 有实验表明，黄芩蒸后切片，所含的黄芩苷和汉黄芩苷为 14.12%，而煮后切片仅为 12.51%。且蒸法加工的黄芩片，外观整齐，颜色鲜艳，较煮法加工的黄芩片为好，建议黄芩采用蒸法软化后切片。

天 麻

天麻始载于《神农本草经》，炮制首见于南北朝《雷公炮炙论》。《中国药典》（2015 年版）载有天麻一种炮制品，历代尚有酒天麻、炒天麻、天麻炭、煨天麻、焙天麻等。

【处方用名】天麻。

【来源】本品为兰科植物天麻 Gastrodia elata Bl. 的干燥块茎。立冬后至次年清明前采挖，立即洗净，蒸透，敞开低温干燥。

【炮制方法】取原药材，除去杂质及黑色泛油者，洗净，润透或蒸软，切薄片，干燥。筛去碎屑。

【成品规格】天麻为不规则的薄片。切面较平坦，黄白色至淡棕色，角质样，半透明，有光泽。质坚硬，味甘。天麻的水分不得过 12.0%，总灰分不得过 4.5%；二氧化硫残留量不得过 400mg/kg；醇溶性浸出物不得少于 15.0%；含天麻素和对羟基苯甲醇的总量不得少于 0.25%。

【炮制作用】天麻味甘，性平，归肝经。具有息风止痉、平抑肝阳、祛风通络的作用。用于头痛眩晕，肢体麻木，小儿惊风，癫痫抽搐，破伤风等。天麻蒸制主要是为了便于切片，同时可破坏酶，保存苷类有效成分。

【贮藏】置通风干燥处，防蛀。

> **知识拓展**
>
> 天麻含有天麻素（即天麻苷）、香荚兰醇、对羟基苯甲醇等成分。实验证明，鲜天麻直接晒干或烘干，天麻素的含量明显降低，而天麻苷元的含量增加。蒸制后干燥，天麻素的含量增加而苷元的含量下降。其原因是加热可灭活分解天麻素的酶，保护天麻素不被分解。天麻素及其苷元虽有相同的药理作用，但苷元易氧化损失。因此天麻蒸后切片，对保证其质量有较大意义。

桑螵蛸

桑螵蛸始载于《神农本草经》，炮制首见于汉代《神农本草经》。《中国药典》（2015年版）载有桑螵蛸一种炮制品，历代尚有炒桑螵蛸、酒浸桑螵蛸、炮桑螵蛸等。

【处方用名】桑螵蛸、盐桑螵蛸。

【来源】本品为螳螂科昆虫大刀螂 Tenodera sinensis Saussure、小刀螂 Statilia maculata (Thunberg) 或巨斧螳螂 Hierodula patellifera (Serville) 的干燥卵鞘。以上三种分别习称"团螵蛸""长螵蛸"及"黑螵蛸"。深秋至次春采收，除去杂质，蒸至虫卵死后，干燥。

【炮制方法】

1. **桑螵蛸** 取原药材，除去杂质，用饮用水洗去泥屑，置蒸制容器内，蒸透，取出，干燥。用时剪碎。

2. **盐桑螵蛸** 取净桑螵蛸加入盐水拌匀，闷润至透，置炒制器具内，文火加热，炒至有香气逸出时，取出晾凉。

每100kg净桑螵蛸，用食盐2.5kg。

【成品规格】

1. **桑螵蛸** 略呈圆柱形、半圆形、长条形或类平行四边形，由多层膜质薄片叠成。表面浅黄褐色、灰黄色或灰褐色，上面有一带状隆起（团螵蛸上面带状隆起不明显），底面平坦或有凹沟。体轻，质松而韧，横断面可见许多放射状小室，室内各有一细小椭圆形卵。气微腥，味淡或微咸。水分不得过15.0%，总灰分不得过8.0%，酸不溶性灰分不得过3.0%。

2. **蒸桑螵蛸** 形如桑螵蛸，色泽较深。盐桑螵蛸略带焦斑，味微咸。

【炮制作用】

1. **桑螵蛸** 味甘、咸，性平。归肝、肾经。具有益肾固精、缩尿、止浊的作用。生品令人泄泻，蒸后可消除致泻的副作用，又可杀死虫卵，利于保存药效。用于遗精滑精，尿频遗尿，小便白浊等。

2. **盐桑螵蛸** 盐制后可引药下行入肾，增强益肾固精、缩尿止遗的作用。用于肾虚阳痿，遗精，遗尿，小便白浊等。

【贮藏】置通风干燥处，防蛀。

木 瓜

木瓜始载于《名医别录》，炮制首见于南北朝《雷公炮炙论》。《中国药典》（2015年版）载有木瓜一种炮制品，历代尚有炒木瓜、酒洗木瓜、姜汁炒木瓜等。

【处方用名】木瓜。

【来源】本品为蔷薇科植物贴梗海棠 Chaenomeles speciosa（Sweet）Nakai 的干燥成熟果实。夏、秋二季果实绿黄时采收，置沸水中烫至外皮灰白色，对半纵向剖开，晒干。

【炮制方法】取原药材，除去杂质，洗净，润透或蒸透后趁热切薄片，干燥。筛去碎屑。

【成品规格】

木瓜 呈类月牙形薄片。外表紫红色或棕红色，有不规则的深皱纹。切面棕红色。气微清香，味酸。水分不得过15.0%，总灰分不得过5.0%；pH值应为3.0~4.0。

【炮制作用】木瓜味酸，性温。归肝、脾经。具有舒筋活络、和胃化湿的作用。用于湿痹拘挛，腰膝关节酸重疼痛，暑湿吐泻，转筋挛痛，脚气水肿。

【贮藏】置阴凉干燥处，防潮，防蛀。

> **知识拓展**
>
> 木瓜质地坚硬，水分不易渗入，久泡损失有效成分。蒸制软化后切片，不仅片形美观，容易干燥，而且木瓜蒸制品较生品中的总黄酮含量为高。

第二节 煮 法

将净制后的药物置适宜容器内，加辅料（固体辅料需先捣碎或切制）或不加辅料与水同煮的方法，称为煮法。

（一）主要目的

1. 消除或降低药物的毒副作用 煮法为降低毒性最为理想的方法，历来有"水煮三沸，百毒俱消"之说。如硫黄生品毒性较大，经豆腐煮制后，毒性明显降低，可用于内服。

2. 改变药性，增强疗效 远志经甘草水煮后能降低其燥性，协同增强安神益志的作用。

3. 清洁药物 珍珠经豆腐煮后可除去其污垢，便于服用。

（二）操作方法

1. 清水煮 将净药物浸泡至内无干心，捞出，置适宜容器内，加水没过药面，武火煮沸后改用文火，保持微沸状态，煮至内无白心，取出，切片，如乌头。

2. 液体辅料煮 将净药物加入定量的液体辅料（酒、醋或药汁等）拌匀，置适宜容器内，加水至与药面平，用武火加热煮沸后改用文火，保持微沸，煮至药适汁尽，取出直接晒干或切片后晒干。如醋煮延胡索、甘草汁制远志。

3. 豆腐煮 一般将药物置两块豆腐中间（如珍珠），亦可将豆腐挖一长方形槽，将药物置于其中，再盖上豆腐（如藤黄），置适宜容器内，加水没过豆腐，煮至规定程度（珍珠煮至豆腐呈蜂窝状；藤黄煮至被熔化；硫黄煮至豆腐呈黑色或黑绿色），取出，放凉，除去豆腐。

（三）注意事项

1. 大小分档 将药物大小分档，分别煮制，以免出现生熟不匀，影响药效。

2. 适当掌握加水量 一般药物煮的时间长用水宜多；需煮熟、煮透或弃汁、留汁的药物加水宜多；要求将药物煮干者，加水宜少；毒剧药清水煮时加水量宜大；要求药透而汁不尽，煮后需将药物捞出，去除母液者，加水宜多。加液体辅料煮并要求药透汁尽者，加水量应适当，若加水过多，药透而汁未尽，有损药效；加水过少，则药煮不透，影响质量。

3. 适当掌握火力 煮制药物时，一般先用武火煮至沸腾，再改用文火加热，保持微沸状态，否则水分迅速蒸发，难以达到煮制目的。中途需补水时，应加沸水。

4. 煮至所需程度 药物煮至规定程度，一般立即干燥，如需切片，一是将煮后的药材闷润至内外湿度一致，先切片，再干燥，如黄芩；二是将煮后的药物适当晾晒，再切片，干燥，如乌头。

川 乌

川乌始载于《神农本草经》，炮制首见于汉代《金匮要略》。《中国药典》（2015年版）载有生川乌和制川乌两种炮制品，历代尚有炒川乌、炮川乌、黑豆制川乌、甘草制川乌、醋煮川乌等。《先醒斋广笔记》明确提出"以入口不麻为度"的炮制要求。

【处方用名】川乌、生川乌、制川乌。

【来源】本品为毛茛科植物乌头 *Aconitum carmichaeli* Debx. 的干燥母根。6月下旬至8月上旬采挖，除去子根、须根及泥沙，晒干。

【炮制方法】

1. 生川乌 取原药材，拣净杂质，洗净灰屑，晒干。用时捣碎。

2. 制川乌 取净川乌，大小分开，用水浸泡至内无干心，取出，加水煮沸4~6小时（或蒸6~8小时）至取大个及实心者切开内无白心，口尝微有麻舌感时，取出，晾至六成干，切厚片，干燥。筛去碎屑。

【成品规格】

1. 生川乌 呈不规则的圆锥形，稍弯曲，顶端常有残茎，中部多向一侧膨大，长2~7.5cm，直径1.2~2.5cm。表面棕褐色或灰棕色，皱缩，有小瘤状侧根及子根脱离后的痕迹。质坚实，断面类白色或浅灰黄色，形成层环纹呈多角形。气微，味辛辣、麻舌。生川乌的水分不得过 12.0%，总灰分不得过 9.0%，酸不溶性灰分不得过 2.0%；含乌头碱、次乌头碱和新乌头碱的总量应为 0.050% ~ 0.17%。

2. 制川乌 为不规则或长三角形的片。表面黑褐色或黄褐色，有灰棕色形成层环纹。体轻，质脆，断面有光泽。气微，微有麻舌感。制川乌的水分不得过 11.0%；含双酯型生物碱以乌头碱、次乌头碱及新乌头碱的总量计，不得过 0.040%，含苯甲酰乌头原碱（$C_{32}H_{45}NO_{10}$）、苯甲酰次乌头原碱（$C_{31}H_{43}NO_9$）及苯甲酰新乌头原碱（$C_{31}H_{43}NO_{10}$）的总量应为 0.070% ~ 0.15%。

【炮制作用】

1. 川乌 川乌味辛、苦，性热；有大毒。归心、肝、脾、肾经。具有祛风除湿、温经止痛的作用。生川乌有大毒，多外用于风冷牙痛，疥癣，痈肿。

2. 制川乌 川乌制后毒性降低，可供内服，功效同川乌。用于风寒湿痹，关节疼痛，心腹冷痛，寒疝作痛，麻醉止痛。

【贮藏】置通风干燥处，防蛀。生品按医疗用毒性药品管理。

> **知识拓展**
>
> 　　川乌的主要成分为生物碱，其中双酯型乌头碱毒性最强，但其性质不稳定。遇水、加热易被水解或分解成相应的苯甲酰单酯型乌头碱，其毒性为双酯型乌头碱的 1/50 ~ 1/500。再进一步水解（或分解），得到亲水性氨基醇类乌头原碱，其毒性仅为酯型乌头碱的 1/2000 ~ 1/4000。另外在炮制过程中脂肪酰基取代了 C_8 位上的乙酰基，生成酯碱，从而降低毒性。双酯型乌头碱是川乌中的主要毒性成分，也是镇痛、抗炎的有效成分，蒸或煮后能促使双酯型乌头碱水解或分解，从而降低毒性，但其镇痛、抗炎作用仍然很明显。如若炮制太过，水解完全，则药效降低。因此，在炮制时要注意炮制时间，保证炮制品质量。

草 乌

川乌、草乌在唐代以前统称"乌头"。唐代《药谱》中首载草乌，炮制首见于唐代《仙授理伤续断秘方》。《中国药典》（2015 年版）载有生草乌和制草乌两种炮制品，历代尚有炮草乌、姜汁炒草乌、黑豆煮草乌、豆腐煮等。

【处方用名】草乌、生草乌、制草乌。

【来源】本品为毛茛科植物北乌头 *Aconitum kusnezoffii* Reichb. 的干燥块根。秋季茎叶枯萎时采挖，除去须根及泥沙，干燥。

【炮制方法】

1. 生草乌 取原药材，除去杂质，洗净，干燥。

2. 制草乌 取净草乌，大小分开，用水浸泡至内无干心，取出，加水煮沸 4 ~ 6 小时（或蒸6~8小时），至取大个及实心者切开内无白心，口尝微有麻舌感时，取出，晾至六成干后切薄片，干燥。筛去碎屑。

【成品规格】

1. 生草乌 呈不规则长圆锥形，略弯曲，长2~7cm，直径0.6~1.8cm。顶端常有残茎和少数不定根残基，有的顶端一侧有一枯萎的芽，另一侧有一圆形或扁圆形不定根残基。表面灰褐色或黑棕褐色，皱缩，有纵皱纹、点状须根痕及数个瘤状侧根。质硬，断面灰白色或暗灰色，有裂隙，形成层环纹多角形或类圆形，髓部较大或中空。气微，味辛辣、麻舌。草乌水分不得过12.0%，总灰分不得过6.0%；含乌头碱、次乌头碱和新乌头碱的总量应为0.10%~0.50%。

2. 制草乌 呈不规则圆形或近三角形的片。表面黑褐色，有灰白色多角形形成层环和点状维管束，并有空隙，周边皱缩或弯曲。质脆。气微，味微辛辣，稍有麻舌感。水分不得过12.0%；含双酯型生物碱以乌头碱、次乌头碱及新乌头碱的总量计，不得过0.040%，含苯甲酰乌头原碱（$C_{32}H_{45}NO_{10}$）、苯甲酰次乌头原碱（$C_{31}H_{43}NO_{9}$）及苯甲酰新乌头原碱（$C_{31}H_{43}NO_{10}$）的总量应为0.020%~0.070%。

草乌、制草乌水分不得过12.0%。

【炮制作用】

1. 生草乌 味辛、苦，性热；有大毒。归心、肝、肾、脾经。具有祛风除湿、温经止痛的作用。生品有大毒，多作外用，用于喉痹，痈疽，疔疮，瘰疬。

2. 制草乌 制后毒性降低，可供内服。用于风寒湿痹，关节疼痛，心腹冷痛，寒疝作痛等。

【贮藏】置通风干燥处，防蛀。生品按医疗用毒性药品管理。

附 子

附子始载于《神农本草经》，炮制首见于汉代《金匮玉函经》。《中国药典》（2015年版）载有附片、淡附片和炮附片三种炮制品，历代尚有附子炭、姜附子、醋附子等。附子的炮制方法历来较多，现行方法仍有炮、干草制、姜制、矾水制、豆腐制、黑豆制等多种方法。

【处方用名】白附片、炮附片、淡附片、黑附片。

【来源】本品为毛茛科植物乌头 *Aconitum carmichaeli* Debx. 的子根加工制品。6月下旬至8月上旬采挖，除去母根、须根及泥沙，习称"泥附子"，加工成"盐附子""黑顺片""白附片"。

【炮制方法】

1. 附片 黑顺片、白附片直接入药。

（1）**黑顺片（黑附片）** 取泥附子，按大小分别洗净，浸入食用胆巴的水溶液中数日，连同浸液煮至透心，捞出，水漂，纵切成约5mm的厚片；再用水浸漂，用调色液（红糖）使附片染成浓茶色，取出，蒸到出现油面、光泽后，烘至半干，再晒干或继续烘干。

（2）**白附片** 选大小均匀的泥附子，洗净，浸入食用胆巴的水溶液中数日，连同浸液煮至透心，捞出，剥去外皮，纵切成约3mm的厚片；用水浸漂，取出，蒸透，晒干。

2. 淡附片 取净盐附子，用清水浸漂，每日换水2~3次，至盐分漂尽，与甘草、黑豆加水共煮至透心，至切开后口尝无麻舌感时，取出，除去甘草、黑豆，切薄片，干燥。

每100kg净盐附子，用甘草5kg，黑豆10kg。

3. 炮附片 取砂置炒置容器内，用武火炒热，加入净附片，拌炒至鼓起并微变色，取出，筛去砂，晾凉。

【成品规格】

1. 附片

（1）**黑顺片** 为纵切片，上宽下窄。外皮黑褐色，切面暗黄色，油润光泽，半透明，并有纵向导管束，质硬而脆，断面角质样。气微，味淡。

（2）**白附片** 无外皮，黄白色，半透明，厚约0.3cm。

含双酯型生物碱以新乌头碱（$C_{33}H_{45}NO_{11}$）、次乌头碱（$C_{33}H_{45}NO_{10}$）和乌头碱（$C_{34}H_{47}NO_{11}$）的总量计，不得过0.020%。

2. 淡附片 呈纵切片，上宽下窄，长1.7~5cm，宽0.9~3cm，厚0.2~0.5cm。外皮褐色。切面褐色，半透明，有纵向导管束。质硬，断面角质样，气微，味淡，口尝无麻舌感。含双酯型生物碱以新乌头碱（$C_{33}H_{45}NO_{11}$）、次乌头碱（$C_{33}H_{45}NO_{10}$）和乌头碱（$C_{34}H_{47}NO_{11}$）的总量计，不得过0.010%。

3. 炮附片 形如黑顺片或白附片，表面鼓起，黄棕色，质松脆。气微，味淡。

附片（黑顺片、白附片）、淡附片水分不得过15.0%；含苯甲酰乌头原碱（$C_{32}H_{45}NO_{10}$）、苯甲酰次乌头原碱（$C_{31}H_{43}NO_9$）及苯甲酰新乌头原碱（$C_{31}H_{43}NO_{10}$）的总量应为0.070%~0.15%。

【炮制作用】附子味辛、甘，大热；有毒。归心、肾、脾经。具有回阳救逆，补火助阳，逐风寒湿邪的作用。生品有毒，多外用。

1. 附片 降低毒性，可直接入药。

2. 淡附片 长于回阳救逆，散寒止痛。用于亡阳虚脱，肢冷脉微，阳虚水肿，心腹冷痛，寒湿痹痛等。

3. 炮附片 以温肾暖脾，补命门之火为主，用于心腹冷痛，虚寒吐泻，冷痢腹痛等。

【贮藏】贮藏于干燥容器内，密闭，置通风干燥处。防潮。生品按医疗用毒性药品管理。

远 志

始载于《神农本草经》，炮制首见于南北朝《雷公炮炙论》。《中国药典》（2015年版）载有远志和制远志两种炮制品，历代尚有酒远志、朱砂制远志、焦远志、姜制远志等。

【处方用名】远志、远志肉、制远志、蜜远志、炙远志。

【来源】本品为远志科植物远志 Polygala tenuifolia Willd. 或卵叶远志 Polygala sibirica L. 的干燥根。春、秋二季采挖,除去须根及泥沙,晒干。

【炮制方法】

1. **远志** 取原药材,除去杂质,略洗,润透,切段,干燥。筛去碎屑。

2. **制远志** 取甘草片,加适量水煎煮两次,合并煎液并浓缩至甘草量的10倍左右,再加入净远志段,用文火煮至汤被吸尽,取出干燥。筛去碎屑。

每100kg净远志段,用甘草6kg。

3. **蜜远志** 取炼蜜,加入适量开水稀释后,淋于远志段中,闷透,文火炒至蜜被吸尽、色泽加深、略带焦斑、不黏手时,取出晾凉。筛去碎屑。

每100kg净远志段,用炼蜜20kg。

【成品规格】

1. **远志** 呈圆柱形的段,外表皮灰黄色至灰棕色,有横皱纹;切面棕黄色,中空。气微,味苦、微辛,嚼之有刺喉感。含远志㕮酮Ⅲ（$C_{25}H_{28}O_{15}$）不得少于0.15%,含3,6′-二芥子酰基蔗糖（$C_{36}H_{46}O_{17}$）不得少于0.50%。

2. **制远志** 形如远志段,表面黄棕色。味微甜。酸不溶性灰分不得过3.0%；含远志㕮酮Ⅲ（$C_{25}H_{28}O_{15}$）不得少于0.10%,含3,6′-二芥子酰基蔗糖（$C_{36}H_{46}O_{17}$）不得少于0.30%。

3. **蜜远志** 形如远志段,色泽加深,稍带焦斑,略有黏性,味甜。

远志、制远志水分不得过12.0%,总灰分不得过6.0%；醇溶性浸出物不得少于30.0%；含细叶远志皂苷（$C_{36}H_{56}O_{12}$）不得少于2.0%。

【炮制作用】

1. **远志** 远志味苦、辛,性温。归心、肾、肺经。具安神益智、交通心肾、祛痰、消肿的作用。远志生品"戟人咽喉",多外用于痈疽肿毒,乳房肿痛。

2. **制远志** 甘草水制后既能缓其苦燥性,又能消除刺喉的麻味,以安神益智为主。用于心肾不交引起的失眠多梦,惊悸健忘,神志恍惚。

3. **蜜远志** 蜜炙后能增强化痰止咳的作用。多用于寒痰咳喘,咳嗽痰多,咳痰不爽等。

【贮藏】置通风干燥处。

> **知识拓展**
>
> 远志传统加工方法要求抽去木心,取根皮入药。一些化学试验表明,远志皮和远志木心的化学成分种类相同,皮部皂苷含量是木心的25倍。药理研究表明,远志皮的祛痰作用、抗惊厥作用和溶血作用及急性毒性均较强于远志木心。说明远志去心的目的不是降低毒副作用,而是去除非药用部位。远志的木心所占比重较小,其毒性和溶血作用均小于皮部,又同样有镇静、祛痰作用,且抽去木心较为费工。故《中国药典》（2000年版）已开始规定远志不去心入药。

吴茱萸

始载于《神农本草经》，炮制首见于唐代《伤寒论》。《中国药典》（2015年版）载有吴茱萸和制吴茱萸两种炮制品，历代尚有醋吴茱萸、补骨脂制吴茱萸、姜吴茱萸、黄连木香制吴茱萸等。

【处方用名】吴茱萸、吴萸、制吴茱萸、盐吴茱萸。

【来源】本品为芸香科植物吴茱萸 Evodia rutaecarpa（Juss.）Benth.、石虎 Evodia rutaecarpa（Juss.）Benth. var. offcinalis（Dode）Huang 或疏毛吴茱萸 Evedia rutaecarpa（Juss.）Benth. var. bodinieri（Dode）Huang 的干燥近成熟果实。8~11月果实尚未开裂时，剪下果枝，晒干或低温干燥，除去枝、叶、果梗等杂质。

【炮制方法】

1. 吴茱萸 取原药材，除去杂质，洗净，干燥。

2. 制吴茱萸 取甘草片（或碎块），加适量水，煎汤，去渣，加入净吴茱萸，闷润，待甘草汁吸尽后，用文火炒至微干，取出，干燥。

每100kg净吴茱萸，用甘草6kg。

3. 盐吴茱萸 取净吴茱萸，置适宜容器内，加入盐水拌匀，润透，置炒制器具内，用文火炒至果实裂开、稍鼓起时，取出晾凉。或用盐水泡至裂开或煮沸至透，待汤液被吸尽后，再用文火炒至微干，取出，干燥。

每100kg净吴茱萸，用食盐3kg。

【成品规格】

1. 吴茱萸 呈球形或略呈五角状扁球形，直径2~5mm。表面暗黄绿色至褐色，粗糙，有多数点状突起或凹下的油点。顶端有五角星状的裂隙，基部残留被有黄色茸毛的果梗。质硬而脆，横切面可见子房5室，每室有淡黄色种子1粒。气芳香浓郁，味辛辣而苦。吴茱萸含柠檬苦素（$C_{26}H_{30}O_8$）不得少于1.0%。

2. 制吴茱萸 形如吴茱萸，表面棕褐色至暗褐色。盐吴茱萸形如吴茱萸，色泽加深，香气浓郁，味辛辣而微咸。制吴茱萸含柠檬苦素（$C_{26}H_{30}O_8$）不得少于0.90%。

吴茱萸、制吴茱萸水分不得过15.0%，总灰分不得过10.0%；醇溶性浸出物不得少于30.0%；含吴茱萸碱（$C_{19}H_{17}N_3O$）和吴茱萸次碱（$C_{18}H_{13}N_3O$）的总量不得少于0.15%。

【炮制作用】

1. 吴茱萸 吴茱萸味辛、苦，性热；有小毒。归肝、脾、胃、肾经。有散寒止痛、降逆止呕、助阳止泻的作用。生品多外用，长于祛寒止痛。用于口疮、湿疹、牙疼等。

2. 制吴茱萸 制后能降低毒性，缓和燥性。用于厥阴头痛，经行腹痛，脘腹胀痛，呕吐吞酸，五更泄泻，寒湿脚气，寒疝腹痛。

3. 盐吴茱萸 盐制吴茱萸宜用于疝气疼痛。

【贮藏】置阴凉干燥处。

珍 珠

始载于《日华本草》，炮制首见于唐代《千金翼方》。《中国药典》（2015年版）载有珍珠和珍珠粉两种炮制品，历代尚有牡蛎煮珍珠、煅珍珠、人乳豆腐制珍珠等。

【处方用名】珍珠、珍珠粉。

【来源】本品为珍珠贝科动物马氏珍珠贝 Pteria martensii（Dunker）、蚌科动物三角帆蚌 Hyriopsis cumingii（Lea）或褶纹冠蚌 Cristaria plicata（Leach）等双壳类动物受刺激形成的珍珠。自动物体内取出，洗净，干燥。

【炮制方法】

1. 珍珠 取原药材，洗净，晾干。

2. 珍珠粉 取原药材，洗净污垢（垢重者，可先用碱水洗涤，再用饮用水漂去碱性），用纱布包好，再用豆腐置砂锅或铜锅内，一般300g珍珠用两块250g重的豆腐，下垫一块，上盖一块，加饮用水淹没豆腐一寸左右，煮制2小时，至豆腐呈蜂窝状为止。取出，去除豆腐，用饮用水洗净晒干，研细过筛，用冷开水水飞至舌舔无渣感为度。取出，晒干或烘干，再研细。

【成品规格】

1. 珍珠 呈类球形、长圆形、卵圆形或棒形，直径1.5~8mm。表面类白色、浅粉红色、浅黄绿色或浅蓝色，半透明，光滑或微有凹凸，具特有的彩色光泽。质坚硬，破碎面显层纹。气微，味淡。

2. 珍珠粉 为白色粉末，无光点，质重。气微腥，味微咸，尝之无渣。

【炮制作用】

1. 珍珠 珍珠味甘、咸，性寒。归心、肝经。具有安神定惊、明目消翳、解毒生肌的作用。可用于惊悸失眠，惊风癫痫，目生云翳，疮疡不敛，皮肤色斑。

2. 珍珠粉 作用同珍珠。珍珠质地坚硬，不溶于水，水飞成极细粉后易被人体吸收。同时，做过装饰品的珍珠（习称"花珠"）外有油腻，用豆腐煮制，令其洁净。

【贮藏】密闭。

硫 黄

硫黄始载于《神农本草经》，其炮制首见于南北朝《雷公炮炙论》。《中国药典》（2015年版）载有硫黄和制硫黄两种炮制品，历代尚有煅硫黄、煨硫黄、复制硫黄等。

【处方用名】硫黄、制硫黄。

【来源】本品为自然元素类矿物硫族自然硫，采挖后，加热熔化，除去杂质；或用含硫矿物经加工制得。

【炮制方法】

1. 硫黄 将硫黄拣去杂质，敲成碎块。

2. 制硫黄 取净硫黄块与适量豆腐同煮，至豆腐呈黑绿色、蜂窝状时，取出，漂净，阴干。

每 100kg 净硫黄，用豆腐 200kg。

【成品规格】

1. 硫黄 呈不规则块状。黄色或略呈绿黄色。表面不平坦，呈脂肪光泽，常有多数小孔。用手握紧置于耳旁，可闻轻微的爆裂声。体轻，质松，易碎，断面常呈针状结晶形。有特异的臭气，味淡。含硫（S）不得少于 98.5%。

2. 制硫黄 呈不规则的结晶块，表面黄褐色或黄绿色，断面蜂窝状，臭气不明显。

【炮制作用】

1. 硫黄 硫黄味酸，性温；有毒。归肾、大肠经。外用解毒杀虫疗疮。本品生用有毒，多外用于疥癣，秃疮，阴疽恶疮。内服用于阳痿足冷，虚喘冷哮，虚寒便秘。

2. 制硫黄 制后降低毒性，可供内服。以补火助阳通便为主。用于阳痿足冷，尿频，虚寒腹痛，虚寒冷哮，虚寒便秘。

【贮藏】置干燥处。防火。

> **知识拓展**
>
> 炮制硫黄时，豆腐显黑绿色，是由于硫黄与铁锅在加热过程中发生化学反应，形成铁的化合物和硫的混合物，其组分除硫以外，主要是硫化亚铁。硫黄在铜中产生的黑色物质，主要是硫与铜的化合物。当炮制所用容器为铝锅、炒锅或非金属锅时，豆腐不显黑绿色。建议对炮制硫黄所用器具、成品规格与其炮制作用之间的关系进行研究。对硫黄炮制前后砷含量的测定结果表明，生品的砷含量比炮制品高 8~15 倍，经炮制后可降低 As_2O_3 的含量，以豆腐炮制品最为显著。炮制用过的豆腐应妥善处理。

藤 黄

藤黄始载于《海药本草》，炮制首见于清代《医宗金鉴》。《中国药典》（2015 年版）未收载该药，历代尚有水蒸烊法。

【处方用名】藤黄、生藤黄、制藤黄。

【来源】本品为藤黄科植物藤黄 *Garcinia morella* Desr. 所分泌的胶质树脂。在开花之前割取，于离地面约 3m 处将茎干的皮部作螺旋状割伤，伤口内插一竹管，盛受流出的树脂，加热蒸干，用刀刮下。

【炮制方法】

1. 藤黄 将原药材除去杂质，轧成粗粒或打成小块。不纯净时，可放入沸水中烊化，取出，晾凉凝固后轧碎。

2. 制藤黄

（1）**豆腐制藤黄** 将定量豆腐中间挖一长方形槽，将净藤黄置槽中，再用豆腐盖严，置锅内加水煮，或将定量豆腐块中间挖槽，把净藤黄粗末放入槽中，上用豆腐覆盖，放入盘内用蒸笼加热。当藤黄全部熔化后，取出，藤黄冷却凝固后，除去豆腐。阴干，研成细粉。

每100kg净藤黄，用豆腐300kg。

(2) 荷叶制藤黄　取荷叶加10倍量水煎1小时，捞去荷叶，加入净藤黄煮至烊化，并继续浓缩至稠膏状，取出，凉透，使其凝固。阴干，研成细粉。

每100kg净藤黄，用荷叶50kg。

(3) 山羊血制藤黄　取净藤黄与鲜山羊血同煮5~6小时，拣出羊血块，晾干。

每100kg净藤黄，用山羊血50kg。

【成品规格】

1. 藤黄　呈不规则碎块状、片状或细粉状。表面棕黄色、红黄色或橙棕色，质脆易碎，断面有光泽，无臭，味辛。

2. 制藤黄　表面粗糙，断面显蜡样光泽。

(1) 豆腐制藤黄　深红黄色或深橙棕色。

(2) 山羊血制藤黄　黄褐色。

【炮制作用】

1. 藤黄　藤黄味酸、涩，性寒；有大毒。归胃、大肠经。具有消肿排脓、散瘀解毒、杀虫止痛的作用。生品有大毒，不能内服。外用于痈疽肿毒，顽癣。

2. 制藤黄　制后毒性降低，可供内服，并能保证药物的洁净度。用于跌扑损伤，痈疽肿毒，顽癣，肿瘤。

【贮藏】置阴凉干燥处。生品按医疗用毒性药品管理。

> **知识拓展**
>
> 　　藤黄中藤黄酸、新藤黄酸为抗肿瘤的活性成分，藤黄酸有大毒，豆腐含有碱性的凝固蛋白，能溶解部分有毒的酸性树脂，达到降低毒性的目的。实验证明，藤黄炮制后毒性降低，且有较强的抗炎作用。

第三节　燀法

将药物置沸水中浸煮短暂时间，取出，分离种皮的方法称为燀法。亦称为水烫。其目的主要是在保存有效成分的前提下，除去非药用部分，分离不同的药用部分。

(一) 适用范围

燀法一般适于须去种皮的种子类药物，如苦杏仁、桃仁、白扁豆等。

(二) 主要目的

1. 在保存有效成分的前提下，除去非药用部位　如杏仁、桃仁通过"燀"制，去除非药用部位种皮，并可破坏所含的酶而保存苦杏仁苷。

2. 分离不同的药用部位　如白扁豆通过"㸆"制，将扁豆仁和扁豆衣分离开来。

（三）操作方法

先将多量清水加热至沸，再将药物连同带孔盛器，一齐投入沸水中，煮烫 5~10 分钟，烫至种皮微膨胀，易于挤脱时，立即取出；浸漂于冷水中，捞起，搓开种皮与种仁，晒干，簸或筛去种皮。

（四）注意事项

1. 一般水量为药量的 10 倍以上。若水量少，投药后，水温迅速降低，达不到"杀酶保苷"的炮制效果。水量过大，药物有效成分流失过多，药效降低。

2. 水沸后投药，加热时间以 5~10 分钟为宜。以免加热时间长，导致药物中所含成分流失。

3. 药物㸆去皮后，宜当天晒干或低温烘干，否则药物易泛油，色变黄，影响成品质量。

苦杏仁

苦杏仁始载于《神农本草经》，其炮制首见于汉代《伤寒论》。《中国药典》（2015 年版）载有苦杏仁、㸆苦杏仁和炒苦杏仁三种炮制品，历代尚有煮苦杏仁、麸炒苦杏仁、童便制苦杏仁、蒸苦杏仁等。

【处方用名】苦杏仁、杏仁、㸆杏仁、炒杏仁。

【来源】本品为蔷薇科植物山杏 *Prunus armeniaca* L. var. *ansu* Maxim.、西伯利亚杏 *Prunus sibirica* L.、东北杏 *Prunus mandshurica*（Maxim.）Koehne 或杏 *Prunus armeniaca* L. 的干燥成熟种子。夏季采收成熟果实，除去果肉及核壳，取出种子，晒干。

【炮制方法】

1. 苦杏仁　取原药材，筛去皮屑杂质，拣除残留的核壳及泛油的褐色种子。用时捣碎。

2. 㸆苦杏仁　取净苦杏仁置 10 倍量沸水中略煮，加热约 5 分钟，至种皮微鼓起，捞出，于凉水中稍浸，取出，搓开种皮与种仁，干燥。筛去种皮。用时捣碎。

3. 炒苦杏仁　取㸆苦杏仁，置已预热的炒制器具内，文火炒至微黄色、略带焦斑、有香气时，取出晾凉。用时捣碎。

【成品规格】

1. 苦杏仁　呈扁心形，长 1~1.9cm，宽 0.8~1.5cm，厚 0.5~0.8cm。表面黄棕色至深棕色，一端尖，另一端钝圆，肥厚，左右不对称，尖端一侧有短线形种脐，圆端合点处向上具多数深棕色的脉纹。种皮薄，子叶 2，乳白色，富油性。气微，味苦。过氧化值不得过 0.11；含苦杏仁苷（$C_{20}H_{27}NO_{11}$）不得少于 3.0%。

2. 㸆苦杏仁　呈扁心形。表面乳白色或黄白色，一端尖，另一端钝圆，肥厚，左右不对称，富油性。有特异的香气，味苦。过氧化值不得过 0.11；含苦杏仁苷（$C_{20}H_{27}$

NO_{11}）不得少于 2.4%。

3. 炒苦杏仁　形如燀苦杏仁，表面黄色至棕黄色，微带焦斑。有香气，味苦。

【炮制作用】

1. 苦杏仁　味苦，性微温；有小毒。归肺、大肠经。具有降气止咳平喘、润肠通便的作用。用于咳嗽气喘，胸满痰多，肠燥便秘。长于润肺止咳、润肠通便。

2. 燀苦杏仁　燀后可降低毒性，除去非药用部位，便于有效成分煎出，又能破坏与苷共存的酶，以利于保存苦杏仁苷。作用与苦杏仁相同。

3. 炒苦杏仁　炒杏仁性温，长于温肺散寒。多用于肺寒咳嗽，肺虚久喘等。

【贮藏】　置阴凉干燥处，防蛀。

> **知识拓展**
>
> 　　苦杏仁苷是苦杏仁中的有效成分，可在一定条件下被苦杏仁苷酶水解形成野樱苷，在野樱苷酶作用下，野樱苷进一步水解产生杏仁腈，杏仁腈分解后释逸出氢氰酸。小剂量使用时，氢氰酸对呼吸中枢有镇静作用，大剂量或长期使用，则会中毒甚至麻痹呼吸，致人死亡。燀制能破坏苦杏仁苷酶，不仅有利于保存苦杏仁苷，且口服后苦杏仁苷在胃酸作用下缓缓分解，产生适量的氢氰酸，起到一定的镇咳平喘作用而不致引起中毒。

桃　仁

桃仁始载于《神农本草经》，炮制首见于汉代《金匮玉函经》。《中国药典》（2015年版）载有桃仁、燀桃仁和炒桃仁三种炮制品，历代尚有酒蒸桃仁、盐水桃仁、面炒桃仁、麸炒桃仁等。

【处方用名】　桃仁、燀桃仁、炒桃仁。

【来源】　本品为蔷薇科植物桃 *Prunus persica* （L.） Batsch 或山桃 *Prunus davidiana*（Carr.） Franch. 的干燥成熟种子。果实成熟后采收，除去果肉及核壳，取出种子，晒干。

【炮制方法】

1. 桃仁　取原药材，筛去皮屑杂质，拣除残留的核壳及泛油的黑褐色种子。用时捣碎。

2. 燀桃仁　取净桃仁，置 10 倍量沸水中略煮，加热约 5 分钟，至种皮微鼓起，捞出，于凉水中稍浸，取出，搓开种皮与种仁，干燥后筛去种皮。用时捣碎。

3. 炒桃仁　取燀桃仁，置已预热的炒制器具内，文火炒至黄色、略带焦斑，取出晾凉。用时捣碎。

【成品规格】

1. 桃仁　呈扁长卵形，长 1.2~1.8cm，宽 0.8~1.2cm，厚 0.2~0.4cm。表面黄棕色至红棕色，密布颗粒状突起。一端尖，中部膨大，另一端钝圆稍偏斜，边缘较薄。

尖端一侧有短线形种脐，圆端有颜色略深不甚明显的合点，自合点处散出多数纵向维管束。种皮薄，子叶2，类白色，富油性。气微，味微苦。山桃仁呈类卵圆形，较小而肥厚，长约0.9cm，宽约0.7cm，厚约0.5cm。含苦杏仁苷（$C_{20}H_{27}NO_{11}$）不得少于2.0%。

2. 燀桃仁 形如桃仁，表面浅黄白色，一端尖，中部膨大，另一端钝圆稍偏斜，边缘较薄。子叶2，富油性。气微香，味微苦。燀桃仁如桃仁，表面浅黄白色，燀山桃仁形如山桃仁，表面浅黄白色。含苦杏仁苷（$C_{20}H_{27}NO_{11}$）不得少于1.50%。

3. 炒桃仁 表面微黄色，略具焦斑，有香气。含苦杏仁苷（$C_{20}H_{27}NO_{11}$）不得少于1.60%。

桃仁、燀桃仁、炒桃仁每1000g含黄曲霉毒素B_1不得过5μg，含黄曲霉毒素G_2、黄曲霉毒素G_1、黄曲霉毒素B_2和黄曲霉毒素B_1的总量不得过10μg；酸败度中的酸值不得过10.0，羰基值不得过11.0。

【炮制作用】

1. 桃仁 味苦、甘，性平。归心、肝、大肠经。具活血祛瘀、润肠通便作用。以行血祛瘀力强。用于经闭痛经，癥瘕痞块，肺痈肠痈，跌扑损伤，肠燥便秘，咳嗽气喘。

2. 燀桃仁 燀制后除去非药用部位，利于煎出有效成分，提高药效。其功效与生品一致。

3. 炒桃仁 炒后偏于润燥和血。多用于肠燥便秘，心腹胀满等。

【贮藏】置阴凉干燥处，防蛀。

> **知识拓展**
>
> 桃仁的主要作用是活血祛瘀，有实验结果表明，生品的抗凝血、抗血栓、抗炎、润肠作用最强，桃仁皮也有很好的活血抗炎功效。桃仁主要含苦杏仁苷、挥发油、脂肪油、蛋白质等。桃仁不粉碎，直接煎煮，水溶性浸出物的含量依次为：燀桃仁＞炒桃仁＞带皮桃仁＞生桃仁。说明燀制去皮可显著提高其水溶性成分的溶出，提高疗效。

白扁豆

白扁豆始载于南梁《本草经集注》，列为下品。白扁豆的炮制始见于宋《博济方》。《中国药典》（2015年版）收载有白扁豆、炒白扁豆两种炮制品，历代医家使用的白扁豆有生白扁豆、光白扁豆、炒白扁豆、烫白扁豆、白扁豆炭、土白扁豆、麸白扁豆、醋白扁豆、陈皮制白扁豆等数种。

【处方用名】白扁豆、扁豆、炒扁豆、扁豆衣。

【来源】本品为豆科植物扁豆 *Dolichos lablab* L. 的干燥成熟种子。秋、冬二季采收成熟果实，晒干，取出种子，再晒干。

【炮制方法】

1. 白扁豆 取原药材,除去杂质。用时捣碎。

2. 扁豆衣 取净白扁豆置沸水中,稍煮至皮软时,捞出,于凉水中稍浸泡,取出。搓开种皮与仁,干燥,簸取种皮。

3. 炒白扁豆 取净白扁豆或扁豆仁,置已预热的炒制器具内,文火加热,炒至微黄、略有焦斑,取出晾凉。

【成品规格】

1. 白扁豆 呈扁椭圆形或扁卵圆形,长8~13mm,宽6~9mm,厚约7mm。表面淡黄白色或淡黄色,平滑,略有光泽,一侧边缘有隆起的白色眉状种阜。质坚硬。种皮薄而脆,子叶2,肥厚,黄白色。气微,味淡,嚼之有豆腥气。白扁豆的水分不得过14.0%。

2. 扁豆衣 为不规则的卷缩状种皮,乳白色,质脆易碎。

3. 炒扁豆 表面微黄色,略具焦斑,有香气。

【炮制作用】

1. 白扁豆 白扁豆味甘,性微温。归脾、胃经。具有健脾化湿、和中消暑的作用。生扁豆以清暑、化湿力强,用于暑湿及消渴。

2. 扁豆衣 扁豆衣气味较白扁豆弱,偏于祛暑化湿。可用于暑热所致的身热、头目眩晕。

3. 炒扁豆 炒扁豆偏于健脾化湿。用于脾虚泄泻,白带过多。

【贮藏】置干燥处,防蛀。

> **知识拓展**
>
> 白扁豆中含有人体红细胞的非特异性凝集素,其中凝集素A不溶于水,无抗胰蛋白酶活性,可抑制大鼠生长,甚至引起肝脏的区域性坏死,加热后则毒性大减。凝集素B能溶于水,有抗胰蛋白酶的活性,加压蒸汽消毒或煮沸1小时后,活力损失86%~94%。因此,白扁豆加热炮制去其毒性是合理的。

知识检测

1. 解释蒸法、煮法、燀法的含义,并说出其炮制目的。
2. 简述制首乌泻下作用缓和、补益作用增强的原因。
3. 引起黄芩饮片变绿的原因是什么?怎样防止该现象的发生?
4. 简述川乌的炮制方法,制川乌毒性降低的原因是什么?
5. 哪些药物常用豆腐煮制?豆腐煮制的作用是什么?
6. 简述燀苦杏仁的炮制原理。
7. 总结蒸法、煮法药物的炮制方法、辅料用量、炮制时的关键环节、成品规格、炮制作用。

8. 列表说明何首乌、五味子、地黄、黄精、远志等药物的炮制方法、炮制作用。

实训九 蒸 制

一、实训目的

1. 能使用不锈钢夹层锅蒸制药物，成品符合质量要求。
2. 结合现行《中国药典》和《中药饮片质量标准通则（试行）》对成品进行评判。
3. 能够正确清场，填写相关生产记录。

二、实训设备及材料

1. 设备 不锈钢夹层锅、蒸锅、刷子、盛药器具、笊篱、天平。

2. 材料
（1）药物 山茱萸。
（2）辅料 黄酒。

三、实训内容及步骤

（一）准备

1. 检查夹层锅及盛药器具的洁净状况，必要时进行清洁。
2. 除去山茱萸中的杂质、药屑，称重，置洁净的容器内；按比例称取黄酒（用量为山茱萸的20%），加入称好的山茱萸中，拌匀，加盖润至酒被吸尽。
3. 检查电源。
4. 试开机运行，检查夹层锅运行是否正常，运行正常时关机。

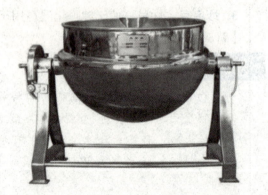

图9-1 不锈钢夹层

（二）操作

1. 蒸制：
（1）启动机器。
（2）设定压力0.08Mpa、时间2~3小时。
（3）将拌润后的山茱萸置蒸制容器内，密闭；加适量水；加锅盖密封。
（4）接通蒸汽，打开旋塞，放出冷空气。
（5）蒸至所需时间，关闭进气阀，关闭电源。

（6）取出蒸制好的山茱萸，烘干。
（7）按不锈钢夹层锅清洁规程进行清洁。
2. 干燥：将蒸好的酒萸肉晾干或在50℃干燥。
3. 筛去药屑。
4. 包装：将酒萸肉装入无毒聚乙烯塑料袋中，密封袋口。

技能检测

1. 地黄的炮制品有鲜地黄、生地黄、熟地黄、地黄炭四种，如需增强地黄滋阴补血、益精填髓的功效，应选用哪一种炮制品？设计所选用炮制品的炮制工艺流程，并进行炮制。
2. 评判酒山茱萸的成品质量，写出检验报告。

实训十　煮　制

一、实训目的

1. 能进行煮法的手工操作，成品符合质量要求。
2. 结合现行《中国药典》和《中药饮片质量标准通则（试行）》对成品进行评判。
3. 能够正确清场，填写相关生产记录。

二、实训设备及材料

1. 设备　煤气灶、蒸锅、铲子、刷子、盛药器具、天平。
2. 材料
（1）药物　远志。
（2）辅料　甘草。

三、实训内容及步骤

（一）准备

1. 检查煮制容器和盛药器具是否洁净，必要时进行清洁。
2. 除去远志中的杂质、药屑，称重，置洁净的容器内。
3. 除去甘草中的杂质、药屑，按比例称取甘草（用量为远志的6%），置洁净的煮制容器内；加入适量水煎煮两次，过滤，合并煎液并浓缩至甘草量的10倍左右。

（二）操作

1. 煮制　将净远志加入甘草汁液中，武火加热至沸腾，改用文火煮制，适当搅拌。当煮至汁液被吸尽时，出锅。

2. 干燥 晒干、晾干或在60℃~80℃下烘干。
3. 成品规格 成品味略甜,嚼之无刺喉感。药屑、杂质不得过2.0%,未煮透者不得超过2.0%(《中药饮片质量标准通则(试行)》)。
4. 收藏 将制远志装入无毒聚乙烯塑料袋中,密封袋口。
5. 清场 按要求清洁相关器具、工作台面及灶具,将相关器具和清洁用具归放原位。

技能检测

1. 附子的炮制品有黑附片、白附片、淡附片、炮附片四种,如需增强附子回阳救逆、散寒止痛的功效,应选用哪一种炮制品?设计所选用炮制品的炮制工艺流程,并进行炮制。
2. 评判制吴茱萸的成品质量,写出检验报告。

实训十一 燀 制

一、实训目的

1. 能进行燀法的手工操作,成品符合质量要求。
2. 结合现行《中国药典》和《中药饮片质量标准通则(试行)》对成品进行评判。
3. 能够正确清场,填写相关生产记录。

二、实训设备及材料

1. 设备 煤气灶、蒸锅、漏勺、刷子、盆、盛药器具、天平。
2. 材料 药物:苦杏仁、白扁豆。

三、实训内容及步骤

(一)准备

1. 检查煮制容器和盛药器具是否洁净,必要时进行清洁。
2. 除去苦杏仁、白扁豆中的杂质、药屑和泛油种子,置洁净的带孔容器内。

(二)操作

1. 燀制

(1)苦杏仁 在锅内加10倍于药量的水,加热至沸腾,将净苦杏仁连同带孔容器一同置锅内加热,保持微沸状态,燀制5分钟。捞出置冷水中浸泡,搓开种皮与种仁。

(2)白扁豆 在锅内加10倍于药量的水,加热至沸腾,将净扁豆连同带孔容器一同置锅内加热,保持微沸状态,燀至白扁豆皮与仁易于分离时,捞出,于凉水中稍浸泡，取出，搓开种皮与仁，干燥，簸取种皮。

2. 干燥　晒干、晾干或在60℃~80℃下烘干。

3. 成品规格

（1）苦杏仁　无种皮或分离为单瓣，表面乳白色，有特殊的香气。

（2）扁豆衣　为不规则的卷缩状种皮，乳白色，质脆易碎。

4. 收藏　将焯苦杏仁、扁豆衣装入无毒聚乙烯塑料袋中，密封袋口。

5. 清场　按要求清洁相关器具、工作台面及灶具，将相关器具和清洁用具归放原位。

技能检测

1. 白扁豆的炮制品有白扁豆、扁豆衣、炒扁豆三种，如需增强白扁豆祛暑化湿的功效，应选用哪一种炮制品？设计所选用炮制品的炮制工艺流程，并进行炮制。

2. 评判苦杏仁、白扁豆焯制的成品规格，写出检验报告。

第十章 复制法

 学习目标

知识目标
1. 掌握复制法的含义、炮制目的。
2. 熟悉半夏、天南星、白附子、紫河车等药物的炮制方法、成品规格和炮制作用。
3. 了解紫河车、松香的炮制方法、成品规格和炮制作用。

技能目标
1. 能进行现场清洁检查和物料复核,并采用复制法对药物进行加工。
2. 成品质量符合炮制品规格要求。
3. 能按照GMP的要求进行清场。
4. 能结合现行《中国药典》和炮制规范对成品质量进行评判。

将净选后的药物加入一种或数种辅料,按规定操作程序反复炮制的方法,称为复制法。复制法历史悠久,应用范围广泛,古今有所变化,现在多适用于有毒中药的炮制。常用的药物有天南星、白附子、半夏、炉甘石、松香、紫河车等。药物经炮制后,能降低或消除药物的毒性、增强疗效、改变药性、矫味矫臭。

复制法操作复杂,辅料应用视药物品种而定。一般是将药物净选后,置一洁净容器内,加入一种或数种辅料,根据工艺要求,或浸、泡、漂,或蒸、煮,或数法共用,反复炮制至达到规定的质量要求为度。其特点是辅料种类多,操作复杂,炮制时间长。复制法应注意:
1. 需要选择适宜的地点,注意防腐败,防污染。
2. 药物要净制,大小分档。
3. 各种辅料的种类、用量及加入顺序。
4. 操作规程中的关键技术参数、成品质量标准。

半 夏

半夏始载于《神农本草经》,炮制首见于《黄帝内经》。《中国药典》(2015年版)

载有生半夏、清半夏、姜半夏和法半夏四种炮制品,历代尚有炒半夏、水煮半夏、炮半夏、煨半夏、甘草制半夏、米泔浸半夏等。

【处方用名】生半夏、清半夏、姜半夏、法半夏、半夏曲、炒半夏曲。

【来源】本品为天南星科植物半夏 Pinellia ternata (Thunb.) Breit. 的干燥块茎。夏、秋二季采挖,洗净,除去外皮及须根,晒干。

【炮制方法】

1. 生半夏 取原药材,除去杂质,洗净,干燥。用时捣碎。

2. 清半夏 取净半夏,大小分开,用8%白矾水溶液浸泡至内无干心,口尝微有麻舌感,取出,洗净,切厚片,干燥。筛去碎屑。

每100kg净半夏,用白矾20kg。

3. 姜半夏 取净半夏,大小分开,用饮用水浸泡至内无干心时,取出;另取生姜切片煎汤,加白矾与半夏共煮透,取出,晾干,或晾至半干,干燥;或切薄片,干燥。筛去碎屑。

每100kg净半夏,用生姜25kg,白矾12.5kg。

4. 法半夏 取净半夏,大小分开,用水浸泡至内无干心,取出;另取甘草适量,加水煎煮2次,合并煎液,倒入用适量水配制成的石灰液中,搅匀,加入上述已浸透的半夏,浸泡,每日搅拌1~2次,并保持浸液pH值12以上,至剖面黄色均匀、口尝微有麻舌感时取出,洗净,阴干或烘干。

每100kg净半夏,用甘草15kg,生石灰10kg。

5. 半夏曲 取法半夏、赤小豆、苦杏仁共碾成粉,与面粉混合均匀后,加入鲜青蒿、鲜辣蓼、鲜苍耳的煎出液,搅拌均匀,堆置发酵,压成片状,切成小块,晒干。

每100kg法半夏,用赤小豆30kg,苦杏仁30kg,面粉400kg,鲜青蒿30kg,鲜辣蓼30kg,鲜苍耳30kg。

6. 麸炒半夏曲 将麸皮撒入已预热好的炒制器具内,中火加热,即刻烟起,随即投入半夏曲,迅速拌炒至表面呈深黄色时,取出,筛去麸皮,晾凉。

每100kg半夏曲,用麸皮10kg。

【成品规格】

1. 生半夏 呈类球形,有的稍偏斜,直径1~1.5cm。表面白色或浅黄色,顶端有凹陷的茎痕,周围密布麻点状根痕;下面钝圆,较光滑。质坚实,断面洁白,富粉性。气微,味辛辣、麻舌而刺喉。

2. 清半夏 呈椭圆形、类圆形或不规则的片。切面淡灰色至灰白色,可见灰白色点状或短线状维管束迹,有的残留栓皮处下方显淡紫红色斑纹。质脆,易折断,断面略呈角质样。气微,味微涩、微有麻舌感。其总灰分不得过4.0%,水溶性浸出物不得少于7.0%;按干燥品计算,含白矾以含水硫酸铝钾[$KAl(SO_4)_2 \cdot 12H_2O$]计,不得过10.0%;含总酸以琥珀酸($C_4H_6O_4$)计,不得少于0.30%。

3. 姜半夏 为片状、不规则颗粒状或类球形。表面棕色至棕褐色。质硬脆,断面淡黄棕色,常具角质样光泽。气微香,味淡,微有麻舌感,嚼之略黏牙。其总灰分不得过 7.5%；水溶性浸出物不得少于 10.0%；按干燥品计算，含白矾以含水硫酸铝钾 $[KAl(SO_4)_2 \cdot 12H_2O]$ 计，不得过 8.5%。

4. 法半夏 呈类球形或破碎成不规则颗粒状。表面淡黄白色、黄色或棕黄色。质较松脆或硬脆，断面黄色或淡黄色，颗粒者质稍硬脆。气微，味淡略甘、微有麻舌感。其总灰分不得过 9.0%；水溶性浸出物不得少于 5.0%。

5. 半夏曲 为浅黄色的小立方块，质疏松，有细蜂窝眼。

6. 麸炒半夏曲 表面米黄色，具焦香气。

清半夏、姜半夏、法半夏的水分不得过 13.0%。

【炮制作用】

1. 生半夏 味辛，性温；有毒。归脾、胃、肺经。具有燥湿化痰、降逆止呕、消痞散结的作用。生品有毒，能戟人咽喉，使人呕吐，咽喉肿痛，失音。多外用于痈肿痰核，一般不宜单味内服，但可随方入煎剂使用。以化痰止咳、消肿散结为主，用于疮痈肿毒，湿痰咳嗽。半夏炮制后，能降低毒性，缓和药性，消除副作用。

2. 清半夏 经白矾制后长于化痰，以燥湿化痰为主。用于湿痰咳嗽，痰热内结，风痰吐逆，痰涎凝聚，咯吐不出。

3. 姜半夏 经生姜、白矾制后增强了降逆止呕作用，以温中化痰、降逆止呕为主。用于痰饮呕吐，胃脘痞满，瘰疬，喉痹。

4. 法半夏 以甘草、石灰制后偏于祛寒痰，同时具有调和脾胃的作用。用于痰多咳喘，痰饮眩悸，风痰眩晕，痰厥头痛。

5. 半夏曲 味甘、微辛，性温。归脾、胃经。半夏经发酵制成曲剂后，增强健脾温胃、燥湿化痰的作用。临床以化痰止咳、消食积为主。用于咳嗽痰多，胸脘痞满，饮食不消，苔腻呕恶。

6. 麸炒半夏曲 经麸炒后产生焦香气，增强健胃消食的作用。

【贮藏】置通风干燥处，防蛀。生品按医疗用毒性药品管理。

> **知识拓展**
>
> 半夏的毒性成分至今虽未能阐明，但已知其不溶或难溶于水，短期浸泡不能达到去毒的目的。毒理实验及临床观察认为，生半夏的毒性主要表现为对胃、肠、咽喉、黏膜具有强烈的刺激性，能刺激声带黏膜发炎水肿而失音，刺激消化道黏膜而引起呕吐或腹泻，其直观反应就是中医所说的"戟人咽喉"——对口腔黏膜、舌、喉的麻辣感及刺激性。药理实验证明，清半夏、姜半夏、法半夏不仅有良好的解毒效果，同时也保留了半夏的药理作用和临床疗效。

天南星

天南星始载于《神农本草经》，炮制首见于唐代《仙授理伤续断秘方》。《中国药典》（2015年版）载有天南星、制天南星两种炮制品，历代尚有煨天南星、酒制天南星、皂角水制天南星、生姜制天南星等。

【处方用名】 天南星、制天南星、胆南星。

【来源】 本品为天南星科植物天南星 Arisaema erubescens (Wall.) Schott、异叶天南星 Arisaema heterophyllum Bl. 或东北天南星 Arisaema amurense Maxim. 的干燥块茎。秋、冬二季茎叶枯萎时采挖，除去须根及外皮，干燥。

【炮制方法】

1. 生天南星 取原药材，除去杂质，洗净，干燥。

2. 制天南星 取净天南星，按大小分别用水浸泡，每日换水2~3次，如起白沫时，换水后加白矾（每100kg天南星，加白矾2kg），泡1日后，再进行换水，至切开口尝微有麻舌感时取出。将白矾、生姜片置锅内加适量水煮沸后，倒入天南星共煮至无干心时取出。除去姜片，晾至四至六成干，切薄片，干燥。筛去碎屑。

每100kg净天南星，用生姜、白矾各12.5kg。

3. 胆南星 取制天南星细粉，加入净胆汁（牛、羊或猪胆汁）拌匀，蒸60分钟至透，取出，晾凉，制成小块或搓成小丸，干燥。或取生南星细粉，加入净胆汁（牛、羊或猪胆汁）拌匀，放温暖处，发酵5~7天后，再连续蒸或隔水炖9昼夜，每隔2小时搅拌1次，除去腥臭气，至呈黑色浸膏状，口尝无麻味为度，取出，晾干。再蒸软，趁热制成小块或搓成小丸，干燥。

每100kg制南星细粉，用胆汁（牛、羊或猪胆汁）400kg。

【成品规格】

1. 生天南星 呈扁球形，高1~2cm，直径1.5~6.5cm。表面类白色或淡棕色，较光滑，顶端有凹陷的茎痕，周围有麻点状根痕，有的块茎周边有小扁球状侧芽。质坚硬，不易破碎，断面不平坦，白色，粉性。气微辛，味麻辣。水分不得过15.0%，总灰分不得过5.0%。

2. 制天南星 呈类圆形或不规则形的薄片。黄色或淡棕色，质脆易碎，断面角质状。气微，味涩，微麻。水分不得过12.0%，总灰分不得过4.0%；按干燥品计算，含白矾以含水硫酸铝钾 $[KAl(SO_4)_2 \cdot 12H_2O]$ 计，不得过12.0%。

3. 胆南星 呈棕黄色、灰棕色或棕黑色方块或圆球，质硬。气微腥，味苦。

生天南星、制天南星醇溶性浸出物不得少于9.0%；按干燥品计算，含总黄酮以芹菜素（$C_{15}H_{10}O_5$）计，不得少于0.050%。

【炮制作用】

1. 天南星 味苦、辛，性温；有毒。归肺、肝、脾经。具有燥湿化痰、祛风止痉、散结消肿的作用。生品辛温燥烈，多外治痈肿，蛇虫咬伤。也有内服者（入煎剂），以祛风止痉为主。多用于破伤风，中风抽搐，癫痫等。

2. 制南星 经生姜、白矾制后毒性降低，燥湿化痰作用增强。多用于顽痰咳嗽，胸膈胀闷，痰阻眩晕。

3. 胆南星 味苦、微辛，性凉。归肺、肝、脾经。经胆汁制后毒性降低，其燥烈之性缓和，药性由温转凉，具有清热化痰、息风定惊的作用。用于痰热咳喘，咯痰黄稠，中风痰迷，癫狂惊痫。

【贮藏】置通风干燥处，防霉，防蛀。生品按医疗用毒性药品管理。

> **知识拓展**
>
> 　　天南星的毒性成分至今尚不清楚，但经白矾、生姜、甘草等炮制后，能解毒增效，其解毒机理可能与辅料吸附毒性成分，改变毒性成分的理化性质、生理活性，增强机体的解毒能力有关。

白附子

白附子始载于《名医别录》，炮制首见于宋代《太平圣惠方》。《中国药典》（2015年版）载有生白附子和制白附子两种炮制品，历代尚有炮白附子、米泔水制白附子、酒煮白附子、煨白附子等。

【处方用名】生白附子、禹白附、制白附子。

【来源】本品为天南星科植物独角莲 *Typhonium giganteum* Engl. 的干燥块茎。秋季采挖，除去须根及外皮，晒干。

【炮制方法】

1. 生白附子 取原药材，除去杂质。

2. 制白附子 取净白附子，分开大小个，浸泡，每日换水2~3次，数日后如起黏沫，换水后加白矾（每100kg白附子，用白矾2kg），泡1日后再进行换水，至口尝微有麻舌感为度，取出。将生姜片、白矾粉置锅内加适量水，煮沸后，倒入白附子共煮至无白心，捞出，除去生姜片，晾至六七成干，切厚片，干燥。筛去碎屑。

每100kg白附子，用生姜、白矾各12.5kg。

【成品规格】

1. 生白附子 呈椭圆形或卵圆形，长2~5cm，直径1~3cm。表面白色至黄白色，略粗糙，有环纹及须根痕，顶端有茎痕或芽痕。质坚硬，断面白色，粉性。气微，味淡、麻辣刺舌。水分不得过15.0%，总灰分不得过4.0%；醇溶性浸出物不得少于7.0%。

2. 制白附子 为类圆形或椭圆形厚片，外表皮淡棕色，切面黄色，角质。味淡，微有麻舌感。制白附子水分不得过13.0%，总灰分不得过4.0%；醇溶性浸出物不得少于15.0%。

【炮制作用】

1. 生白附子 味辛，性温；有毒。归胃、肝经。具有祛风痰、定惊搐、解毒散结止痛的作用。用于口眼㖞斜，破伤风；多外治瘰疬痰核，毒蛇咬伤。

2. 制白附子 炮制后可降低毒性，消除麻辣味，增强祛风痰作用。多用于偏头痛，痰湿头痛，咳嗽痰多等。

【贮藏】置通风干燥处，防蛀。生品按医疗用毒性药品管理。

紫河车

紫河车始载于《本草拾遗》，其炮制首见于宋代《圣济总录》。《中国药典》（2015年版）没有紫河车一种炮制品，历代尚有黑豆制紫河车、焙紫河车、煨紫河车、酒蒸紫河车等。

【处方用名】紫河车、制紫河车、酒紫河车。

【来源】本品为健康人的干燥胎盘。

【炮制方法】

1. 紫河车　将新鲜胎盘除去羊膜及脐带，反复冲洗至去净血液，蒸或置沸水中略煮后，干燥。用时研成细粉或砸成小块。

2. 酒紫河车　取净紫河车块，用酒拌匀，待酒吸尽后，用文火炒至酥脆为度。用时研末。

每 100kg 紫河车，用酒 10kg。

【成品规格】

1. 紫河车　为不规则的碎块，大小不一。黄色或黄棕色，一面凹凸不平，有不规则沟纹，另一面较平滑。质坚而脆，有腥气。

2. 酒紫河车　质酥脆，腥气较弱，具酒香气。粉末黄棕色。

【炮制作用】

1. 紫河车　味甘、咸，性温。归心、肺、肾经。具有温肾补精、益气养血的作用。生紫河车有腥气，内服易产生恶心呕吐的副作用。多入胶囊剂使用。

2. 酒紫河车　酒制后可除去腥臭味，便于服用，并可使其质地酥脆，便于粉碎，增强疗效。用于肺肾两虚，虚劳咳嗽，阳痿遗精。

【贮藏】置干燥处，防蛀。

> **知识拓展**
>
> 　　紫河车主要含有多种氨基酸及多种抗体、干扰素、激素、酶、红细胞生成素、磷脂及多糖等。具有免疫作用，能增强机体抵抗力；具有促进乳腺、子宫、阴道、卵巢及睾丸的发育作用；研末口服或灌肠可预防麻疹或减轻症状。对门静脉性肝硬化腹水及血吸虫性晚期肝硬化腹水也有一定的疗效。

松　香

松香始载于《滇南本草》，其炮制首见于南齐《刘涓子鬼遗方》。《中国药典》（2015年版）未收载该药，历代尚有酒松香、炒松香、蒸松香、烟叶制松香等。现主要有松香和制松香两种炮制品。

【处方用名】松香，制松香。

【来源】本品为松科植物油松 Pinus tabulaeformis Carr.、马尾松 Pinus massoniana Lamb. 或云南松 Pinus yunnanensis Franch. 树干中取得的油树脂，经蒸馏除去挥发油后的遗留物。

【炮制方法】

1. 松香 取原药材，除去杂质，置锅内，用文火加热，熔化后倾入饮用水中，晾凉，取出晾干，捣碎。

2. 制松香 取葱煎汁，去渣，加入净松香及适量水，加热煮至松香完全熔化，趁热倒入冷水中，待凝固后取出，晾干。

每100kg净松香块，用葱10kg。

【成品规格】

1. 松香 为不规则半透明块状，大小不一。表面淡黄色，常有一层黄白色霜粉。常温时质坚而脆，易碎，断面光亮，似玻璃状。具有松节油香气，味苦。加热则软化，然后熔化。燃烧时产生棕色浓烟。

2. 制松香 颜色加深，味微苦。

【炮制作用】

1. 松香 味苦、甘，性温。归肝、脾经。具有燥湿祛风、拔毒排脓、生肌止痛的作用。生品多外用，入膏药或研细末贴敷患处，多用于风湿痹痛，痈疽，疥癣，湿疮，金疮出血。

2. 制松香 经葱汁制后能除去部分油脂及杂质，使其洁净，质地酥脆，便于制剂和粉碎，并矫正不良气味，减少刺激性。制松香对多种致病性真菌具有不同程度的抑制作用。

【贮藏】置阴凉干燥处。防火、防潮。

知识检测

1. 什么是复制法？说明复制法的炮制目的。
2. 半夏有哪几种炮制品？试述其炮制方法及炮制作用。
3. 天南星有哪几种炮制品？试述其炮制方法及炮制作用。

第十一章 其他加工

学习目标

知识目标

1. 掌握发酵法、发芽法、制霜法、烘焙法、煨法、提净法、水飞法、干馏法等其他制法的含义；发酵法、发芽法、制霜法、提净法、水飞法等其他制法的炮制目的、操作方法和注意事项。

2. 熟悉六神曲、麦芽、巴豆等代表药物的炮制方法、成品规格、炮制作用。

3. 了解烘焙法、煨法、干馏法等其他制法的炮制目的、操作方法和注意事项。

技能目标

1. 能熟练掌握发酵法、发芽法、制霜法、烘焙法、煨制法、提净法、水飞法、干馏法等其他制法的操作技能。

2. 能对常见药物进行炮制操作，并使成品达到相关质量标准。

第一节 发酵法

经过净制或处理后的药物，在一定温度和湿度条件下，由于霉菌和酶的催化分解作用，使药物发泡、生衣的方法称为发酵法。其主要目的是改变药物的原有性能，增加或产生新的疗效，扩大药用范围，增强疗效，如六神曲、淡豆豉、半夏曲等。

（一）发酵条件

药料发酵过程就是微生物新陈代谢的过程，因此，只有满足其生长繁殖条件，才能保证发酵品的质量。主要条件如下：

1. 菌种 发酵法是利用空气中的微生物进行自然发酵，但有时会因菌种不纯，影响发酵质量。

2. 营养物质（培养基） 营养物质主要为水、氮源、碳源、无机盐类和微量元素等，如六神曲中面粉为菌种的生长繁殖提供了充足的碳源，赤小豆中所含的蛋白质为菌种提供了丰富的氮源。

3. 温度 一般发酵的最佳温度为30℃~37℃。若温度太高，菌种老化，甚至死亡，不能发酵；温度过低，菌种生长繁殖慢，不利于发酵，甚至不能发酵。

4. 湿度 一般发酵的相对湿度宜控制在70%~80%，若湿度太大，药料发黏，容易生虫霉烂；过分干燥，药料易散而不能成形，发酵速度慢甚至不能发酵。药料的湿度检测可采用经验方法，以"握之成团，指间可见水迹，放下轻击则碎"为宜。

5. 其他 适宜的pH值范围，一般为4.0~7.6，在有充足的氧气和二氧化碳条件下进行。

（二）成品要求

发酵制品以曲块表面霉衣为黄白色，内部有斑点为佳，不应出现黑色；同时应有发酵特有的香气，不应有霉味或酸败味。

六神曲

汉代《金匮玉函经》始见有曲，六神曲始载于《药性论》。《中国药典》（2015年版）收载六神曲和炒六神曲两种炮制品，历代尚有炮神曲、煨神曲、枣肉制神曲、酒制神曲等。现常用的主要是六神曲、炒六神曲、焦六神曲三种炮制品。

【处方用名】 六神曲、神曲、六曲、焦神曲、炒神曲、麸炒六曲、焦神曲。

【来源】 本品为苦杏仁、赤小豆、鲜青蒿等药物加入面粉（或麸皮）混合后，经发酵而成的曲剂。

【炮制方法】

1. 六神曲

（1）配方 面粉100kg，苦杏仁、赤小豆各4kg，鲜青蒿、鲜辣蓼、鲜苍耳草各7kg。

（2）制备方法

①药料处理：将苦杏仁、赤小豆碾成细粉，或将杏仁碾成泥状，赤小豆煮烂与面粉混匀；将鲜青蒿、鲜苍耳草、鲜辣蓼一起煎煮制备药汁（药汁占原药量的25%~30%）。

②拌料：将药汁与固体药料拌匀，揉搓成以手握成团，掷之即散的粗颗粒软材。

③成型：将软材置模具中压制成扁平方块（长33cm，宽20cm，厚6.66cm，干后重约1kg）。

④发酵：用鲜苘麻叶（或粗纸）将料块包严，放入木箱内，按品字形堆放，上面覆盖鲜青蒿。将室温控制在30℃~37℃，经4~6天即能发酵。待药料表面生出黄白色霉衣时，取出，除去覆盖物。

⑤切制：切成2.5cm见方的小块。

⑥干燥：晾干或烘干。

2. 炒神曲 将炒制器具预热至一定程度，均匀撒入定量的麸皮，中火加热，即刻烟起，随即投入六神曲，迅速拌炒至神曲表面呈棕黄色（或深黄色）时，取出，筛去麸皮，晾凉。或用炒黄法，炒至神曲表面微黄色。

每100kg神曲，用麸皮10~15kg。

3. 焦神曲　将六神曲块投入已预热的炒制器具内，文火加热，翻炒至表面呈焦褐色，内部微黄色，有焦香气时，取出，晾凉。筛去碎屑。

【成品规格】

1. 六神曲　呈立方形小块状。表面灰黄色，粗糙，质脆易断，微有香气。

2. 炒神曲　表面黄色，偶有焦斑，质坚脆，有麸香气。

3. 焦神曲　表面焦黄色，内部微黄色，有焦香气。

【炮制作用】

1. 六神曲　味甘、辛，性温。归脾、胃经。具有消食健胃的作用。生用健脾开胃，并有发散作用，常用于感冒食滞。

2. 炒神曲　炒后产生甘香之气，以醒脾和胃为主。用于食积不化，脘腹胀满，不思饮食，肠鸣泄泻等。

3. 焦神曲　炒焦后消食化积力强。以治食积泄泻为主。

【贮藏】置通风干燥处，防潮，防蛀。

> **知识拓展**
>
> 研究表明，以麸皮代替面粉，利用基质灭菌，纯菌种发酵法制备六神曲的工艺比较合理可行。通过基质灭菌，可杀灭曲料中的杂菌，排除制曲中的微生物干扰，又可使曲料中的蛋白质变性、淀粉糊化，利于霉菌生长代谢。其蛋白酶和淀粉酶的活力较天然发酵法明显提高，并能减少面粉用量，缩短发酵周期，使之发酵效果好、成本低且质量稳定，临床证明具有与天然发酵同等疗效。

建神曲

建神曲始载于《本草纲目拾遗》。《中国药典》（2015年版）未收载该药。现常用的主要有建神曲、炒建神曲、焦建神曲三种炮制品。

【处方用名】建神曲、建曲、炒建神曲、焦建神曲。

【来源】本品为面粉、麸皮、藿香、青蒿等中药混合后，经发酵制成的曲剂。

【炮制方法】

1. 建神曲　称取藿香6kg，青蒿6.5kg，辣蓼草6.5kg，苍耳草6.5kg，苦杏仁4kg，赤小豆4kg，炒麦芽9kg，炒谷芽9kg，炒山楂9kg，陈皮6kg，紫苏6kg，香附6kg，苍术6kg，炒枳壳3kg，槟榔3kg，薄荷3kg，厚朴3kg，木香3kg，白芷3kg，官桂1.5kg，甘草1.5kg，面粉10.5kg，生麸皮21kg。将以上各药共研细粉，与生麸皮混匀；再将面粉制成稀糊，趁热与上述混合药料揉合制成软材，压成块状，发酵，取出，干燥。

2. 炒建神曲　取净建神曲，置已预热的炒制器具内，文火加热，不断翻动，炒至表面呈深黄色，有香气逸出时，取出，晾凉。筛去碎屑。

3. 焦建神曲　取净建神曲，置已预热的炒制器具内，武火加热，不断翻动，炒至表面呈焦黄色，有焦香气味逸出时，取出，晾凉。筛去碎屑。

【成品规格】

1. 建神曲　为不规则的小块，土黄色。具清香气，味淡微苦。

2. 炒建神曲　表面深黄色，具香气。

3. 焦建神曲　表面呈焦黄色，具焦香气。

【炮制作用】

1. 建神曲　味辛、甘，性温。归脾、胃经。具有消食化积、发散风寒、健脾和胃的作用。用于饮食积滞，感冒头痛，胸腹胀满，脾虚泄泻。

2. 炒建神曲、焦建神曲　炒后可增强消食化积、健脾和胃的作用。常与健脾消食药同用。

【贮藏】置阴凉干燥处，防潮，防蛀。

淡豆豉

淡豆豉始载于《伤寒论》，晋代《肘后备急方》有熬制法。《中国药典》（2015年版）载有淡豆豉一种炮制品，历代尚有醋制淡豆豉、蒸淡豆豉、焦淡豆豉等。

【处方用名】淡豆豉、豆豉。

【来源】本品为豆科植物大豆 Glycine max（L.）Merr. 的成熟种子的发酵加工品。

【炮制方法】将桑叶、青蒿各70～100g加水煎煮、滤过，将煎液拌入净大豆1000g中；待汤液被吸收后，置蒸制容器内蒸透，取出，稍凉；再置适宜的容器内，用煎过的桑叶、青蒿渣覆盖，在25℃～28℃、相对湿度70%～80%的条件下，闷至发酵并长满黄衣时，取出，除去药渣，洗净；置适宜的容器内，保持温度50℃～60℃，闷15～20天，至充分发酵，有香气逸出时，取出，略蒸，干燥。

【成品规格】本品呈椭圆形，略扁，长0.6～1cm，直径0.5～0.7cm。表面黑色，皱缩不平。质柔软，断面棕黑色。气香，味微甘。

【炮制作用】味苦、辛，性凉。归肺、胃经。具有解表、除烦、宣发郁热的作用。用于感冒，寒热头痛，烦躁胸闷，虚烦不眠。

【贮藏】置通风干燥处，防蛀。

> **知识拓展**
>
> 淡豆豉中游离大豆黄素含量比原料大豆高94%，游离染料木素含量比原料大豆中高98%，其主要是由于发酵过程中微生物将药料中的苷类成分水解成为游离苷元，而使游离苷元含量提高。

第二节　发芽法

将净选后的新鲜成熟果实或种子，在一定的温度或湿度条件下，促使其萌发幼芽的方法称为发芽法。通过发芽，使麦、稻、大豆等原料中所含的淀粉、蛋白质和脂肪等，分解为糊精、葡萄糖、果糖、氨基酸、甘油和脂肪酸等，并产生各种消化酶、维生素等，产生新的功效，扩大用药品种。

（一）操作方法

1. 准备
（1）检查器具和盛药器具的洁净状况，必要时进行清洁。
（2）除去药物中的杂质及发霉、虫蛀的果实或种子，置适宜的容器中；检测其发芽率。

2. 浸泡 将待发芽的果实或种子用适量饮用水浸泡至膨胀鼓起，使其含水量达到42%~45%。

3. 发芽 将浸泡好的果实或种子置带孔的容器中，用湿物盖严，保持18℃~25℃，每天喷淋饮用水2~3次，并适时翻动，及时除去发霉、腐烂的果实或种子，5~7天，芽长不超过1cm时，取出晒干或低温干燥。

4. 成品要求 成品发芽率不得少于85%［《中国药典》（2015年版）］。药屑、杂质含量不得超过1.0%［《中药饮片质量标准通则（试行）》］。

5. 收藏 将药物装入无毒聚乙烯塑料袋中，密封袋口。

6. 清场 按要求清洁相关器具、工作台面，并将器具放置原位。

（二）注意事项

1. 选取新鲜、粒大、饱满、无病虫害的成熟果实或种子，在发芽前应检测其发芽率，要求发芽率达到85%以上。

2. 种子的浸泡时间应视气候、环境而定，一般春、秋季宜浸泡4~6小时，冬季8小时，夏季4小时。浸渍后的果实或种子的含水量宜控制在42%~45%。

3. 发芽过程中，将温度控制在18℃~25℃，每天喷淋饮用水2~3次，并用湿物覆盖，以保持适宜的温湿度和充足的氧气。并且经常检查发芽情况，及时除去发霉、腐烂的果实和种子，以保证成品质量。

4. 发芽时先长根后生芽，芽长一般不超过1cm，以0.2~1cm为宜，过长则影响药效。

麦 芽

麦芽始载于《名医别录》，晋代《肘后备急方》有熬制法。《中国药典》（2015年版）载有麦芽、炒麦芽和焦麦芽三种炮制品，历代尚有巴豆炒麦芽、煨麦芽、麸炒麦芽、麦芽炭等。

【处方用名】麦芽、大麦芽、炒麦芽、焦麦芽。

【来源】本品为禾本科植物大麦 Hordeum vulgare L. 的成熟果实，经发芽干燥而得。

【炮制方法】

1. 麦芽 取新鲜成熟饱满的净大麦，用饮用水浸泡至六七成透，捞出，置能排水的容器内，用湿物盖好，每日喷淋饮用水 2~3 次，保持适宜的温湿度，经 5~7 天，芽长约 0.5cm 时，晒干或低温干燥即得。

2. 炒麦芽 取净大麦芽，置已预热的炒制器具内，文火加热，翻炒至表面棕黄色、鼓起，并有香气逸出时，取出晾凉。筛去灰屑。

3. 焦麦芽 取净大麦芽，置已预热的炒制器具内，中火加热，翻炒至有爆裂声、表面焦褐色、鼓起，并有焦香气逸出时，取出晾凉。筛去灰屑。

【成品规格】

1. 麦芽 呈梭形，长 8~12mm，直径 3~4mm。表面淡黄色，背面为外稃包围，具 5 脉；腹面为内稃包围。除去内外稃后，腹面有 1 条纵沟；基部胚根处生出幼芽和须根，幼芽长披针状条形，长约 5mm。须根数条，纤细而弯曲。质硬，断面白色，粉性。气微，味微甘。麦芽出芽率不得少于 85%；水分不得过 13.0%，总灰分不得过 5.0%。每 1000g 含黄曲霉毒素 B_1 不得过 5μg，黄曲霉毒素 G_2、黄曲霉毒素 G_1、黄曲霉毒素 B_2 和黄曲霉毒素 B_1 总量不得过 10μg。

2. 炒麦芽 形如麦芽，表面棕黄色，偶有焦斑。有香气，味微苦。炒麦芽水分不得过 12.0%，总灰分不得过 4.0%。

3. 焦麦芽 形如麦芽，表面焦褐色，有焦斑。有焦香气，味微苦。焦麦芽水分不得过 10.0%，总灰分不得过 4.0%。

【炮制作用】

1. 麦芽 味甘，性平。归脾、胃经。具有行气消食、健脾开胃、回乳消胀的作用。生品长于健脾和胃、疏肝行气。用于脾虚食少，乳汁郁积，乳房胀痛。

2. 炒麦芽 炒黄后偏温而气香，具有行气消食回乳的作用。用于食积不消，妇女断乳。

3. 焦麦芽 性偏温而味微苦，长于消食化滞。用于食积不消，脘腹胀痛。

【贮藏】置通风干燥处，防蛀。

> **知识拓展**
>
> 1. 实验结果显示，大麦的发芽程度与酶的活性有关，长出胚芽者酶的活力为未长出者的 5 倍左右，乳酸含量也以长出胚芽者为高。但芽太长，纤维素增多，失去药用价值，故《中药典》（2010 年版）规定胚芽长度为 0.5cm 是必要的。
>
> 2. 近年来对麦芽炒制工艺的研究基本上是以淀粉酶为指标，认为麦芽的助消化作用与其所含的淀粉酶有关。对不同炮制品分解淀粉能力的测定结果表明，生麦芽作用最强，炒焦品作用很弱，故主张生品研末服用效果最佳，也可微炒研末服用。

稻 芽

稻芽始载于《名医别录》，宋代《圣济总录》有微炒法。《中国药典》（2015年版）载有稻芽、炒稻芽和焦稻芽三种炮制品，历代尚有焙稻芽。

【处方用名】稻芽、谷芽、炒稻芽、焦稻芽。

【来源】本品为禾本科植物稻 Oryza sativa L. 的成熟果实经发芽干燥而成。

【炮制方法】

1. **稻芽** 取成熟饱满的稻谷，用饮用水浸泡至六七成透，捞出，置能排水的容器内，用湿物覆盖，每日淋水2~3次，保持一定的温度和湿度，待须根长至约1cm时，取出，干燥。

2. **炒稻芽** 取净稻芽，置已预热的炒制器具内，文火加热，翻炒至大部分爆裂，表面呈深黄色，并有香气逸出时，取出晾凉。筛去灰屑。

3. **焦稻芽** 取净稻芽，置已预热的炒制器具内，中火加热，翻炒至大部分爆裂，表面焦黄色，并有焦香气逸出时，取出晾凉。筛去灰屑。

【成品规格】

1. **稻芽** 呈扁长椭圆形，两端略尖，长7~9mm，直径约3mm。外稃黄色，有白色细茸毛，具5脉。一端有2枚对称的白色条形浆片，长2~3mm，于一个浆片内侧伸出弯曲的须根1~3条，长0.5~1.2cm。质硬，断面白色，粉性。气微，味淡。出芽率不得少于85%。

2. **炒稻芽** 表面深黄色，偶有焦斑，具香气。

3. **焦稻芽** 表面焦黄色，有焦斑，具焦香气。

【炮制作用】

1. **稻芽** 味甘，性温，归脾、胃经。具有消食和中、健脾开胃的作用。用于食积不消，腹胀口臭，脾胃虚弱，不饥食少。

2. **炒稻芽** 偏于消食。用于不饥食少。

3. **焦稻芽** 善于化积滞。用于积滞不消。

【贮藏】置通风干燥处，防蛀。

> **知识拓展**
>
> 谷芽为禾本科植物粟 Setaria italica (L.) Beauv. 的成熟果实，经发芽干燥而成。
>
> 谷芽的炮制方法、性能、功效、应用等均与稻芽相似。我国北方地区多习用该品。过去曾将稻、粟、黍等植物的果实发芽作谷芽入药，《中国药典》1985年版收载该品。《中国药典》（2015年版）规定，本品出芽率不得少于85%。

大豆黄卷

大豆黄卷始载于《神农本草经》，唐代《备急千金要方》有炒制。《中国药典》（2015年版）收载该药，历代尚有焙大豆黄卷、蒸大豆黄卷、煮大豆黄卷、醋炒大豆黄卷等。

【处方用名】大豆黄卷、大豆卷、豆黄卷、豆卷、制大豆黄卷。

【来源】本品为豆科植物大豆 Glycine max（L.）Merr. 的成熟种子经发芽干燥的炮制加工品。

【炮制方法】

1. 大豆黄卷 取新鲜成熟饱满的净大豆，用饮用水浸泡至膨胀，放去水，用湿布覆盖，每日淋水两次，以保持湿润，待芽长至0.5~1cm时，取出，干燥。

2. 制大豆黄卷 将净大豆黄卷置锅内，加入灯心草、淡竹叶煎好的汤液，用文火加热，煮至药汁被吸尽，取出，干燥。

每100kg大豆黄卷，用淡竹叶2kg，灯心草1kg。

3. 炒大豆黄卷 取净大豆黄卷，置已预热的炒制器具内，文火加热，翻炒至较原色加深，取出晾凉。筛去灰屑。

【成品规格】

1. 大豆黄卷 呈肾形。表面黄色或黄棕色，微皱缩，一侧有明显的脐点，一端有1弯曲胚根。外皮质脆，多破裂或脱落。子叶2，黄色。气微，味淡，嚼之有豆腥味。水分不得过11.0%，总灰分不得过7.0%；含大豆苷（$C_{21}H_{20}O_9$）和染料木苷（$C_{21}H_{20}O_{10}$）的总量不得少于0.080%。

2. 制大豆黄卷 粒坚韧，豆腥气较轻，味清香。

【炮制作用】

1. 大豆黄卷 味甘，性平。归脾、胃、肺经。具有解表祛暑，清热利湿的作用。用于暑湿感冒，湿温初起，发热汗少，胸闷脘痞，肢体酸重，小便不利。

2. 制大豆黄卷 宣发作用减弱，清热利湿作用增强。用于暑湿，湿温。

3. 炒大豆黄卷 清解表邪的作用极弱，长于利湿舒筋，兼益脾胃。常用于湿痹筋挛疼痛，水肿胀满。

【贮藏】置通风干燥处，防蛀。

第三节 制霜法

药物经过去油制成松散粉末，或经过渗透析出细小结晶，或用其他方法制成细粉或粉渣的方法称为制霜法。制霜法适合于种子类、矿物类、植物类及某些动物角质类药物。根据操作方法不同，分为去油制霜法、渗析（出）制霜法，升华制霜法和煎煮制霜法。

一、去油制霜法

将药物种仁碾成泥状，经过适当加热、压榨去油，制成松散粉末的方法，称为去油制霜法。

（一）去油制霜的目的

1. 降低毒性，缓和药性 如巴豆有大毒，泻下作用猛烈，制成巴豆霜后毒性降低，泻下作用缓和，保证了临床用药的安全有效。

2. 降低滑肠副作用 如柏子仁中的柏子仁油，有滑肠通便的作用，不适于体虚便溏患者，制成霜后，油脂减少，降低了滑肠的副作用。

（二）操作方法

1. 准备
（1）检查所用器具的洁净状况，必要时进行清洁。
（2）准备洁净布和吸油纸。
（3）除去药物中的杂质及发霉、虫蛀、泛油的种子，碾成泥状。
（4）将蒸锅内加适量水，加热至沸腾。

2. 加热去油 将碾成泥状的种子先用吸油纸包裹，再用洁净布包裹，置笼屉上蒸热，压榨去油，如此反复操作，至药物呈松散粉末，不再黏结成饼，碾细。

3. 成品规格 成品为淡黄色松散状粉末，气微香。

4. 收藏 将制好的霜装入无毒聚乙烯塑料袋中，密封袋口。

5. 清场 按要求清洁相关器具、工作台面，并放置在规定位置。

（三）注意事项

1. 压榨去油前，先除去药物中所含的杂质及发霉、虫蛀、泛油的果实或种子，再将药物碾成泥状，进行加热处理，以利于油脂的渗出。
2. 药物加热时所含油脂易于渗出，故去油制霜时多加热或放置热处保温，且勿让药物冷凉而导致无法去油。
3. 要勤换吸油纸，以尽快吸去油脂，缩短炮制时间。
4. 有毒药物去油制霜时所用的纸或布要及时处理，以免误用。

（四）成品要求

制霜品为松散的粉末状，呈乳白色、白色、灰白色或淡黄色。其中巴豆霜和千金子霜的含油量应控制在 18.0%~20.0% 之间。

巴 豆

巴豆始载于《神农本草经》，炮制首见于汉代《金匮玉函经》。《中国药典》（2015

年版）载有生巴豆和巴豆霜两种炮制品，历代尚有炒巴豆、炮巴豆、煨巴豆、煮巴豆、麸炒巴豆、醋煮巴豆等。

【处方用名】生巴豆、巴豆霜。

【来源】本品为大戟科植物巴豆 Croton tiglium L. 的干燥成熟果实。秋季果实成熟时采收，堆置 2~3 天，摊开，干燥。

【炮制方法】

1. 生巴豆 取原药材，除去杂质，浸湿后用稠米汤或稠面汤拌匀，置日光下暴晒或烘裂后，去壳取仁。

2. 巴豆霜

（1）加热去油制霜法 取净巴豆仁碾成泥状，里层用吸油纸包裹，外层用布包严，蒸热，用压榨器压榨去油，如此反复操作数次，使其成松散粉末，不再黏结成饼为度。量少时，可将巴豆仁碾成泥状后，用数层吸油纸包裹，置炉台上，受热后反复压榨，达到上述要求。

（2）淀粉稀释法 取净巴豆仁碾细，精密称定，置索氏提取器中，乙醚加热回流提取，测定巴豆中的脂肪油含量。根据巴豆油含量添加适量淀粉稀释混匀，使脂肪油含量达到 18.0%~20.0%。

【成品规格】

1. 生巴豆 生巴豆的种子呈椭圆形，略扁。表面棕色或灰棕色，一端有小点状的种脐和种阜的疤痕，另一端有微凹的合点，其间有隆起的种脊；外种皮薄而脆，内种皮呈白色薄膜。种仁黄白色，油质。气微，味辛辣。

2. 巴豆霜 为粒度均匀、疏松的淡黄色粉末，显油性。巴豆霜水分不得过 12.0%，总灰分不得过 7.0%；含脂肪油应为 18.0%~20.0%；含巴豆苷（$C_{10}H_{13}N_5O_5$）不得少于 0.80%。

【炮制作用】

1. 生巴豆 味辛，性热；有大毒。归胃、大肠经。生品毒性强烈，外治蚀疮，用于恶疮疥癣，疣痣。

2. 巴豆霜 加热去油制霜后降低毒性，缓和其泻下作用。具有峻下积滞、逐水消肿、豁痰利咽的作用。用于寒积便秘，乳食停滞，下腹水肿，二便不通，喉风，喉痹。

【贮藏】置阴凉干燥处。生品按医疗用毒性药品管理。

> ### 知识拓展
>
> 巴豆中巴豆油（34%~57%）分解后产生的巴豆油酸及所含的树脂，能刺激肠蠕动，引起剧烈腹泻。巴豆中的另一种毒性成分巴豆毒素（一种蛋白质），对人体红细胞有溶解作用，能使局部细胞变性、坏死。通过加热去油制霜后，巴豆油含量下降，巴豆毒素凝固变性，从而达到降低毒性和缓和其泻下作用的目的。

柏子仁

柏子仁始载于《神农本草经》,炮制首见于南北朝《雷公炮炙论》。《中国药典》(2015年版)载有柏子仁和柏子仁霜两种炮制品,历代尚有酒制柏子仁、黄精制柏子仁、蒸柏子仁等。

【处方用名】柏子仁、炒柏子仁、柏子仁霜。

【来源】本品为柏科植物侧柏 Platycladus orientalis (L.) Franco 的干燥成熟种仁。秋、冬二季采收成熟种子,晒干,除去种皮,收集种仁。

【炮制方法】

1. 柏子仁 取原药材,除净杂质及残留的种皮。

2. 柏子仁霜 取净柏子仁碾成泥状,用布(量少时可用数层吸油纸)包严,蒸热或烘热后压榨去油,如此反复操作,至药物松散不再黏结成饼时,取出碾细。

3. 炒柏子仁 取净柏子仁,置已预热的炒制器具内,文火炒至油黄色,有香气逸出时,取出,晾凉。

【成品规格】

1. 柏子仁 呈长卵形或长椭圆形,长 4~7mm,直径 1.5~3mm。表面黄白色或淡黄棕色,外包膜质内种皮,顶端略尖,有深褐色的小点,基部钝圆。质软,富油性。气微香,味淡。酸值不得过 40.0,羰基值不得过 30.0,过氧化值不得过 0.26。每 1000g 含黄曲霉毒素 B_1 不得过 5μg,黄曲霉毒素 G_2、黄曲霉毒素 G_1、黄曲霉毒素 B_2 和黄曲霉毒素 B_1 总量不得过 10μg。

2. 柏子仁霜 为均匀、疏松的淡黄色粉末,微显油性,气微香。

3. 炒柏子仁 表面油黄色,偶见焦斑,具有焦香气。

【炮制作用】

1. 柏子仁 味甘,性平。归心、肾、大肠经。具有养心安神、润肠通便、止汗作用。用于阴血不足,虚烦失眠,心悸怔忡,肠燥便秘,阴虚盗汗。生品长于润肠通便、养心安神。常用于肠燥便秘。但生品气味不佳,易致恶心或呕吐。

2. 柏子仁霜 制霜后可消除呕吐和滑肠致泻的副作用。适用于心神不宁,失眠健忘而又大便溏泄者。

3. 炒柏子仁 炒后降低副作用,缓和泻下及呕吐的副作用,适用于脾胃虚弱患者。常用于心烦失眠,心悸怔忡,阴虚盗汗。

【贮藏】置阴凉干燥处,防热,防蛀。

> **知识拓展**
>
> 将净柏子仁先用高速粉碎机或电碾船研为泥团状,再将柏子仁泥置铺有数层吸油纸的大瓷盘内,上盖数层吸油纸;将瓷盘层层相叠,上压木板,置电热干燥箱内,在 65℃~70℃下加热,恒温 12 小时,反复操作 2 次,凉后取出,去除吸油纸,研成细粉。该法可克服传统制霜法烦琐、费时、生产量小的不足。

千金子

千金子始载于《蜀本草》，炮制首见于宋代《太平圣惠方》。《中国药典》（2015 年版）载有千金子和千金子霜两种炮制品，历代尚有酒浸千金子、炒千金子等。

【处方用名】千金子、续随子、千金子霜。

【来源】本品为大戟科植物续随子 Euphorbia lathyris L. 的干燥成熟种子。夏、秋二季果实成熟时采收，除去杂质，干燥。

【炮制方法】

1. 千金子 取原药材，除去杂质，筛去泥沙，洗净，捞出，干燥，用时打碎。

2. 千金子霜 取净千金子，搓去种皮，碾如泥状，用布包严，蒸热，压榨去油，如此反复操作，至药物成松散粉末，不再黏结成饼为度。少量者，碾碎用吸油纸数层包裹，加热，反复压榨换纸，以纸上不显油痕即可。

【成品规格】

1. 千金子 呈椭圆形或倒卵形，长约 5mm，直径约 4mm。表面灰棕色或灰褐色，具不规则网状皱纹，网孔凹陷处灰黑色，形成细斑点。一侧有纵沟状种脊，顶端为突起的合点，下端为线形种脐，基部有类白色突起的种阜或具脱落后的疤痕。种皮薄脆，种仁白色或黄白色，富油质。气微，味辛。含脂肪油不得少于 35.0%，含千金子箔醇不得少于 0.35%。

2. 千金子霜 为均匀、疏松的淡黄色粉末，微显油性，味辛辣。含脂肪油应为 18.0% ~ 20.0%。

【炮制作用】

1. 千金子 味辛，性温；有毒。归肝、肾、大肠经。具有泻下逐水，破血消癥的作用；外用疗癣蚀疣。生品毒性较大，用于二便不通，水肿，痰饮，积滞胀满，血瘀经闭；外治顽癣，赘疣。

2. 千金子霜 制霜后泻下作用缓和，并能降低毒性，可内服。功用同千金子。

【贮藏】置阴凉干燥处，防蛀。生品按医疗用毒性药品管理。

木鳖子

木鳖子始载于《开宝本草》，炮制首见于唐代《仙授理伤续断秘方》。《中国药典》（2015 年版）载有木鳖子和木鳖子霜两种炮制品，历代尚有焦木鳖子仁、木鳖子炭、焙木鳖子、醋木鳖子等。

【处方用名】木鳖子、木鳖子霜。

【来源】本品为葫芦科植物木鳖 Momordica cochinchinensis（Lour.）Spreng. 的干燥成熟种子。冬季采收成熟果实，剖开，晒至半干，除去果肉，取出种子，干燥。

【炮制方法】

1. 木鳖子仁 取原药材，除去杂质，筛去灰屑。去壳取仁，用时捣碎。

2. 木鳖子霜 取净木鳖子仁，炒热，研末，用吸油纸包裹数层，外加吸油布包紧，压榨去油，反复多次，至纸上不再现油迹，色由黄色变为灰白色，呈松散粉末状时，研细。

【成品规格】

1. 木鳖子仁 内种皮灰绿色，绒毛样。子叶2，黄白色，富油性。有特殊的油腻气，味苦。含木鳖子仁含丝石竹皂苷元 3-O-β-D-葡萄糖醛酸甲酯不得少于0.25%。

2. 木鳖子霜 为白色或灰白色的松散粉末，味苦。含木鳖子仁含丝石竹皂苷元 3-O-β-D-葡萄糖醛酸甲酯不得少于0.40%。

【炮制作用】

1. 木鳖子 味苦、微甘，性凉；有毒。归肝、脾、胃经。具有散结消肿、攻毒疗疮的作用。生品有毒，多供外用，内服慎用。常用于疮疡肿毒，乳痈，瘰疬，痔漏，干癣，秃疮。

2. 木鳖子霜 制霜后除去大部分油质，降低了毒性，可入丸、散剂内服。其功用与木鳖子相同，多用于筋骨疼痛，脚气水肿，瘰疬。

【贮藏】置干燥处。

瓜蒌子

瓜蒌子始载于《雷公炮炙论》，炮制始载于宋代《证类本草》。《中国药典》（2015年版）载有瓜蒌子和炒瓜蒌子两种炮制品，历代尚有蛤粉炒瓜蒌子、焙瓜蒌子、麸炒瓜蒌子、蜜制瓜蒌子等。

【处方用名】瓜蒌子、瓜蒌仁、炒瓜蒌仁、蜜瓜蒌子、瓜蒌子霜。

【来源】本品为葫芦科植物栝楼 Trichosanthes kirilowii Maxim. 或双边栝楼 Trichosanthes rosthornii Harms 的干燥成熟种子。秋季采摘成熟果实，剖开，取出种子，洗净，晒干。

【炮制方法】

1. 瓜蒌子 取原药材，除去杂质及干瘪的种子，洗净，干燥。用时捣碎。

2. 炒瓜蒌子 取净瓜蒌子，置已预热的炒制器具内，文火加热，炒至鼓起，并逸出香气时，取出晾凉。用时捣碎。

3. 蜜瓜蒌子 取炼蜜用适量开水稀释后，加入捣碎的瓜蒌子拌匀，闷透，置炒制器具内，文火加热，炒至颜色加深、不黏手为度，取出晾凉。

每100kg瓜蒌子，用炼蜜5kg。

4. 瓜蒌子霜 取净瓜蒌子去壳取仁，捣烂如泥状，用吸油布或多层吸油纸包裹，烘热或蒸热，压榨去油，如此反复多次，至药物松散，不再黏结成饼为度。

【成品规格】

1. 瓜蒌子 呈扁平椭圆形。表面浅棕色至棕褐色，平滑，沿边缘有1圈沟纹。顶端较尖（双边栝楼顶端平截），有种脐，基部钝圆或较窄。种皮坚硬，内种皮膜质，灰绿色，子叶黄白色。富油性。味淡。水分不得过10.0%，总灰分不得过3.0%；醇溶性浸出物不得少于4.0%；按干燥品计算，含3,29-二苯甲酰基栝楼仁三醇（$C_{44}H_{58}O_5$）不得少于0.080%。

2. 炒瓜蒌子 表面微鼓起，浅褐色至棕褐色，平滑，偶有焦斑，略具焦香气。蜜炙瓜蒌子呈碎块状，棕黄色，微显光泽，具香气。

3. 瓜蒌子霜 为黄白色松散粉末，微显油性。

【炮制作用】

1. 瓜蒌子 味甘，性寒。归肺、胃、大肠经。具有润肺化痰、滑肠通便的作用。生品寒滑，长于润肺化痰、滑肠通便。用于燥咳痰黏，肠燥便秘。

2. 炒瓜蒌子 炒后寒滑之性减弱，减轻令人致呕的副作用，且质脆易碎，易于煎出有效成分。具有润肺化痰，滑肠通便的作用。主治燥咳痰黏，肠燥便秘。

3. 蜜炙瓜蒌子 蜜炙后寒性缓和，润肺止咳的作用增强。用于肺燥咳嗽。

4. 瓜蒌子霜 制霜后滑肠作用显著减弱。擅于润肺祛痰。用于肺热咳嗽，咳痰不爽，而大便不实者。

【贮藏】置阴凉干燥处，防霉，防蛀。

二、渗析制霜法

渗析制霜法是药物与物料经过加工析出细小结晶的方法。其目的是制造新药，扩大用药品种，增强疗效。

西瓜霜

西瓜霜的炮制始载于清代《疡医大全》。《中国药典》（2015年版）收载该药。

【处方用名】西瓜霜。

【来源】本品为葫芦科植物西瓜 *Citrullus lanatus* (Thunb.) Matsumu. et Nakai 的成熟新鲜果实与皮硝经加工制成。

【炮制方法】取新鲜西瓜，沿蒂头切一厚片作顶盖，挖去部分瓜瓤，将皮硝填入瓜内，盖上顶盖，用竹签插牢，用碗或碟托住，盖好；悬挂于阴凉通风处，待其表面析出白霜时，随时刮下，直到无白霜析出时为度。或将新鲜西瓜切碎，放入不带釉的瓦罐内，一层西瓜一层皮硝，将口封严，悬挂于阴凉通风处，数日后，瓦罐外面析出白色结晶物，随析随收集，至无结晶析出为止。

每100kg西瓜，用皮硝15kg。

【成品规格】本品为类白色至黄白色的结晶性粉末，味咸，有清凉感。本品按干燥品计算，含硫酸钠（Na_2SO_4）不得少于90.0%，含重金属不得过10mg/kg，含砷量不得过10mg/kg。

【炮制作用】西瓜霜味咸，性寒。归肺、胃、大肠经。具有清热泻火、消肿止痛的作用。西瓜能清热解暑，皮硝能清热泻火，二者合制能起协同作用，增强药物清热泻火的功效。多用于咽喉肿痛，喉痹，口舌生疮等。

【贮藏】密封，置干燥处。

> **知识拓展**
>
> 　　传统方法制备西瓜霜，只适用于小量制备，且受到季节的限制。改进工艺可进行工业化生产，具体方法是：先将天然硝酸钾、天然硫酸钠加热水溶解，过滤；滤液加20%萝卜丝煮沸30分钟，过滤；再将滤液加40%的碎西瓜块，煮沸，过滤；之后滤液加活性炭1%（W/W）煮沸，过滤；最后将滤液经垂熔滤器过滤至澄明，减压蒸发浓缩，放冷析出结晶。结晶风化，按处方规定量加入冰片，混匀，过筛，包装。或者将西瓜碎块加入芒硝，溶化，以布氏滤器加滑石粉助滤，滤出液减压蒸发浓缩，放冷析晶，结晶风化。

三、煎煮制霜法

煎煮制霜法是药物经过多次长时间煎熬处理后所剩下的粉渣而另作药用的炮制方法。其目的是缓和药性，综合利用，扩大药源。此法适用于鹿角霜的制备。

鹿角霜

鹿角霜炮制始载于唐代《备急千金要方》。《中国药典》（2015年版）载有该药。

【处方用名】鹿角霜。

【来源】本品为鹿角去胶质的角块。春、秋二季生产，将骨化鹿角熬去胶质，取出角块，干燥。

【炮制方法】取熬去胶的鹿角骨块，除去杂质，捣碎或研碎。

【成品规格】本品呈长圆柱形或不规则的块状，大小不一。表面灰白色，显粉性，常具纵棱，偶见灰色或灰棕色斑点。体轻，质酥，断面外层较致密，白色或灰白色，内层有蜂窝状小孔，灰褐色或灰黄色。有吸湿性，味淡，嚼之有黏牙感。水分不得过8.0%。

【炮制作用】味咸，性温。归肝、肾经。具有温肾助阳、收敛止血的作用。多用于脾肾阳虚，白带过多，遗尿尿频，崩漏下血，疮疡不敛。

【贮藏】置干燥处。

四、升华制霜法

药物经过高温加工处理，升华成结晶或细粉的方法，称为升华制霜法。目的是除去杂质，纯净药物。如砒霜。

信 石

信石（原名砒石）始载于《开宝本草》，其炮制首见于南北朝《雷公炮炙论》。《中国药典》（2015年版）未收载该药，历代尚有萝卜制信石、甘草制信石、硝石制信石、煅信石等。

【处方用名】信石、砒石、砒霜。

【来源】本品为天然产含砷矿物砷华、毒砂或雄黄等矿石的加工制成品。主含As_2O_3。全年均可采挖，采得后，除净杂质。商品有红信石和白信石两种。

【炮制方法】

1. 信石 取原药材，除去杂质，碾细。

2. 砒霜 取净信石，置煅锅中，上盖一口径较小的锅，两锅结合处用盐泥封固，上压一重物，盖锅底上贴一白纸条或放几粒大米，先武火后文火加热，煅至白纸或大米成老黄色，关闭火源，冷后收集盖锅上的结晶。

【成品规格】信石呈不规则碎块状。略透明或不透明，具玻璃样光泽或无光泽，质脆，易砸碎。红信石粉红色，具黄色与红色彩晕；白信石无色或白色。砒霜为白色结晶或粉末，无臭。

【炮制作用】

1. 信石 味酸、辛，性大热；有大毒。归脾、肺、胃、大肠经。具有祛痰、截疟、杀虫、蚀腐的作用。内服用于寒痰，哮喘，疟疾，休息痢；外治痔漏，瘰疬，癣疮等。

2. 砒霜 经制霜后，除去了大量杂质，提高了As_2O_3的含量，毒性更大。内服祛痰截疟平喘，外用蚀疮祛腐杀虫。用于寒痰哮喘，久疟，久痢，瘰疬，癣疮，溃疡等。

【贮藏】置干燥处。信石和砒霜均按医疗用毒性药品管理。

第四节　烘焙法

将待炮炙品用文火直接或间接加热，使之充分干燥的方法，称为烘焙法。该法适用于某些昆虫类药或其他药物。烘焙法实际上包括烘和焙两种操作方法。

烘是将药物置近火处或利用烘箱、干燥室等，使药物所含水分徐徐蒸发，从而使药物充分干燥的方法。现代烘制药物多利用烘箱或一些干燥设备进行，避免了烟熏火燎和药物的损耗，能使药物受热均匀，便于控制炮制程度，提高饮片质量。焙则是将净选后的药物置于金属容器内，用文火进行短时间加热，并适当翻动，焙至药物颜色加深、质地酥脆为度。其目的是使药物充分干燥，便于粉碎和贮存。

（一）操作方法

1. 准备

（1）检查烘制或焙制器具、盛药器具的洁净状况，必要时进行清洁。

（2）除去药物中的杂质，置适宜的容器中。

2. 预热 根据药物所含成分设定加热温度，启动烘箱加热（平底锅或其他金属器具置炉灶上预热至一定程度，以不烫手为宜）。

3. 烘制（焙制） 将净药物置烘箱内加热（已预热的平底锅或其他金属器具，用文火加热），并适当翻动，使其受热均匀。焙蜈蚣时，应焙至蜈蚣色泽变为黑褐色、质地变疏脆时，取出，置洁净容器中，晾凉。

4. 收藏 将烘或焙后的药物装入无毒聚乙烯塑料袋中,密封袋口。
5. 清场 按要求清洁相关器具、工作台面。

(二)注意事项

1. 焙制药物时,宜选用平底锅或其他金属器具,锅预热的温度不可过高,以防加入药物时出现焦化现象。

2. 烘焙法不同于炒法,一般用文火,并勤加翻动,防止药物焦化。

蜈 蚣

蜈蚣始载于《神农本草经》,炮制首见于晋代《肘后本草》。《中国药典》(2015年版)载有焙蜈蚣一种炮制品,历代尚有酒蜈蚣、醋蜈蚣、炒蜈蚣、炮蜈蚣、米炒蜈蚣等。

【处方用名】 蜈蚣、焙蜈蚣。

【来源】 本品为蜈蚣科动物少棘巨蜈蚣 Scolopendra subspinipes mutilans L. Koch 的干燥体。春、夏二季捕捉,用竹片插入头尾,绷直,干燥。

【炮制方法】

1. 蜈蚣 取原药材,除去竹片,剪段。

2. 焙蜈蚣 取净蜈蚣,文火焙至黑褐色,质酥脆时,取出晾凉,剪断或研成细粉。

【成品规格】 蜈蚣呈扁平的小段,背部棕绿色或墨绿色,有光泽,腹部淡黄色或棕黄色。质脆,断面有裂隙。气微腥,具有特殊的刺鼻臭气,味辛、微咸。焙蜈蚣呈棕褐色或黑褐色,有焦腥气。每1000g含黄曲霉毒素 B_1 不得过 5μg,黄曲霉毒素 G_2、黄曲霉毒素 G_1、黄曲霉毒素 B_2 和黄曲霉毒素 B_1 总量不得过 10μg。

【炮制作用】

1. 蜈蚣 味辛,性温;有毒。归肝经。具有息风镇痉、攻毒散结、通络止痛的作用。生品气味腥臭,多外用于疮疡肿毒、瘰疬溃烂、毒蛇咬伤等;入煎剂多生用,用于小儿惊风,抽搐痉挛,中风口㖞,半身不遂,破伤风等。

2. 焙蜈蚣 焙后降低毒性,矫臭矫味,并使其干燥酥脆,便于粉碎。多入丸散内服或外敷,功用同生品。

【贮藏】 置干燥处,防霉,防蛀。

知识拓展

蜈蚣含有两种类似蜂毒的毒性成分,即组织胺样物质及溶血蛋白质,二者具有溶血作用,能引起过敏性休克。少量能兴奋心肌,大量能使心脏麻痹,并能抑制呼吸中枢。经焙后能破坏其毒性物质,降低毒性,还能矫味,便于粉碎。历代用蜈蚣有去头、足的习惯,认为蜈蚣的头、足毒性大,经对蜈蚣头、足和体所含成分分析后发现,各部位所含成分基本一致。《中国药典》2010年版已不做去头足要求,以蜈蚣全体入药,使其充分发挥疗效。

虻虫

虻虫始载于《神农本草经》，其炮制首见于汉代《金匮玉函经》。《中国药典》(2015年版)未收载该药，历代尚有炒虻虫、麸炒虻虫、炙虻虫、虻虫炭等。

【处方用名】虻虫、焙虻虫、米炒虻虫。

【来源】本品为虻科昆虫复带虻 Tabanus bivittatus Matsumura 的雌虫干燥全体。夏、秋二季捕捉后，用线穿起，晒干或阴干。

【炮制方法】

1. 虻虫 取原药材，除去杂质，筛去泥屑，去掉足翅。

2. 焙虻虫 取净虻虫，置热锅内，用文火焙至黄褐色或棕黑色，质地酥脆时取出，晾凉。

3. 米炒虻虫 取净虻虫，用文火与米拌炒至米呈深黄色，取出，筛去米，晾凉。每100kg虻虫，用米20kg。

【成品规格】虻虫呈椭圆形。头部呈黑棕色，有光泽，有凸出的两眼及长形的吸吻。背部黑棕色，有光泽，腹部黄褐色，有横纹节。体轻质脆，具腥臭气味。焙虻虫表面黄褐色或棕黑色，无足翅，微有腥臭气味。米炒虻虫表面深黄色，微有腥臭气味。

【炮制作用】

1. 虻虫 味苦，性微寒；有小毒。归肝经。具有破血逐瘀、散积消癥的作用。生品腥味较强，破血力猛，并致腹泻的副作用，不宜生用。

2. 焙虻虫、米炒虻虫 焙后或米炒后，降低毒性，减弱其腥臭气味和致泻的副作用，便于粉碎。用于血滞经闭，癥瘕积聚及跌扑损伤等。

【贮藏】置通风干燥处，防蛀。

第五节 煨法

取待炮炙品用面皮或湿纸包裹，或用吸油纸均匀地隔层分放，进行加热处理；或将其与麸皮同置炒制容器内，用文火炒至规定程度取出，放凉，统称为煨法。其目的主要是：①除去药物中部分挥发油及刺激性成分，从而降低副作用；②缓和药性；③增强疗效。除另有规定外，每100kg待炮炙品，用麸皮50kg。

滑石粉煨、麸煨不同于滑石粉炒和麸炒。主要区别是煨法辅料用量大，受热程度低，一般用文火，受热时间长，翻动频率低，其目的是为了除去药物中过多的油脂，增强固涩止泻作用。麸煨多是将麸皮和药物同置锅内加热，而麸炒则是先将麸皮撒入热锅内，冒烟后随即投入药物拌炒，一般加热时间短。

肉豆蔻

肉豆蔻始载于《雷公炮炙论》，其炮制首见于南北朝《雷公炮炙论》。《中国药典》(2015年版)载有肉豆蔻和麸煨肉豆蔻两种炮制品，历代尚有炒肉豆蔻、湿纸煨肉豆蔻、米炒肉豆蔻、醋浸肉豆蔻等。

【处方用名】肉豆蔻、肉果、玉果、煨肉蔻、煨肉果。

【来源】本品为肉豆蔻科植物肉豆蔻 Myristica fragrans Houtt. 的干燥种仁。

【炮制方法】

1. 肉豆蔻 取原药材，除去杂质，洗净，干燥。

2. 煨肉豆蔻

(1) 麸煨肉豆蔻 净肉豆蔻，加入麸皮，麸煨温度150℃～160℃，约15分钟，至麸皮呈焦黄色，肉豆蔻呈棕褐色，表面有裂隙时取出，筛去麸皮，放凉。用时捣碎。

每100kg净肉豆蔻，用麸皮40kg。

(2) 面裹煨肉豆蔻 取面粉加适量水揉成面团，压成薄片，将净肉豆蔻逐个包裹，或将肉豆蔻表面用水湿润，如水泛丸法包裹面粉3～4层，稍晾；倒入已炒热的滑石粉或砂中，文火加热，适当翻动，煨至面皮呈焦黄色并逸出香气时，取出。筛去滑石粉或砂，晾凉，剥去面皮。用时捣碎。

每100kg净肉豆蔻，用面粉50kg，滑石粉50kg。

(3) 滑石粉煨肉豆蔻 将滑石粉置锅内，加热炒至灵活状态，投入肉豆蔻，翻埋至肉豆蔻呈深棕色，并有香气飘逸时取出。筛去滑石粉，晾凉，用时捣碎。

每100kg净肉豆蔻，用滑石粉50kg。

【成品规格】

1. 肉豆蔻 呈卵圆形或椭圆形，长2～3cm，直径1.5～2.5cm。表面灰棕色或灰黄色，有时外被白粉（石灰粉末）。全体有浅色纵行沟纹和不规则网状沟纹。种脐位于宽端，呈浅色圆形突起，合点呈暗凹陷。种脊呈纵沟状，连接两端。质坚，断面显棕黄色相杂的大理石花纹，宽端可见干燥皱缩的胚，富油性。气香浓烈，味辛。含挥发油不得少于6.0%（mL/g）；含去氢二异丁香酚（$C_{20}H_{22}O_4$）不得少于0.10%。

2. 煨肉豆蔻 形如肉豆蔻，表面为棕褐色，有裂隙。气香，味辛。含挥发油不得少于4.0%（mL/g）；含去氢二异丁香酚（$C_{20}H_{22}O_4$）不得少于0.080%。

肉豆蔻、麸煨肉豆蔻的水分不得过10.0%。每1000g含黄曲霉毒素B_1不得过5μg，黄曲霉毒素G_2、黄曲霉毒素G_1、黄曲霉毒素B_2和黄曲霉毒素B_1总量不得过10μg。

【炮制作用】

1. 肉豆蔻 味辛，性温。归脾、胃、大肠经。具有温中行气、涩肠止泻的作用。生品辛温气香，长于暖胃消食、下气止呕。但由于生品含大量油脂，有滑肠之弊，并具刺激性，故多制用。

2. 煨肉豆蔻 煨制后可除去部分油脂，免于滑肠，减轻刺激性，增强了固肠止泻的作用。用于脾胃虚寒，久泻不止，脘腹腹痛，食少呕吐。

【贮藏】置阴凉干燥处，防蛀。

> **知识拓展**
>
> 肉豆蔻中的肉豆蔻醚有明显的抗炎、镇痛和抗癌作用，同时又具有致幻作用，服用过量可致中毒，产生昏迷，瞳孔散大，出现惊厥现象。有报道，肉豆蔻煨制后肉豆蔻醚含量明显下降，毒性降低，具有止泻作用的甲基丁香酚和甲基异丁香酚含量明显增加，使得止泻作用增强。

诃 子

诃子始载于《金匮要略》，炮制首见于南北朝《雷公炮炙论》。《中国药典》（2015年版）载有诃子和诃子肉两种炮制品，历代尚有蒸诃子、诃子炭、酒蒸诃子、姜制诃子等。

【处方用名】诃子、诃黎勒、诃子肉、煨诃子、炒诃子。

【来源】本品为使君子科植物诃子 *Terminalia chebula* Retz. 或绒毛诃子 *Terminalia chebula* Retz. var. *tomentella* Kurt. 的干燥成熟果实。秋、冬二季果实成熟时采收，除去杂质，晒干。

【炮制方法】

1. **诃子** 取原药物，除去杂质，洗净，干燥。用时打碎。
2. **诃子肉** 取净诃子，稍浸，闷润至软，轧开去核，取肉，干燥。
3. **炒诃子肉** 取净诃子肉，置热锅内，用文火炒至深棕色时，取出，晾凉。
4. **煨诃子**

（1）**面裹煨诃子** 将净诃子表面用水湿润，如水泛丸法包裹面粉3~4层，稍晾，投入炒热的滑石粉或砂中，适当翻动，煨至面皮焦黄色，取出，筛去滑石粉，剥去面皮，轧开去核取肉。

每100kg净诃子，用面粉50kg，滑石粉50kg。

（2）**麸煨诃子** 将净诃子与麸皮同至锅内，文火加热，缓缓翻动，煨至麸皮呈焦黄色，诃子呈深棕色，取出，筛去麸皮，轧开去核取肉，晾凉。

每100kg净诃子，用麸皮30kg。

【成品规格】

1. **诃子** 呈长圆形或卵圆形。表面黄棕色或暗棕色，略具光泽，有5~6条纵棱线及不规则的皱纹。质坚实。味酸涩而后甜。
2. **诃子肉** 为不规则片块状，外表深褐色或黄褐色。表面有纵皱纹、沟、棱。内表面粗糙，颗粒性。质坚实，味酸涩而后甜。
3. **炒诃子肉** 表面深黄褐色，有焦斑，断面黄褐色，微有香气，味涩。
4. **煨诃子** 表面深棕色，偶见附有焦煳面粉，质地较松脆，味略酸涩，略有焦香气。

【炮制作用】

1. 诃子 味苦、酸、涩，性平。归肺、大肠经。具有涩肠止泻、敛肺止咳、降火利咽的作用。生品长于清金敛肺利咽。用于咽痛失音，肺虚久咳等。

2. 炒诃子肉 炒后酸涩之性缓和，具有涩肠止泻、温散寒气的作用。用于消食化积，虚寒久泻，久痢，腹痛等。

3. 煨诃子 煨后药性缓和，收涩之性增强。用于久泻久痢及脱肛。

【贮藏】置干燥处。

> **知识拓展**
>
> 1. 诃子所含鞣质含量20%～40%，是诃子收敛止泻的有效成分，主要存在于诃子肉中，核中含量约为4.0%。故诃子去核取肉，可相对提高鞣质含量，有利于增强收涩之性。
>
> 2. 研究表明，诃子经炒、煨和砂烫后，鞣质含量均比生品增加，说明炮制后增强涩性和固肠止泻作用具有一定的科学性。不同炮制温度对诃子鞣质含量有一定的影响，有提出砂烫带核诃子时，砂温保持在160℃左右；滑石粉煨制诃子时，温度保持在240℃～260℃，可提高鞣质含量。

木 香

木香始载于《神农本草经》，炮制首见于宋代《太平圣惠方》。《中国药典》（2015年版）载有木香和煨木香两种炮制品，历代尚有酒木香、炒木香、黄连制木香、焙木香、蒸木香等。

【处方用名】木香、广木香、云木香、煨木香。

【来源】本品为菊科植物木香 Aucklandia lappa Decne. 的干燥根。秋、冬二季采挖，除去泥沙及须根，切段，大的再纵剖成瓣，干燥后撞去粗皮。

【炮制方法】

1. 木香 取原药材，除去杂质，大小分档，洗净，润透，切厚片，晾干或低温干燥。

2. 煨木香 取未干燥的木香片，在铁丝匾中，用一层草纸，一层木香片，间隔平铺数层，上下用平坦木板夹住，用绳捆扎结实，置炉火旁或烘干室内，烘煨至木香所含的挥发油渗到纸上，取出木香，晾凉。

【成品规格】

1. 木香 呈类圆形或不规则的厚片。外表皮黄棕色至灰褐色，有纵皱纹。切面棕黄色至棕褐色，中部有明显菊花心状的放射纹理，形成层环棕色，褐色油点（油室）散在。气香特异，味微苦。水分不得过14.0%，总灰分不得过4.0%；醇溶性浸出物不得少于12.0%；按干燥品计算，含木香烃内酯（$C_{15}H_{20}O_2$）和去氢木香内酯（$C_{15}H_{18}O_2$）的总量不得少于1.5%。

2. 煨木香 形如木香片，气微香，味微苦。

【炮制作用】

1. 木香 味辛、苦，性温。归脾、胃、大肠、三焦、胆经。具有行气止痛、健脾消食的作用。生品行气作用强。用于胸胁脘痛，泻痢后重，食积不消，不思饮食。

2. 煨木香 煨制后除去部分油脂，具有实肠止泻作用。用于泄泻腹痛。

【贮藏】置干燥处，防潮。

葛 根

葛根始载于《神农本草经》，炮制首见于唐代《备急千金要方》。《中国药典》（2015年版）载有葛根一种炮制品，历代尚有炒葛根、醋葛根、焙葛根、蒸葛根、煮葛根、葛根炭等。

【处方用名】葛根、煨葛根。

【来源】本品为豆科植物野葛 *Pueraria lobata*（willd.）Ohwi 的干燥根。习称野葛。秋、冬二季采挖，趁鲜切成厚片或小块，干燥。

【炮制方法】

1. 葛根 取原药材，除去杂质，洗净，稍泡，润透，切厚片，晒干。筛去碎屑。

2. 煨葛根

（1）**湿纸煨** 取葛根片或块，用三层湿纸包好，埋入无烟热火灰中，煨至纸成焦黑色、葛根呈微黄色时，取出，去纸晾凉。

（2）**麸皮煨** 取少量麸皮撒入热锅中，中火加热，待冒烟后，倒入葛根片，上面再撒剩余的麸皮，煨至下层麸皮成焦黄色时，随即用铁铲将葛根与麸皮不断翻动，至葛根片成焦黄色时，取出。筛去麸皮，晾凉。

每100kg净葛根片，用麸皮30kg。

【成品规格】

1. 葛根 呈不规则的厚片、粗丝或小方块。切面浅黄棕色至棕黄色。质韧，纤维性强。气微，味微甜。水分不得过13.0%，总灰分不得过6.0%；醇溶性浸出物不得少于24.0%；按干燥品计算，含葛根素（$C_{21}H_{20}O_9$）不得少于2.4%。

2. 煨葛根 形如葛根，表面焦黄色，气微香。

【炮制作用】

1. 葛根 味甘、辛，性凉。归脾、胃经。具有解肌退热，生津，透疹，升阳止泻，通经活络，解酒毒的作用。生品长于解肌退热、生津、透疹。用于外感发热头痛，项背强痛，口渴，消渴，麻疹不透，热痢，泄泻，眩晕头痛，中风偏瘫，胸痹心痛，酒毒伤中。

2. 煨葛根 煨后发散作用减轻，止泻作用增强。多用于湿热泻痢、脾虚泄泻。

【贮藏】置通风干燥处，防蛀。

第六节 提净法

提净法是将某些矿物药,特别是一些可溶性无机盐类药物,经过溶解、过滤、除尽杂质后,再进行重结晶的方法,也叫精提法。其主要目的是使药物纯净,提高疗效,缓和药性,降低毒性。

根据药物重结晶时溶液的温度不同,提净方法可分为两种:

1. 冷结晶(降温结晶、低温结晶) 将药物与辅料加适量水共煮后,滤去杂质,将滤液置阴凉处,使其冷却重新结晶。该法适宜在秋末冬初进行,以便于结晶的析出。如芒硝。

2. 热结晶(蒸发结晶) 将药物先适当粉碎,加适量水加热溶化后,滤去杂质,将滤液置于搪瓷盆中,加入适量醋,再将容器(不宜选用金属器皿,以防腐蚀)隔水加热,使液面析出结晶,随析随捞取,至析尽为止;或将原药与醋共煮后,滤去杂质,将滤液加热蒸发至一定体积后再使之自然干燥。如硇砂。

芒 硝

芒硝始载于《神农本草经》,其炮制首见于《神农本草经》。《中国药典》(2015年版)载有该药,历代尚有水飞芒硝、炒芒硝、蒸芒硝等。

【处方用名】芒硝。

【来源】本品为硫酸盐类矿物芒硝族芒硝,经加工精制而成的结晶体,主含含水硫酸钠($Na_2SO_4 \cdot 10H_2O$)。

【炮制方法】取适量鲜萝卜,洗净,切成片,置锅中,加适量水煮透,再投入适量朴硝共煮,至全部溶化,取出过滤,澄清后取上清液,放阴凉处。待结晶大部分析出,捞出晶体,置避风处适当干燥即得。其结晶母液再加热浓缩晾凉后可继续析出结晶,如此反复至不再析出结晶为止。

每100kg朴硝,用萝卜20kg。

【成品规格】芒硝为棱柱状,长方形或不规则的块状及粒状。无色透明或类白色半透明。质脆易碎,断面呈玻璃样光泽。味咸。干燥失重51.0%~57.0%;含重金属不得过10mg/kg,含砷量不得过10mg/kg;含硫酸钠(Na_2SO_4)不得少于99.0%。

【炮制作用】芒硝味咸、苦,性寒。归胃、大肠经。具有泻热通便、润燥软坚、清火消肿的作用。朴硝炮制后可提高纯净度,缓和咸寒之性,并借萝卜消积滞、化痰热、下气宽中作用,增强芒硝润燥软坚、消导、下气通便之功。用于实热积滞,腹满胀痛,大便燥结,肠痈肿痛;外治乳痈,痔疮肿痛。

【贮藏】密闭,在30℃以下保存,防风化。

> **知识拓展**
>
> 1. 朴硝经过炮制后钠元素含量变化不明显，钙、镁含量显著下降。芒硝经萝卜提净后，萝卜中的锌、锰、铁等元素，成为炮制后芒硝的组成成分，同时萝卜也吸附了铜、铅、铬等离子，从而降低了对人体健康不利的成分的含量，故朴硝提净后有一定的解毒作用。
> 2. 采用正交设计，以芒硝收得率为指标，最佳炮制工艺为：每100kg朴硝，用萝卜10kg，水250kg，煎煮10分钟过滤，滤液于2℃~4℃结晶。

附：玄明粉

【处方用名】玄明粉、风化硝。

【来源】本品为芒硝经风化干燥所得。主含硫酸钠（Na_2SO_4）。

【炮制方法】将重结晶的芒硝打碎，用适宜材料包裹，悬挂于阴凉通风处（芒硝在自然风化时，气温不宜超过30℃，否则容易液化），使其水分自然消失，成为白色粉末。

【成品规格】本品为白色粉末，味咸，有引湿性。《中国药典》（2015年版）规定：含重金属不得过20mg/kg，含砷量不得过20mg/kg；含硫酸钠（Na_2SO_4）不得少于99.0%。

【炮制作用】玄明粉味咸、苦，性寒。归胃、大肠经。具有泻下通便、润燥软坚、清火消肿的作用。用于实热便秘，大便燥结，腹满胀痛；外治咽喉肿痛，口舌生疮，牙龈肿痛，目赤，痈肿，丹毒。

> **知识拓展**
>
> 芒硝风化的温度一般不超过30℃，否则容易液化。自然风化时间较长，常因风化不完全而残留部分水分。欲使芒硝快速风化，可将芒硝置搪瓷器皿中，放水浴锅上加热，结晶体溶化，水分逐渐蒸发，即可得到白色粉末状玄明粉。该法优点是较自然风化时间短。

硇砂

硇砂始载于《新修本草》，其炮制首见于唐代《千金翼方》。《中国药典》（2015年版）收载该药。现在的主要炮制方法是提净法。

【处方用名】硇砂、白硇砂、紫硇砂、醋硇砂。

【来源】本品为氯化物矿物硇砂或紫色石盐的晶体。前者称白硇砂，主含氯化铵；后者称紫硇砂，主含氯化钠。全年可采，挖出后除去杂质。

【炮制方法】

1. 硇砂 取原药材，除去杂质，砸成小块。

2. 醋硇砂　取净硇砂块，置沸水中溶化，过滤，倒入搪瓷盆中，加入适量醋，将搪瓷盆放置在水锅内，隔水加热蒸发，当液面出现结晶时随时捞起，直至无结晶析出为止，干燥。或将上法过滤后所得滤液置锅中，加入适量醋，加热蒸发至干，取出。

每100kg净硇砂，用醋50kg。

【成品规格】

1. 硇砂

（1）**白硇砂**　呈不规则碎块状结晶。表面灰白色或暗白色，质酥脆，易碎，有土腥气，味咸、苦而刺舌。

（2）**紫硇砂**　多呈不规则块状。多呈紫色，但深浅不一。断面平滑光亮，有玻璃样光泽。质重而脆，有氨臭味，味极咸而刺舌。

2. 醋硇砂　为灰白色或微带黄色或紫红色结晶性粉末。味咸、苦。

【炮制作用】

1. 硇砂　味咸、苦、辛，性温；有毒。归肝、脾、胃经。具有消积软坚、破瘀散结的作用。生硇砂具有腐蚀性，只限外用。用于息肉、疣赘、疔疮、瘰疬、痈肿、恶疮等。

2. 醋硇砂　醋制后使药物纯净，降低毒性，并借助醋的散瘀之性，增强软坚化瘀、消癥瘕积块之功。用于癥瘕痃癖，噎膈反胃，外治目翳。现多用于各种恶性肿瘤，如宫颈癌、食管癌、贲门癌等。

【贮藏】密闭，置阴凉干燥处，防潮。

> **知识拓展**
>
> 　　硇砂含有多硫化物和硫化物，多硫化物在胃中溶解后，有强烈的腐蚀作用。硫化物和多硫化物在胃酸的作用下产生硫化氢，硫化氢在消化道或呼吸道能很快被吸收。机体吸收后则会引起全身中毒反应。硇砂提净后多硫化物和硫化物含量明显减少，使其毒性下降。

第七节　水飞法

某些不溶于水的矿物药，利用粗细粉末在水中悬浮性不同，将不溶于水的矿物、贝壳类药物经反复研磨，而分离制备成极细腻粉末的方法称为水飞法。其主要目的：①去除杂质，洁净药物；②使药物质地细腻，便于内服和外用，提高其生物利用度；③防止药物在研磨过程中粉尘飞扬，污染环境；④除去药物中可溶于水的毒性物质（砷、汞可溶盐类）。

（一）操作方法

取待炮炙品置容器内，加适量水共研成糊状，再加水，搅拌，倾出混悬液。残渣再照上法反复操作数次，合并混悬液，静置，分取沉淀，干燥，研散。

（二）注意事项

1. 在研磨过程中，水量宜少，以药物研磨时能成糊状为度；搅拌混悬时加水量宜大，以便形成混悬液和除去溶解度小的有毒物质或杂质。
2. 朱砂、雄黄等药物水飞后以晾干为宜。
3. 朱砂和雄黄粉碎时忌铁器，并要注意控制温度。

朱 砂

朱砂始载于《神农本草经》，其炮制首见于南北朝《雷公炮炙论》。《中国药典》（2015年版）载有朱砂粉一种炮制品，历代尚有炒朱砂、朱砂炭、煨朱砂等。

【处方用名】朱砂、辰砂、丹砂、朱砂粉。

【来源】本品为硫化物类矿物辰砂族辰砂，主含硫化汞（HgS）。采挖后，选取纯净者，用磁铁吸净含铁的杂质，再用水淘去杂石和泥沙。

【炮制方法】

朱砂粉　取朱砂，先用磁铁吸净铁屑，置乳钵内，加少量饮用水研磨成糊状，然后加多量饮用水搅拌，待粗粉下沉，倾取上层混悬液。下沉的粗粉再按上法反复操作多次，直至手捻细腻，无亮星为止，弃去杂质。合并混悬液，静置后倾去上清液，取沉淀物，晾干或40℃以下干燥，研散。

【成品规格】朱砂粉为朱红色极细粉末，体轻，以手指撮之无粒状物，以磁铁吸之，无铁末。味淡。含铁检测显色反应不得深于0.1%的铁颜色；含硫化汞（HgS）不得少于98.0%。

【炮制作用】朱砂味甘，性微寒；有毒。归心经。具有清心镇惊、安神解毒的作用。经水飞后使药物纯净、细腻，便于制剂及服用，降低毒性。用于心悸易惊，失眠多梦，癫痫发狂，小儿惊风，口疮，喉痹，疮疡肿毒。

【贮藏】置干燥处。

> **知识拓展**
>
> 　　朱砂中主要成分为硫化汞（HgS），尚含有游离汞和可溶性汞盐等杂质。可溶性汞盐的毒性极大，为朱砂中的主要毒性成分。实验证实，水飞后可使朱砂中的游离汞和可溶性汞盐含量下降，同时也降低了铅、铁等金属含量，从而降低毒性，使药物纯净细腻，便于内服。有实验证实，水飞次数越多，可溶性汞盐含量越低，而对有效成分HgS含量基本无影响；晒干品中游离汞含量较60℃烘干者高出约一倍，因此水飞后，朱砂粉以晾干（阴干）为宜。

雄 黄

雄黄始载于《神农本草经》，其炮制首见于《神农本草经》。《中国药典》（2015年版）载有雄黄粉一种炮制品，历代尚有炒雄黄、煅雄黄、醋制雄黄、白萝卜蒸雄黄等。

【处方用名】雄黄、明雄黄、雄黄粉。

【来源】本品为硫化物类矿物雄黄族雄黄，主含二硫化二砷（As_2S_2）。采挖后，除去杂质。

【炮制方法】

雄黄粉 取净雄黄加适量饮用水共研细，再加大量饮用水搅拌，倾取上层混悬液，下沉部分按上法重复操作数次，除去杂质，合并混悬液，静置后分取沉淀，晾干，研细。

【成品规格】雄黄粉为极细腻的粉末，橙红色或橙黄色。质重。气特异而刺鼻，味淡。含砷量以二硫化二砷（As_2S_2）计，不得少于 90.0%。

【炮制作用】雄黄味辛，性温；有毒。归肝、大肠经。具有解毒杀虫、燥湿祛痰、截疟的作用。水飞后降低毒性，且药粉纯净细腻，便于制剂和服用。用于痈肿疔疮，疥癣，蛇虫咬伤，虫积腹痛，惊痫，疟疾。

【贮藏】置干燥处，密闭。按医疗用毒性药品管理。

> **知识拓展**
>
> 1. 采用干研法炮制雄黄不能减少 As_2O_3 含量，而水飞法能降低 As_2O_3 的含量，且用水量越大，成品中的 As_2O_3 含量越低，毒性越小。
>
> 2. 由于 As_2S_2 既不溶于水，也不溶于稀酸，而 As_2O_3 可溶于水，能与稀盐酸作用生成 $AsCl_3$，易被水洗除。有实验证明，将雄黄 3 次酸洗，5 次水洗，可将 As_2O_3 基本除尽。

滑　石

滑石始载于《神农本草经》，炮制首见于汉代《金匮玉函经》。《中国药典》（2015年版）载有滑石和滑石粉两种炮制品，历代尚有丹皮制滑石、炒滑石、煅滑石炭等。

【处方用名】滑石、滑石粉。

【来源】本品为硅酸盐类矿物滑石族滑石，主含含水硅酸镁〔$Mg_3(Si_4O_{10}) \cdot (OH)_2$〕。采挖后，除去泥沙及杂石。

【炮制方法】

1. 滑石 取原药材，除去杂石后，洗净，干燥，砸成碎块。

2. 滑石粉 取净滑石块，粉碎成细粉。或取滑石粗粉，加少量水研磨至细，再加适量水搅拌，倾取上清液，下沉部分再按上法反复操作数次，合并混悬液，静置沉淀，再倾去上清液，将沉淀物晒干后再研细粉。大量生产时，在球磨机中进行水飞。

【成品规格】

1. 滑石 呈不规则小块。白色、黄白色或淡蓝灰色，有蜡样光泽。质软，细腻，手摸有滑润感。无吸湿性，置水中不崩散。气微，味淡。

2. 滑石粉 为白色或类白色、微细、无砂性粉末，手摸有滑腻感。气微，味淡。水中可溶性物的遗留残渣不得过 5mg（0.1%）；酸中可溶性物的遗留残渣不得过 10.0mg（2.0%）；在 600℃~700℃炽灼至恒重，减失重量不得过 5.0%；含重金属不得过 40mg/kg，含砷盐不得过 2mg/kg；含硅酸镁 $[Mg_3(Si_4O_{10})(OH)_2]$ 不得少于 88.0%。

【炮制作用】

1. 滑石 味甘、淡，性寒。归膀胱、肺、胃经。具有利尿通淋、清热解暑的作用，外用祛湿敛疮。用于热淋，石淋，尿热涩痛，暑湿烦渴，湿热水泻。外用于湿疹，湿疮，痱子。

2. 滑石粉 水飞后使药物细腻，纯净，便于内服和外用。

【贮藏】置干燥处。

第八节　干馏法

将药物置于适宜的容器内，以火烤灼，使其产生汁液的方法称为干馏法。其目的主要是通过干馏炮制，制备有别于原药材的干馏物，产生新的疗效，扩大临床用药范围，以适合临床需要。

干馏法目前有三种操作方法：①以砂浴加热，在干馏器上部收集冷凝的液状物，如黑豆馏油；②在容器周围加热，在物料下方放置一盛器收集液状物，如竹沥油等；③用武火加热制备油状物，如蛋黄油。

干馏法温度一般较高，多在 120℃~450℃进行，原料不同，各干馏物裂解温度不一样。如蛋黄油在 280℃左右，竹沥油在 350℃~400℃，豆类的干馏物一般在 400℃~450℃制成。药料在高温加热的过程中会发生裂解反应，形成新的化合物。如鲜竹、木材、米糠干馏所得的化合物是以不含氮的酸性、酚性物质为主要成分，如己酸、辛酸、庚酸、壬酸、癸酸、愈创木酚等；鸡蛋黄、大豆、黑豆等含蛋白质类的动植物药干馏所得的化合物则以含氮碱性物质为主，如海尔满（Harman）和吡啶类、咔啉类衍生物。它们都有抗过敏、抗真菌的作用。

竹　沥

竹沥首载于《神农本草经》，称竹汁。梁代《本草经集注》始有竹沥的记载，唐代首次出现竹沥制备的方法。《中国药典》（2015 年版）未收载该药。

【处方用名】竹沥、竹沥油、竹油。

【来源】本品为禾本科植物淡竹 *Phyllostachys nigra* (Lodd.) Munro var. *henonis* (Mitf.) Stapf ex Rendle 的嫩茎用火烤灼而流出的汁液。

【炮制方法】取鲜嫩淡竹茎，从两节间锯断，直劈成两部分，架在文火上加热，两端流出的液体接于容器中，即得。或将鲜嫩淡竹茎截成 50cm 长的小段，劈开洗净，装入坛内，装满后坛口朝下，架起，坛的底面和四周用锯末和劈柴围严，坛口下置一盛器，点燃锯末和劈柴，竹片受热后即有汁液流出，滴注于盛器内，直至竹中汁液流尽为止。

【成品规格】竹沥为青黄色或黄棕色浓稠汁液，具烟熏气，味苦微甜。

【炮制作用】竹沥味甘，性寒。归心、肺、胃经。具有清热豁痰、定惊利窍的作用。可用于肺热痰壅，咳逆胸闷，中风痰迷，惊痫癫狂。为痰家之圣剂。

【贮藏】装瓶，置阴凉处。本品传统方法是随制随用，不宜久存。近年来用安瓿密封装置，可以久藏。

蛋黄油

蛋黄油首载于《备急千金要方》。《中国药典》（2015年版）未收载该药，历代尚有炒蛋黄油、蛋黄油炭、醋蛋黄油等。

【处方用名】蛋黄油、卵黄油。

【来源】本品为雉科动物家鸡 Gallus gallus domesticus Brisson 的蛋，煮熟后剥取蛋黄，经熬炼制成的加工品。

【炮制方法】鸡蛋煮熟后，单取蛋黄置锅内，以文火加热，待除尽水分后，改用武火（280℃）熬制，至蛋黄油出尽为止，滤尽蛋黄油装瓶。

【成品规格】蛋黄油为油状液体，有青黄色荧光。

【炮制作用】蛋黄油味甘，性平。归心、肾经。具有清热解毒的作用。用于烧伤，湿疹，耳脓，疮疡已溃等。

【贮藏】装瓶，置阴凉处。

黑豆馏油

黑豆馏油首载于清代《本草纲目拾遗》。《中国药典》（2015年版）未收载该药。

【处方用名】黑豆馏油。

【来源】本品为豆科植物黑大豆 Glycine max (L.) Merr. 的黑色种子经干馏制得。

【炮制方法】取净黑大豆，轧成颗粒，装入砂质药壶（约2/3处）中，盖好，用黏土泥密封壶盖与壶口接缝，置火上加热（干馏）。另在壶嘴上接一薄铁制成的冷凝器及接收瓶（连接处用黏土密封），可得到黑色黏稠液体，即粗制黑豆馏油。将粗制品置分液漏斗内，静置20～30分钟后便分层，上层是馏油，下层为水和水溶性混合物，弃掉下层，取上层黑豆馏油置蒸馏瓶内，水浴加热，温度保持80℃～100℃，约蒸馏30分钟，弃去蒸馏出的淡黄色透明液体，取留在蒸馏瓶中的黑色而有光泽的浓稠物，即为精制黑豆馏油。

【成品规格】黑豆馏油为黑色、有光泽的浓稠液体，气焦臭。

【炮制作用】黑大豆经干馏法制成馏油，产生了新的疗效。具有清热、利湿、止痒的作用。可用于各种湿疹，神经性皮炎，牛皮癣等。

【贮藏】装瓶，置阴凉处。

知识检测

1. 解释发酵法、发芽法、制霜法、烘焙法、煅制法、提净法、水飞法、干馏法等术语。
2. 说明巴豆加热去油制霜的目的。
3. 说明朱砂、雄黄采用水飞法炮制的原因？
4. 总结神曲、巴豆、麦芽、肉豆蔻、芒硝、朱砂粉、黑豆馏油等药物的炮制方法、操作的关键环节、成品规格、炮制作用。

实训十二　其他加工

一、实训目的

1. 掌握发酵法、发芽法、制霜法、烘焙法、煅制法、提净法、水飞法、干馏法的操作方法、操作程序和成品质量要求。
2. 熟悉实验药物的炮制方法、炮制品规格和操作中的注意事项。
3. 能对炮制品质量进行评价。

二、实训设备及材料

1. 设备　瓷盘、电炉、蒸锅、刷子、竹匾、天平、模具、压榨器、瓦罐、乳钵、搪瓷盘、烘箱、烧杯、锅、磁铁、量筒、筛子、玻璃棒、石棉网等。

2. 材料　面粉、麸皮、杏仁、赤小豆、鲜青蒿、鲜苍耳草、鲜辣蓼；大麦、柏子仁、西瓜、皮硝、蜈蚣、肉豆蔻、朱砂、鸡蛋、芒硝、河砂、萝卜、草纸、滤纸、滑石粉、聚乙烯包装袋。

三、实训内容及步骤

（一）准备

1. 将待炮制的药物筛去碎屑、杂质备用。
2. 将药物按大小、粗细分档备用。
3. 检查设备及盛药容器等是否洁净，必要时进行清洁。
4. 检查称重和量取的仪器是否符合称重和量取的要求，必要时进行调换。

（二）实训操作

1. 六神曲　将苦杏仁、赤小豆碾成细粉与面粉拌匀；或将杏仁碾成泥状，赤小豆煮烂与面粉混匀；将鲜青蒿、鲜苍耳草、鲜辣蓼煎煮制备药汁（药汁占原药量的25%~30%）。将药汁与固体药料拌匀，揉搓成以手握成团，掷之即散的粗颗粒软材。将软材置模具中压制成扁平方块（长33cm，宽20cm，厚6.66cm，干后重约1kg）。用鲜苘麻叶（或粗纸）将料块包严，放入木箱内，按品字形堆放，上面覆盖鲜青蒿。将室温控制在30℃~37℃，经4~6天即能发酵。待药料表面生出黄白色霉衣时，取出，除去覆盖物。切成2.5cm见方的小块。晾干或烘干。

2. 麦芽 将新鲜成熟饱满的净大麦，用饮用水浸泡六七成透，捞出，置能排水的容器内，用洁净的湿物盖好，每日喷淋饮用水2~3次，保持适宜的温湿度5~7天，待芽长约0.5cm时，取出，晒干或低温干燥即得。

3. 柏子仁霜 将柏子仁除去杂质及残留的种皮，用铁研船碾成泥状，用2~3层吸油纸包严，再用吸油布包裹，置沸水锅中蒸热，取出后用压榨机压榨去油，反复多次，直至药物呈松散粉末不再黏结成饼状为度，取出碾细；或用2~3层吸油纸包裹，用电熨斗反复加热，压榨至药物成粉状且不黏结成饼为度，取出，碾细。

4. 西瓜霜 将新鲜西瓜切碎，放入不带釉的瓦罐内，一层西瓜一层皮硝，将罐口封严，悬挂于阴凉通风处，数日后，瓦罐外面析出白色结晶物，随析随收集，至无结晶析出为止。

每100kg西瓜，用皮硝15kg。

5. 蜈蚣 将平底锅预热至不烫手，取净蜈蚣置锅内，文火焙至蜈蚣成黑褐色、质酥脆时，取出，晾凉，剪断或研成细粉。

6. 煨肉豆蔻

（1）**麸皮煨肉豆蔻** 取净肉豆蔻，加入麸皮，麸煨温度150℃~160℃，约15分钟，至麸皮呈焦黄色，肉豆蔻呈棕褐色，表面有裂隙时取出，筛去麸皮，放凉。用时捣碎。

每100kg净肉豆蔻，用麸皮40kg。

（2）**面裹煨肉豆蔻** 取面粉加适量水揉成面团，压成薄片，将净肉豆蔻逐个包裹，或将肉豆蔻表面用水湿润，如水泛丸法包裹面粉3~4层，稍晾；倒入已炒热的滑石粉或砂中，文火加热，适当翻动，煨至面皮呈焦黄色并逸出香气时，取出。筛去滑石粉或砂，晾凉，剥去面皮。用时捣碎。

每100kg净肉豆蔻，用面粉50kg，滑石粉50kg。

（3）**滑石粉煨肉豆蔻** 将滑石粉置锅内，加热炒至灵活状态，投入肉豆蔻，翻埋至肉豆蔻呈深棕色，并有香气飘逸时取出。筛去滑石粉，晾凉，用时捣碎。

每100kg净肉豆蔻，用滑石粉50kg。

7. 芒硝 取适量鲜萝卜，洗净，切成片，置锅中，加适量水煮透，再投入适量朴硝共煮，至全部溶化，取出过滤，澄清后取上清液，放阴凉处。待结晶大部分析出，捞出晶体，置避风处适当干燥即得。其结晶母液再加热浓缩晾凉后可继续析出结晶，如此反复至不再析出结晶为止。

每100kg朴硝，用萝卜20kg。

8. 朱砂 取朱砂，先用磁铁吸净铁屑，置乳钵内，加少量饮用水研磨成糊状，然后加多量饮用水搅拌，待粗粉下沉，倾取上层混悬液。下沉的粗粉再按上法反复操作多次，直至手捻细腻，无亮星为止，弃去杂质。合并混悬液，静置后倾去上清液，取沉淀物，晾干或40℃以下干燥，研散。

9. 蛋黄油 鸡蛋煮熟后，单取蛋黄置锅内，以文火加热，待除尽水分后，改用武火（280℃）熬制，至蛋黄油出尽为止，滤尽蛋黄油装瓶。

（三）清场

实验结束后，将炮制好的药物置洁净的聚乙烯包装袋内，密封后贮藏。将未使用完的药物及辅料放入规定的容器内。清洁实验室及使用过的设备，关闭水、电、门、窗。

技能检测

1. 总结各种实验药物的炮制方法、辅料用量、炮制时的关键点和注意事项，并对炮制品是否合格进行分析，写出实验报告。
2. 教师对学生实验操作过程进行考核，及时指出其存在的不足。
3. 教师对学生的炮制品进行质量评价。

附录

相关生产记录

表1　主要设备运行记录

文件编号　　　　　　　　　　　　　　　　　　　　　　　　　　　　操作人：

日期	设备名称	型号	生产记录				组长签名	成绩（满分10分）
			物料名称	批号	运行时间（小时）	运行状态		
指导教师评语：							指导教师签名： 年　月　日	

注：正常运行用"√"；停运待修用"?"；故障抢修用"!"；日常小修用"△"；计划大修用"－"。

表2　设备清洗记录

文件编号　　　　　　　　　　　　　　　　　　　　　　　　　　　　操作人：

设备名称	清洗处理过程记录	清洗方法	清洗结果	操作人	复核人	时间	成绩（满分10分）
指导教师评语：						指导教师签名： 年　月　日	

表3 清场原始记录

文件编号   操作人：

工序			日期		年　月　日
清场要求	物料名称		生产批号		
	1. 各工序在更换产品、规格、批号时进行清场 2. 将本批废弃物、剩余物料清离现场，无遗留物。各状态标志符合清场后状态 3. 按清洁SOP清洁生产设备，做到设备内外无油污、干净、无物料遗留物，设备见本色 4. 按清洁SOP清洗（或清扫）工具、容器，做到清洁、无异物、无物料遗留物 5. 按清洁SOP清洗清洁工具，做到干净、无遗留物，于规定位置干燥、放置					
清场情况	清场项目	操作要点	操作人	自查记录	复核人	成绩（每项满分5分）
	物料	剩余物料放回原处				
	废弃物	清离现场、置规定地点				
	工具器具容器	冲洗、湿抹或清扫干净，置规定处				
	生产设备	湿抹或冲洗见本色，标志符合状态要求				
	工作场地	清扫、湿抹或湿拖干净，标志符合状态要求				
	洁具	清洗干净，置规定处干燥				
	生产记录	已入档				

操作要点记录：

指导教师评语及成绩：

　　　　　　　　　　　　　　　　　　　　　　　　　　　　　　　　指导教师签名：
　　　　　　　　　　　　　　　　　　　　　　　　　　　　　　　　年　月　日

表 4　中药材筛选岗位生产记录

文件编号　　　　　　　　　　　　　　　　　　　　　　　　　　　操作人：

执行标准		生产日期		检查人		复核人	
清洁、清场合格标志		设备容器具清洁完好		计量器具符合要求		其他	

物料名称	生产批号	重量(kg)	批生产时间(min)	过筛分等	成品(kg)	收率(%)	成绩	备注

操作要点记录：

指导教师评语及成绩：

　　　　　　　　　　　　　　　　　　　　　　　　　指导教师签名：
　　　　　　　　　　　　　　　　　　　　　　　　　　年　月　日

表5　中药材洗药岗位生产记录

文件编号　　　　　　　　　　　　　　　　　　　　　　　　　　　　操作人：

执行标准		生产日期			检查人		复核人	
清洁、清场合格标志		设备容器具清洁完好				其他		
药材名称	生产批号	重量(kg)	批生产时间(min)		洗后处理	操作人	成绩	备注

操作要点记录：

指导教师评语及成绩：

　　　　　　　　　　　　　　　　　　　　　　　　　　指导教师签名：
　　　　　　　　　　　　　　　　　　　　　　　　　　　年　月　日

表6　中药材切制岗位生产记录

文件编号　　　　　　　　　　　　　　　　　　　　　　　　　操作人：

执行标准		生产日期			检查人		复核人		
清洁、清场合格标志		设备容器具清洁完好			计量器具符合要求		其他		
药材名称	生产批号	重量(kg)	切制规格(mm)	切制时间(min)	成品(kg)	收率(%)	操作人	成绩	备注

操作要点记录：

指导教师评语及成绩：

　　　　　　　　　　　　　　　　　　　　　　　　　指导教师签名：
　　　　　　　　　　　　　　　　　　　　　　　　　年　　月　　日

表7 中药饮片干燥岗位生产记录

文件编号　　　　　　　　　　　　　　　　　　　　　　　　　　　　　　　操作人：

执行标准		生产日期		检查人		复核人	
清洁、清场合格标志		设备容器具清洁完好		计量器具符合要求		其他	

饮片名称	生产批号	重量（kg）	干燥（℃）	干燥时间（min）	排潮间隔（min）	成品（kg）	收率（%）	成绩	备注

操作要点记录：

指导教师评语及成绩：

　　　　　　　　　　　　　　　　　　　　　　　　　　　　　　指导教师签名：
　　　　　　　　　　　　　　　　　　　　　　　　　　　　　　　年　月　日

表8　中药饮片炒制岗位生产记录

文件编号　　　　　　　　　　　　　　　　　　　　　　　　　　　　操作人：

执行标准		生产日期		检查人		复核人	
清洁、清场合格标志		设备容器具清洁完好		计量器具符合要求		其他	

饮片名称	生产批号	重量(kg)	火力(℃)	操作时间(min)	辅料名称	辅料用量(kg)	成品(kg)	收率(%)	成绩

操作要点记录：

指导教师评语及成绩：

　　　　　　　　　　　　　　　　　　　　　　　　　　　指导教师签名：
　　　　　　　　　　　　　　　　　　　　　　　　　　　　年　月　日

表9 中药饮片蒸煮岗位生产记录

文件编号　　　　　　　　　　　　　　　　　　　　　　　　　　操作人：

执行标准		生产日期		检查人		复核人	
清洁、清场合格标志		设备容器具清洁完好		计量器具符合要求		其他	

饮片名称	生产批号	重量(kg)	气压(Mpa)	蒸煮时间(min)	辅料名称	辅料用量(kg)	成品(kg)	收率(%)	成绩

操作要点记录：

指导教师评语及成绩：

　　　　　　　　　　　　　　　　　　　　　　　　　指导教师签名：
　　　　　　　　　　　　　　　　　　　　　　　　　　年　　月　　日